高等学校医药类专业物理基础课程系列教材辅导书

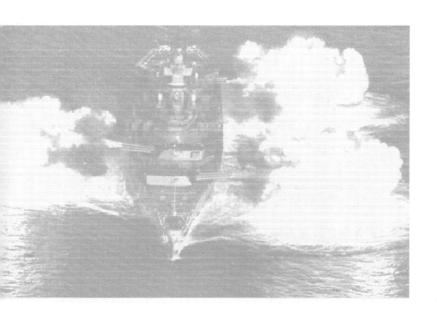

医用物理学
学习指导
(第二版)

U0343864

■ 主编　曾召利　廖新华　江键

高等教育出版社·北京

内容提要

本书是中国人民解放军三所军医大学联合编写的医用物理学的学习指导书,是一部符合当代国际医学教育理念、体现应用特色的医用物理学教学辅导书。本书各章包括基本要求、学习提示、学习要点、解题要点、典型例题指导、习题和习题答案。本书力求从分析典型问题的物理模型、条件与结论之间的逻辑关系入手,使学生建立清晰而完整的物理图像,理清解题思路,掌握物理学原理和数学方法在解决问题中的应用,拓展解题方法与技巧,提高分析问题与解决问题的能力。

本书共分十五章,可作为高等学校医药类专业本科生的医用物理学的学习指导书,也可作为教师的参考书。

图书在版编目(CIP)数据

医用物理学学习指导 / 曾召利,廖新华,江键主编
. -- 2版. -- 北京:高等教育出版社,2021.2
ISBN 978-7-04-054698-9

Ⅰ.①医… Ⅱ.①曾… ②廖… ③江… Ⅲ.①医用物理学-高等学校-教学参考资料 Ⅳ.①R312

中国版本图书馆 CIP 数据核字(2020)第 136491 号

YIYONG WULIXUE XUEXI ZHIDAO

策划编辑	张琦玮	责任编辑	张琦玮	封面设计	赵 阳	版式设计	杜微言
插图绘制	于 博	责任校对	刘娟娟	责任印制	刘思涵		

出版发行	高等教育出版社	网 址	http://www.hep.edu.cn
社 址	北京市西城区德外大街 4 号		http://www.hep.com.cn
邮政编码	100120	网上订购	http://www.hepmall.com.cn
印 刷	佳兴达印刷(天津)有限公司		http://www.hepmall.com
开 本	787 mm×1092 mm 1/16		http://www.hepmall.cn
印 张	14.75	版 次	2014 年 2 月第 1 版
			2021 年 2 月第 2 版
字 数	350 千字		
购书热线	010-58581118	印 次	2021 年 2 月第 1 次印刷
咨询电话	400-810-0598	定 价	32.50 元

医用物理学学习指导
（第二版）

主编　曾召利
　　　廖新华
　　　江　键

1　计算机访问http://abook.hep.com.cn/1243006，或手机扫描二维码、下载并安装 Abook 应用。

2　注册并登录，进入"我的课程"。

3　输入封底数字课程账号（20位密码，刮开涂层可见），或通过 Abook 应用扫描封底数字课程账号二维码，完成课程绑定。

4　单击"进入课程"按钮，开始本数字课程的学习。

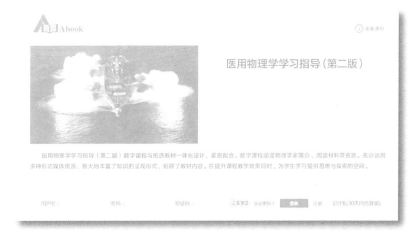

课程绑定后一年为数字课程使用有效期。受硬件限制，部分内容无法在手机端显示，请按提示通过计算机访问学习。

如有使用问题，请发邮件至 abook@hep.com.cn。

扫描二维码
下载 Abook 应用

http://abook.hep.com.cn/1243004

《医用物理学学习指导》(第二版)编者名单

主　编:曾召利　廖新华　江　键
副主编:屈学民　李振声　郭　鑫
编　者(以姓氏笔画为序):

文　峻(空军军医大学)

白瑞萍(空军军医大学)

冯　宇(陆军军医大学)

江　键(海军军医大学)

孙丽丽(陆军军医大学)

李振声(陆军军医大学)

张　亮(空军军医大学)

尚永兵(空军军医大学)

屈学民(空军军医大学)

莫　增(陆军军医大学)

郭　鑫(海军军医大学)

贾　兰(陆军军医大学)

崔春雨(陆军军医大学)

梁合鹃(海军军医大学)

梁媛媛(海军军医大学)

曾召利(空军军医大学)

廖新华(陆军军医大学)

前言

  本书是中国人民解放军三所军医大学联合编写的医用物理学的学习指导书,是一部符合当代国际医学教育理念、体现应用特色的医用物理学教学辅导书。本书各章包括基本要求、学习提示、学习要点、解题要点、典型例题指导、习题和习题答案。本书符合《医药类专业大学物理课程教学基本要求》,习题覆盖全面,内容新颖,富有启发性,对启迪学生思维与培养创新人才大有帮助。

  对物理学基本概念与规律的掌握是在分析具体问题的过程中逐步建立起来的,因此,同学们要学好医用物理学,除了课堂上的学习和训练之外,还需结合课程的具体要求,做一定数量的习题,这样才能不断地巩固和深化概念。本教材力求从分析典型问题的物理模型、条件与结论之间的逻辑关系入手,使学生建立清晰而完整的物理图像,理清解题思路,掌握物理学原理和数学方法在解决问题中的应用,拓展解题方法与技巧,提高分析问题与解决问题的能力。针对学生学习医用物理学课程过程中存在的问题与困惑,为使学生在较短的时间内掌握物理学的基本概念、基本规律与研究方法,避免“套公式”与“死记硬背”,获得求解问题的乐趣,提高分析问题与解决问题的能力,三所军医大学医用物理学教学的专家和骨干教师,根据课程教学的基本要求,结合教学中的重点与难点,在总结多年教学实践和经验的基础上,编写了本书。本书力求选题广泛、种类齐全,解题概念准确,思路清晰,推理严谨。

  本书共分为十五章,第一章、第五章、第六章、第七章、第九章、第十三章由空军军医大学编写;第二章、第三章、第四章、第八章、第十章、第十五章由陆军军医大学编写;第十一章、第十二章、

第十四章由海军军医大学编写。编写本书是我们的一种尝试，希望对读者有所启发。但限于编者的水平与精力，本书难免存在不足，我们恳请读者与同行批评指正。

在编写教材过程中得到了空军军医大学、陆军军医大学、海军军医大学和高等教育出版社相关部门的支持与帮助，我们在此表示衷心的感谢。

编者

2020 年 3 月

目 录

第一章 生物力学的物理基础 …………… 1
  一、基本要求 …………………… 1
  二、学习提示 …………………… 1
  三、学习要点 …………………… 2
  四、解题要点 …………………… 6
  五、典型例题指导 ……………… 7
  六、习题 ………………………… 14
  七、习题答案 …………………… 16

第二章 流体动力学 ……………………… 17
  一、基本要求 …………………… 17
  二、学习提示 …………………… 17
  三、学习要点 …………………… 18
  四、解题要点 …………………… 19
  五、典型例题指导 ……………… 20
  六、习题 ………………………… 23
  七、习题答案 …………………… 25

第三章 振动和波 ………………………… 26
  一、基本要求 …………………… 26
  二、学习提示 …………………… 26
  三、学习要点 …………………… 26
  四、解题要点 …………………… 34
  五、典型例题指导 ……………… 34
  六、习题 ………………………… 42
  七、习题答案 …………………… 45

第四章 声波 ……………………………… 47
  一、基本要求 …………………… 47

  二、学习提示 …………………… 47
  三、学习要点 …………………… 47
  四、解题要点 …………………… 50
  五、典型例题指导 ……………… 50
  六、习题 ………………………… 52
  七、习题答案 …………………… 54

第五章 分子动理论 ……………………… 55
  一、基本要求 …………………… 55
  二、学习提示 …………………… 55
  三、学习要点 …………………… 56
  四、解题要点 …………………… 61
  五、典型例题指导 ……………… 61
  六、习题 ………………………… 67
  七、习题答案 …………………… 70

第六章 热力学基础 ……………………… 71
  一、基本要求 …………………… 71
  二、学习提示 …………………… 71
  三、学习要点 …………………… 72
  四、解题要点 …………………… 78
  五、典型例题指导 ……………… 79
  六、习题 ………………………… 85
  七、习题答案 …………………… 87

第七章 静电场 …………………………… 89
  一、基本要求 …………………… 89
  二、学习提示 …………………… 89
  三、学习要点 …………………… 90

四、解题要点 ……………………… 95

五、典型例题指导 ………………… 95

六、习题 …………………………… 101

七、习题答案 ……………………… 103

第八章　直流电 …………………… 105

一、基本要求 ……………………… 105

二、学习提示 ……………………… 105

三、学习要点 ……………………… 106

四、解题要点 ……………………… 107

五、典型例题指导 ………………… 108

六、习题 …………………………… 111

七、习题答案 ……………………… 114

第九章　恒定磁场 ………………… 115

一、基本要求 ……………………… 115

二、学习提示 ……………………… 115

三、学习要点 ……………………… 116

四、解题要点 ……………………… 120

五、典型例题指导 ………………… 121

六、习题 …………………………… 128

七、习题答案 ……………………… 131

第十章　电磁感应与电磁波 ……… 132

一、基本要求 ……………………… 132

二、学习提示 ……………………… 132

三、学习要点 ……………………… 133

四、解题要点 ……………………… 137

五、典型例题指导 ………………… 138

六、习题 …………………………… 141

七、习题答案 ……………………… 143

第十一章　波动光学 ……………… 144

一、基本要求 ……………………… 144

二、学习提示 ……………………… 144

三、学习要点 ……………………… 145

四、解题要点 ……………………… 150

五、典型例题指导 ………………… 151

六、习题 …………………………… 157

七、习题答案 ……………………… 160

第十二章　几何光学 ……………… 161

一、基本要求 ……………………… 161

二、学习提示 ……………………… 161

三、学习要点 ……………………… 162

四、解题要点 ……………………… 167

五、典型例题指导 ………………… 168

六、习题 …………………………… 173

七、习题答案 ……………………… 174

第十三章　量子力学基础 ………… 175

一、基本要求 ……………………… 175

二、学习提示 ……………………… 175

三、学习要点 ……………………… 176

四、解题要点 ……………………… 180

五、典型例题指导 ………………… 181

六、习题 …………………………… 186

七、习题答案 ……………………… 187

第十四章　激光与 X 射线 ………… 189

一、基本要求 ……………………… 189

二、学习提示 ……………………… 189

三、学习要点 ……………………… 190

四、解题要点 …………… 194
五、典型例题指导 …………… 195
六、习题 …………… 198
七、习题答案 …………… 200

第十五章　放射医学基础 …………… 201
一、基本要求 …………… 201
二、学习提示 …………… 201
三、学习要点 …………… 202

四、解题要点 …………… 209
五、典型例题指导 …………… 210
六、习题 …………… 213
七、习题答案 …………… 214

综合测试题 …………… 216

综合测试题参考解答及评分标准 ……… 220

第一章　生物力学的物理基础

一、基本要求

1. 熟悉机械运动的特点,理解质点、参考系、位矢、位移、速度和加速度的概念.

2. 熟悉描述质点运动的方法,理解运动方程的概念,掌握运动方程的参量和矢量表示法,能够通过运动方程计算与运动有关的量.

3. 熟悉牛顿运动定律的适用条件,掌握用牛顿运动定律分析和解决问题的方法.

4. 熟悉刚体定轴转动的特点,掌握角量和线量间的关系.

5. 理解力矩和转动惯量的概念,能用转动定律分析和解决比较简单的问题.

6. 熟悉三个守恒定律的内容和适用条件.

7. 理解应力、应变和弹性模量的概念,掌握应变和应力间的关系.

8. 了解骨与软组织的力学特征.

二、学习提示

1. 机械运动是一种最简单的运动形式,它是研究其他复杂运动的基础. 当被研究的物体做平动(各点的位移相同)或大小和形状可以忽略不计(如地球绕太阳的公转)时,该物体可视为质点. 质点是一个理想化的模型,质点是研究质点系和连续体的基础.

2. 掌握矢量的表示方法和运算规则,熟悉矢量与单位矢量、位矢与位移、矢量分解与合成、平均值与瞬时值的区别与联系. 在运动学部分,运动方程是核心,知道了运动方程,便掌握了运动的状况.

3. 力是改变运动状态的条件,而不是保持运动状态的条件.

牛顿运动定律只适用于惯性系,在非惯性系中,如果要使用牛顿第二定律,需外加一个惯性力,此力来源于参考系的变换.

4. 刚体是一个理想化的模型,该模型要求在运动中,各点间的相对位置保持不变. 刚体的定轴转动是一种最简单的转动形式,其特点是刚体上任一点在相同的时间内,转过的角度相同,故用角量描述整体,连接整体与整体中某点的纽带为角量与线量间的关系. 角速度和角加速度等矢量的方向沿转轴的方向. 力矩是改变转动状态的原因. 描述转动物体惯性大小的量是转动惯量. 转动惯量不仅与质量有关,而且与质量相对转轴的分布有关.

5. 机械能守恒定律、动量守恒定律和角动量守恒定律是自然界中最普遍的规律,注意各守恒定律的适用条件.

6. 应变反映相对形变,应力反映单位面积所受的力. 弹性体在比例极限内,应变与应力成正比,其比例系数为弹性模量,不同的材料对应不同的弹性模量.

7. 生物材料通常既有弹性,又有黏性,属于黏弹性体. 在研究具体的生物材料时,可采用不同的弹性和黏性模型的组合.

三、学习要点

1. 质点的运动

当物体的大小和形状不起作用,或所起的作用可以忽略不计时,则该物体可视为一个只有质量,而无大小和形状的质点. 质点的运动可用数学中一个点的运动来描述.

(1)位矢(或径矢)

位矢是坐标原点到质点位置的矢量.

$$r = x\boldsymbol{i} + y\boldsymbol{j} + z\boldsymbol{k}$$

(2)位移

位移用于描述质点位置的变化.

$$\Delta r = r(t + \Delta t) - r(t)$$

(3)运动方程

质点位置随时间变化的函数关系是运动方程.

① 参量形式

$$x = x(t), \quad y = y(t), \quad z = z(t)$$

② 位矢形式

$$r = x(t)\boldsymbol{i} + y(t)\boldsymbol{j} + z(t)\boldsymbol{k}$$

(4)速度

速度是位矢的时间变化率.

$$\boldsymbol{v} = \lim_{\Delta t \to 0} \frac{\Delta \boldsymbol{r}}{\Delta t} = \frac{\mathrm{d}\boldsymbol{r}}{\mathrm{d}t}$$

直角坐标系中

① 速度的分解

$$\boldsymbol{v} = \boldsymbol{v}_x + \boldsymbol{v}_y + \boldsymbol{v}_z = v_x \boldsymbol{i} + v_y \boldsymbol{j} + v_z \boldsymbol{k}$$

② 速度的大小与方向

$$v = \sqrt{v_x^2 + v_y^2 + v_z^2}$$

$$\sin \alpha = \frac{v_x}{v}, \quad \sin \beta = \frac{v_y}{v}, \quad \sin \gamma = \frac{v_z}{v}$$

（5）加速度

速度的时间变化率是加速度.

$$\boldsymbol{a} = \lim_{\Delta t \to 0} \frac{\Delta \boldsymbol{v}}{\Delta t} = \frac{\mathrm{d}\boldsymbol{v}}{\mathrm{d}t} = \frac{\mathrm{d}^2 \boldsymbol{r}}{\mathrm{d}t^2}$$

自然坐标系中

$$\boldsymbol{a} = \boldsymbol{a}_n + \boldsymbol{a}_t = \frac{v^2}{\rho} \boldsymbol{e}_n + \frac{\mathrm{d}v}{\mathrm{d}t} \boldsymbol{e}_t$$

① 法向加速度

$$\boldsymbol{a}_n = \frac{v^2}{\rho} \boldsymbol{e}_n$$

② 切向加速度

$$\boldsymbol{a}_t = \frac{\mathrm{d}v}{\mathrm{d}t} \boldsymbol{e}_t$$

2. 牛顿运动定律

（1）牛顿第一定律

任何物体都保持静止或匀速直线运动的状态,直到外力迫使它改变运动状态为止.

说明:物体保持其运动状态不变的性质称为惯性,故牛顿第一定律也称为惯性定律,惯性的大小用质量来表示.

（2）牛顿第二定律

物体所获得的加速度的大小与合外力的大小成正比,与物体的质量成反比,加速度的方向与合外力的方向相同.

$$\boldsymbol{F} = m\boldsymbol{a}$$

说明:式子具有矢量性和瞬时性,其中的力为合外力.

（3）牛顿第三定律

当物体 A 以力 $\boldsymbol{F}_A$ 作用在物体 B 上时,物体 B 也必同时以一大小相等、方向相反的力 $\boldsymbol{F}_B$ 作用在物体 A 上.

$$\boldsymbol{F}_A = -\boldsymbol{F}_B$$

说明:相互作用力具有同时性且性质相同,两力作用在不同的物体上,不会相互抵消,不要与一对平衡力相混淆.

用牛顿运动定律解题的基本思路:选择研究物体;受力分析(画出受力图);选择适当的坐标系;列方程(一般为分量式);求解. 有时还需要依据实际情况,对结果进行必要的取舍.

3. 刚体的定轴转动

刚体中所有的点都绕转轴做圆周运动,不同的点在相同时间内所走的路程可能不同,但它们转过的角度都相同,在研究刚体的整体转动时,以角度作为变量最方便.

在学习刚体定轴转动时,可以对比研究一维质点运动的方法,将线量换成角量(如位移换成角位移、速度换成角速度、加速度换成角加速度、合外力换成合外力矩、质量换成转动惯量),即可得到相应的关系.

(1)角速度

$$\boldsymbol{\omega} = \frac{\mathrm{d}\boldsymbol{\theta}}{\mathrm{d}t}$$

(2)角加速度

$$\boldsymbol{\alpha} = \frac{\mathrm{d}\boldsymbol{\omega}}{\mathrm{d}t}$$

在定轴转动问题中,用正、负号即可反映角位移、角速度和角加速度的方向. 按照右手螺旋定则,四指的绕向为刚体的转动方向,拇指的指向即角速度的正向.

(3)线量与角量的关系

$$\boldsymbol{v} = \boldsymbol{\omega} \times \boldsymbol{r}$$
$$\boldsymbol{a}_{\mathrm{t}} = \boldsymbol{\alpha} \times \boldsymbol{r}$$
$$\boldsymbol{a}_{\mathrm{n}} = -\omega^2 \boldsymbol{r}$$

(4)力矩

$$\boldsymbol{M} = \boldsymbol{r} \times \boldsymbol{F}$$

(5)转动惯量

① 刚体由分离的质点组成

$$J = \sum_{i=1}^{n} \Delta m_i r_i^2$$

② 刚体为连续体

$$J = \int_V r^2 \mathrm{d}m = \int_V r^2 \rho \mathrm{d}V$$

(6)转动定律

$$\boldsymbol{M} = J\boldsymbol{\alpha}$$

说明:转动的刚体也有保持其转动状态不变的性质,这种性质称为转动惯性. 转动惯性的大小用转动惯量来表示.

4. 三个守恒定律

（1）机械能守恒定律

$$\sum_{i=1}^{n} E_{ki} + \sum_{m=1}^{l} E_{pm} = 常量$$

机械能只涉及与机械运动有关的动能与势能. 由于保守力做功与路径无关,为简化计算,可以引入与该保守力相关势能的概念,势能属于系统. 两状态间的势能差是绝对的,而某一状态的势能是相对的,即某一状态的势能值与参考势能零点的选择有关.

机械能守恒的条件:一个系统的外力和非保守内力不做功或所做功的代数和为零.

（2）动量守恒定律

$$\sum_{i=1}^{n} \boldsymbol{p}_i = 常矢量$$

动量等于质量乘以速度,为矢量,其方向与速度的方向相同. 当系统不受外力或所受外力的和为零时,系统动量守恒;当内力远大于外力时,仍可认为系统动量守恒;当系统在某一个方向所受外力为零时,系统在该方向动量守恒.

（3）角动量守恒定律

$$\boldsymbol{L} = \boldsymbol{r} \times \boldsymbol{p} = 常矢量$$

如果对于某一固定点,质点所受的合外力矩为零,则此质点对该固定点的角动量保持不变. 力矩为零,可以是质点所受的外力为零,也可以是外力不为零,但外力与径矢平行或反平行(如有心力).

5. 应变与应力

（1）应变

应变用于描述物体的相对形变程度.

① 拉伸应变(线应变,如图 1-1 所示)

$$\varepsilon = \frac{\Delta l}{l_0}$$

② 剪切应变(切应变,如图 1-2 所示)

$$\gamma = \frac{\Delta x}{d} = \tan \varphi$$

③ 体应变(如图 1-3 所示)

$$\theta = \frac{\Delta V}{V_0}$$

应变是量纲一的量,如果知道应变,还知道初始值,就能计算出绝对变形量.

（2）应力

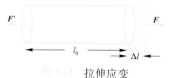

图 1-1　拉伸应变

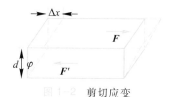

图 1-2　剪切应变

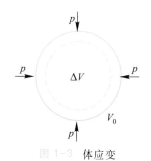

图 1-3　体应变

应力是单位面积上的附加内力.

① 正应力 受力面积与施力方向正交.

$$\sigma = \frac{\mathrm{d}F}{\mathrm{d}S}$$

② 切应力 受力面积与施力方向平行.

$$\tau = \frac{\mathrm{d}F}{\mathrm{d}S}$$

若应力既不与受力面积正交,也不与受力面积平行,则可将该应力分解为正应力和切应力.

6. 弹性模量

弹性体在比例极限范围内,遵循胡克定律,即应力与应变成正比,其比例系数称为弹性模量. 弹性模量反映了物质的弹性特征,在不同的形变中,弹性模量又有特定的称谓.

(1)杨氏模量

在线应变下,弹性模量称为杨氏模量,用 E 表示.

$$\sigma = E\varepsilon$$

(2)切变模量

在切应变下,弹性模量称为切变模量,用 G 表示.

$$\tau = G\gamma$$

(3)体积模量

在体应变下,弹性模量称为体积模量,用 K 表示.

$$p = K\theta$$

7. 黏弹性体

黏弹性体兼具弹性和黏性,生物组织多为黏弹性体.

(1)蠕变

应力保持不变,应变随时间的增加而增大.

(2)应力松弛

应变保持不变,应力随时间的增加而减小.

四、解题要点

1. 在质点运动学部分,题型可分两大类. 一类是通过运动方程,求解质点的位置、速度、加速度和运动轨迹;另一类是通过加速度与时间的关系,求解质点的速度、位置和运动轨迹. 第一类问题通过对运动方程求导,代入给定的时刻,即可得到所需的结果;第二类问题通过积分,利用初始条件,即可解决. 在具体解题时,应注意题中的要求,若待求的量为矢量,需给出该量的矢量式或该量的大小和方向.

2. 在质点动力学部分,要注意牛顿第二定律的瞬时性和矢量性,还应注意牛顿第二定律中的力为合外力. 正确的受力分析是求解质点动力学问题的基础和前提,合理选取坐标系和正确列出牛顿第二定律的分量方程很关键. 通过牛顿第三定律,往往能够将不能求解的量变为能够求解的量. 若在非惯性系中使用牛顿运动定律,需计入惯性力.

3. 在刚体定轴转动部分,可以以质点的一维运动为基础,只需注意对应量的替换即可. 转动惯量不仅与刚体的质量有关,而且与相对于转轴的质量分布有关.

4. 在三个守恒定律部分,需要注意守恒的条件,体会三个守恒定律是自然界中最普遍的规律. 势能属于系统,势能差是绝对的,势能是相对的,选择合适的势能零点,可以简化计算. 动量为矢量. 在有心力作用下,角动量守恒.

5. 在应力与应变部分,需要注意应力为单位面积所受的力,应变反映的是相对形变量,弹性体在比例极限范围内,应力与应变成正比,其弹性模量为常量. 弹性模量为正值,应力和应变可正也可负,如拉应力为正,拉应变也为正;压应力为负,压应变也为负. 对黏弹性体,研究的重点是应力与应变的关系,针对具体黏弹性体,可采用不同的模型.

五、典型例题指导

1. 选择题

(1) 某质点的位矢为 $\boldsymbol{r}(x, y, t)$,该质点速度的大小为(   ).

A. $\dfrac{\mathrm{d}\boldsymbol{r}}{\mathrm{d}t}$ B. $\dfrac{\mathrm{d}r}{\mathrm{d}t}$

C. $\dfrac{\mathrm{d}|r|}{\mathrm{d}t}$ D. $\sqrt{\left(\dfrac{\mathrm{d}x}{\mathrm{d}t}\right)^2 + \left(\dfrac{\mathrm{d}y}{\mathrm{d}t}\right)^2}$

分析与解答:$\dfrac{\mathrm{d}\boldsymbol{r}}{\mathrm{d}t}$ 为质点的速度;$\dfrac{\mathrm{d}r}{\mathrm{d}t}$ 表示质点到坐标原点的距离随时间的变化率,为径向速率;$\dfrac{\mathrm{d}|r|}{\mathrm{d}t}$ 与 $\dfrac{\mathrm{d}r}{\mathrm{d}t}$ 相同;在直角坐标系中,$\boldsymbol{v} = \dfrac{\mathrm{d}x}{\mathrm{d}t}\boldsymbol{i} + \dfrac{\mathrm{d}y}{\mathrm{d}t}\boldsymbol{j}$,速度的大小为 $\sqrt{\left(\dfrac{\mathrm{d}x}{\mathrm{d}t}\right)^2 + \left(\dfrac{\mathrm{d}y}{\mathrm{d}t}\right)^2}$. 故答案选 D.

(2) 下列说法正确的是(   ).

A. 加速度恒定不变,物体的运动方向也不变

B. 平均速率等于平均速度的大小

C. 速度为零,加速度必定为零

D. 质点做曲线运动时,切向加速度改变速度大小,法向加速度改变速度方向

分析与解答:物体的运动方向与速度有关,而不是与加速度有关;平均速率 $\bar{v} = \dfrac{\Delta s}{\Delta t}$,平均速度 $\bar{\boldsymbol{v}} = \dfrac{\Delta \boldsymbol{r}}{\Delta t}$,一般情况下,$\Delta s \neq |\Delta \boldsymbol{r}|$;加速度为速度的时间变化率,速度为零,加速度可以为零,也可以不为零;质点做曲线运动时,$a_t = \dfrac{\mathrm{d}v}{\mathrm{d}t}\boldsymbol{e}_t$,$a_n = \dfrac{v^2}{\rho}\boldsymbol{e}_n$,切向加速度改变速度的大小,法向加速度改变速度的方向. 故答案选 D.

(3) 某质点的运动方程为 $x = t^2 - 4t + 5$(SI 单位),

质点前 3 s 的运动(　　).

A. 位移为-3 m,路程为 3 m

B. 位移为-3 m,路程为 5 m

C. 位移为 3 m,路程为 3 m

D. 位移为 3 m,路程为 5 m

分析与解答:首先明确质点的运动状况,对运动方程求导,速度 $v = 2t - 4$(SI 单位),质点在 2 s 前,沿 x 轴负方向运动,在 2 s 后,沿 x 轴正方向运动. 质点先从 $x = 5$ m 处做匀减速运动到 $x = 1$ m 处,然后再从 $x = 1$ m 处,做匀加速运动到 $x = 2$ m 处,则位移为 $(2 - 5)$ m $= -3$ m,路程为质点运动的距离,则路程为 $(5 - 1)$ m $+ (2 - 1)$ m $= 5$ m. 故答案选 B.

(4) 某质点在做圆周运动,则有(　　).

A. 切向加速度一定改变,法向加速度不变

B. 切向加速度可能不变,法向加速度不变

C. 切向加速度可能改变,法向加速度一定改变

D. 切向加速度一定改变,法向加速度也改变

分析与解答:切向加速度起改变速度大小的作用,法向加速度起改变速度方向的作用. 质点做圆周运动时,由于速度方向不断改变,相应法向加速度的方向也在不断改变,则法向加速度是一定改变的. 至于切向加速度是否改变,则要看质点的速率随时间的变化情况. 故答案选 C.

(5) 某质点的运动规律为 $\mathrm{d}v/\mathrm{d}t = -kv^2 t$,式中 k 为大于零的常量. 当 $t = 0$ 时,初始速度为 v_0,则速度 v 与时间 t 的函数关系是(　　).

A. $v = \dfrac{1}{2}kt^2 + v_0$　　　　B. $v = -\dfrac{1}{2}kt^2 + v_0$

C. $\dfrac{1}{v} = \dfrac{kt^2}{2} + \dfrac{1}{v_0}$　　　　D. $\dfrac{1}{v} = -\dfrac{kt^2}{2} + \dfrac{1}{v_0}$

分析与解答:已知加速度与时间的函数关系,要求速度与时间的关系,只需作不定积分,并利用初始条件确定待定常量即可,或两边同时作定积分.

$\displaystyle\int_{v_0}^{v} \mathrm{d}v/v^2 = \int_0^t -kt\,\mathrm{d}t$,则 $\dfrac{1}{v} = \dfrac{kt^2}{2} + \dfrac{1}{v_0}$. 故答案选 C.

(6) 某电动机的转速为 1 500 r·min^{-1},电动机的轴上固结有半径分别为 5 cm、10 cm、15 cm 的三个圆盘,三个圆盘边缘处的速率之比为(　　).

A. 1:1:1　　　　B. 1:2:3

C. 3:2:1　　　　D. 9:4:1

分析与解答:三个圆盘的角速度相同,由于半径

不同,圆盘边缘处的速率不同. 利用角量与线量的关系 $v = r\omega$,则 $v_1 : v_2 : v_3 = 5 : 10 : 15 = 1 : 2 : 3$. 故答案选 B.

(7) 某转台上距转轴为 R 处有一质量为 m 的工件,工件随转台做匀速率圆周运动. 设工件与转台间的静摩擦因数为 μ_0,为了使工件不打滑,则转台的角速度 ω 必须满足(　　).

A. $\omega \leqslant 2\sqrt{\dfrac{\mu_0 g}{R}}$　　　　B. $\omega \leqslant \sqrt{\dfrac{3\mu_0 g}{R}}$

C. $\omega \leqslant \sqrt{\dfrac{3\mu_0 g}{2R}}$　　　　D. $\omega \leqslant \sqrt{\dfrac{\mu_0 g}{R}}$

分析与解答:工件随转台做匀速率圆周运动,其所需的向心力要小于或等于最大静摩擦力,即 $mR\omega^2 \leqslant \mu_0 mg$,则 $\omega \leqslant \sqrt{\dfrac{\mu_0 g}{R}}$. 故答案选 D.

(8) 设地球质量为 m',一质量为 m 的宇宙飞船在返回地球的过程中,发动机关闭,宇宙飞船只受地球引力的作用. 当宇宙飞船从距地心 R_1 处返回到距地心 R_2 处时,它所增加的动能应等于(　　).

A. $\dfrac{Gm'm}{R_2^2}$　　　　B. $Gm'm\dfrac{R_1 - R_2}{R_1^2}$

C. $Gm'm\dfrac{R_1 - R_2}{R_1 R_2}$　　　　D. $Gm'm\dfrac{R_1 - R_2}{R_1^2 R_2^2}$

分析与解答:宇宙飞船与地球组成的系统机械能守恒. 宇宙飞船从 R_1 处返回到 R_2 处,它所增加的动能应等于系统势能的减少,引力势能为 $-\dfrac{Gm'm}{R}$,则 $E_1 -$

$E_2 = -\dfrac{Gm'm}{R_1} + \dfrac{Gm'm}{R_2} = Gm'm\dfrac{R_1 - R_2}{R_1 R_2}$. 故答案选 C.

(9) 若两个力作用在一个定轴转动的刚体上,则下述说法正确的是(　　).

A. 当这两个力都平行于转轴作用时,它们对转轴的合力矩不一定为零

B. 当这两个力都垂直于转轴作用时,它们对转轴的合力矩可能为零

C. 当这两个力的合力为零时,它们对转轴的合力矩也一定为零

D. 当这两个力对转轴的合力矩为零时,它们的合力也一定为零

分析与解答:力矩的定义为 $\boldsymbol{M} = \boldsymbol{r} \times \boldsymbol{F}$,力矩的大小

为 $M = Fr\sin\theta$，$r\sin\theta$ 为力臂，力矩既与力的大小有关，也与力臂有关。力矩为零的情况可以是力的作用线通过转轴或力平行于转轴。合力为零，不能推出合力矩为零；同理，合力矩为零，也不能推出合力为零。只有当合力为零且两力为共点力时，合力矩才一定为零。故答案选 B.

（10）原长为 l_0 的金属丝受拉力作用时，长度变为 l，则金属丝的线应变为（　　）.

A. $l_0 - l$ 　　　　B. $\dfrac{l-l_0}{l_0}$

C. $\dfrac{l-l_0}{l}$ 　　　　D. $l-l_0$

分析与解答：应变描述的是相对形变的程度，线应变的定义为 $\varepsilon = \dfrac{\Delta l}{l_0}$. 故答案选 B.

2. 填空题

（1）某质点在 Oxy 平面上运动，运动方程为 $\boldsymbol{r} = 2\cos 5t\boldsymbol{i} + 2\sin 5t\boldsymbol{j}$（SI 单位），$t$ 时刻速度 $\boldsymbol{v} =$ _____，速率 $v =$ _____，加速度 $\boldsymbol{a} =$ _____. 加速度的大小 $a =$ _____，质点做 _____ 运动.

分析与解答：题目中以位矢的形式给出了运动方程，对位矢求导得速度 $\boldsymbol{v} = -10\sin 5t\boldsymbol{i} + 10\cos 5t\boldsymbol{j}$（m·s^{-1}）；速率 $v = \sqrt{v_x^2 + v_y^2} = 10$ m·s^{-1}；对速度求导得加速度 $\boldsymbol{a} = -50\cos 5t\boldsymbol{i} - 50\sin 5t\boldsymbol{j}$（m·s^{-2}）；加速度的大小 $a = \sqrt{a_x^2 + a_y^2} = 50$ m·s^{-2}；消去参量 t，得轨迹的数值方程 $x^2 + y^2 = 4$，故该质点做匀速率圆周运动.

（2）某质点做半径为 R 的圆周运动，速率与时间的关系为 $v = bt^2$（b 为常量），t 时刻质点切向加速度的大小 $a_t =$ _____，法向加速度的大小 $a_n =$ _____，加速度的大小 $a =$ _____.

分析与解答：切向加速度的大小为 $\dfrac{\mathrm{d}v}{\mathrm{d}t}$，则 $a_t = 2bt$；法向加速度的大小为 $\dfrac{v^2}{\rho}$，质点做圆周运动，曲率半径为 R，则 $a_n = \dfrac{b^2 t^4}{R}$；切向加速度与法向加速度垂直，$a = \sqrt{a_t^2 + a_n^2}$，则 $a = \sqrt{4b^2 t^2 + \dfrac{b^4 t^8}{R^2}}$.

（3）用来分离不同分子的离心机的转速 n 是 6×10^3 r·min^{-1}，某分子离轴 10 cm，其法向加速度的大小是重力加速度大小的 _____ 倍.

分析与解答：法向加速度的大小为 $\dfrac{v^2}{\rho}$，$\rho = r$，转速与周期的关系为 $T = \dfrac{1}{n}$. 利用角量与线量的关系 $v = r\omega = 2\pi rn$，则 $\dfrac{a_n}{g} = \dfrac{4\pi^2 n^2 r}{g} = \dfrac{4\pi^2 \times (6\times10^3)^2 \times 0.1}{60^2 \times 9.8} \approx 4\times10^3$.

（4）某运动员手持铁饼（视铁饼为质点）做半径 $R = 1$ m 的圆周运动，转动 1.25 圈后松手，此时铁饼的速率 $v = 25$ m·s^{-1}，铁饼离手时的角速度 $\omega =$ _____. 设铁饼做匀加速运动，铁饼的角加速度 $\alpha =$ _____，铁饼在手中加速的时间 $t =$ _____.

分析与解答：利用角量与线量的关系，铁饼离手时的角速度 $\omega = \dfrac{v}{R} = 25$ rad·s^{-1}；铁饼的角加速度 $\alpha = \dfrac{\omega^2}{2\theta} = \dfrac{25^2}{2\times2\pi\times1.25}$ rad·s^{-2} ≈ 39.8 rad·s^{-2}；铁饼在手中加速的时间 $t = \dfrac{\omega}{\alpha} \approx 0.628$ s.

（5）有两个弹簧，自身质量忽略不计，原长都是 10 cm. 第一个弹簧上端固定，下端挂一个质量为 m 的物体后，弹簧的长度为 11 cm. 第二个弹簧上端固定，下端挂一个质量为 m 的物体后，弹簧的长度为 13 cm. 现将两弹簧串联，上端固定，下面仍挂一个质量为 m 的物体，则两弹簧的总长为 _____.

分析与解答：依据胡克定律 $F = -k\Delta x$，第一个弹簧的弹性系数为 $k_1 = \dfrac{mg}{\Delta x_1}$，第二个弹簧的弹性系数为 $k_2 = \dfrac{mg}{\Delta x_2}$. 两弹簧串联，$\Delta x = \Delta x_1 + \Delta x_2$，串联后的弹簧与原先各弹簧受力相等，$F = F_1 = F_2$，则等效弹性系数 $k = \dfrac{k_1 k_2}{k_1 + k_2} = \dfrac{mg}{\Delta x_1 + \Delta x_2}$，$\Delta x = \dfrac{F}{k} = 4$ cm，故两弹簧的总长为 24 cm.

（6）某质点沿 x 方向做直线运动，质点所受的力 $\boldsymbol{F} = (2+4x)\boldsymbol{i}$（SI 单位）. 在质点从 $x_1 = 0$ 移动到 $x_2 = 5$ m 的过程中，该力对质点所做的功为 _____.

分析与解答：变力做功，$W = \int_0^5 \boldsymbol{F}\cdot\mathrm{d}\boldsymbol{x} = \int_0^5 (2+4x)\mathrm{d}x = 60$ J.

（7）一小口径步枪，每秒打出 5 发质量为 2×10^{-3} kg 的子弹，子弹速率为 5×10^2 m·s^{-1}. 忽略空气阻力，子弹射出后被一刚性墙面阻拦,子弹与墙面碰后速率为零. 每一子弹的动量大小 $p = $ _____,子弹对墙面平均冲力的大小 $\bar{F} = $ _____.

分析与解答:依据动量的定义,每一子弹的动量大小 $p = mv = 1\ \text{kg} \cdot \text{m} \cdot \text{s}^{-1}$,通过牛顿第三定律,将子弹对墙的冲力转化为墙对子弹的冲力. 墙对每一子弹的冲力为 $F = 1\ \text{N}$,平均冲力指的是总冲力对时间的平均,故子弹对墙面平均冲力的大小 $\bar{F} = 5F = 5\ \text{N}$.

(8) 某系统动量守恒的条件是 _____,x 方向分动量守恒的条件是 _____,应用动量守恒定律时,所选的参考系必须是 _____.

分析与解答:系统所受的合外力为零,动量守恒,填 $\sum F_{外} = 0$;系统所受的外力在 x 方向的分量和为零,x 方向分动量守恒,填 $\sum F_{x外} = 0$;所选的参考系必须是惯性系.

(9) 质量 $m = 4\ \text{kg}$ 的质点,在 Oxy 平面上运动,运动方程为 $\boldsymbol{r} = (t^2 - 1)\boldsymbol{i} + 2t\boldsymbol{j}$(SI 单位),$t = 3\ \text{s}$ 时,质点对原点的角动量 $\boldsymbol{L} = $ _____. 从 $t = 0$ 到 $t = 3\ \text{s}$ 的过程中,质点角动量的增量 $\Delta \boldsymbol{L} = $ _____.

分析与解答:按照角动量的定义 $\boldsymbol{L} = \boldsymbol{r} \times \boldsymbol{p}$,$\boldsymbol{v} = 2t\boldsymbol{i} + 2\boldsymbol{j}$(SI 单位),$t = 3\ \text{s}$ 时,$\boldsymbol{v}_3 = (6\boldsymbol{i} + 2\boldsymbol{j})\ \text{m} \cdot \text{s}^{-1}$,$\boldsymbol{p}_3 = m\boldsymbol{v} = (24\boldsymbol{i} + 8\boldsymbol{j})\ \text{kg} \cdot \text{m} \cdot \text{s}^{-1}$,$t = 3\ \text{s}$ 时,$\boldsymbol{r}_3 = (8\boldsymbol{i} + 6\boldsymbol{j})\text{m}$,将位矢与动量叉乘,$\boldsymbol{L} = \boldsymbol{r} \times \boldsymbol{p} = -80\boldsymbol{k}\ \text{kg} \cdot \text{m}^2 \cdot \text{s}^{-1}$;角动量的增量 $\Delta \boldsymbol{L} = \boldsymbol{L}_3 - \boldsymbol{L}_0$,$\boldsymbol{L}_3 = -80\boldsymbol{k}\ \text{kg} \cdot \text{m}^2 \cdot \text{s}^{-1}$,$\boldsymbol{L}_0 = -8\boldsymbol{k}\ \text{kg} \cdot \text{m}^2 \cdot \text{s}^{-1}$,则 $\Delta \boldsymbol{L} = \boldsymbol{L}_3 - \boldsymbol{L}_0 = -72\boldsymbol{k}\ \text{kg} \cdot \text{m}^2 \cdot \text{s}^{-1}$.

(10) 在边长为 0.1 m 的正方体的两个相对面上,施加大小相等、方向相反的切向力,其值为 10 N. 施力后两面的相对位移为 0.01 m,则该材料的切变模量 $G = $ _____.

分析与解答:弹性体在比例极限范围内,应力与应变成正比,其比例系数为弹性模量. 切应力 $\tau = \dfrac{F}{S}$,切应变 $\gamma = \dfrac{\Delta x}{d}$,切变模量 $G = \dfrac{\tau}{\gamma} = \dfrac{Fd}{S\Delta x} = \dfrac{10 \times 0.1}{0.1^2 \times 0.01}\ \text{N} \cdot \text{m}^{-2} = 10^4\ \text{N} \cdot \text{m}^{-2}$.

3. 计算题

(1) 质点的运动方程为 $x = 2 + 6t^2 - 2t^3$,式中 x 的单位为 m,t 的单位为 s. 求:①从 $t = 0$ 到 $t = 4\ \text{s}$ 的位移;②从 $t = 0$ 到 $t = 4\ \text{s}$,质点经过的路程;③$t = 4\ \text{s}$ 时,质点的速度大小和加速度大小.

分析:从给出的运动方程可以看出质点做一维运动,因此,相应矢量的方向用正、负号即可反映. 位移是矢量,反映的是位置的变化,而与质点在两位置间的具体运动过程无关. 路程为标量,是质点所经过路径的长度. 知道了运动方程,即掌握了质点运动的整个过程.

解:①将时刻代入运动方程,求得质点的位置.
$$x_0 = 2\ \text{m}, \quad x_4 = (2 + 96 - 128)\ \text{m} = -30\ \text{m}$$
$$\Delta x = x_4 - x_0 = (-30 - 2)\ \text{m} = -32\ \text{m}$$

②质点的运动方向有无反转,可通过速度的正、负号来确定.
$$v = \frac{\mathrm{d}x}{\mathrm{d}t} = 12t - 6t^2 \quad (\text{SI 单位})$$

$v = 0$ 即质点运动方向反转的条件.

若 $v = 0$,即 $12t - 6t^2 = 0$,$t_1 = 0$ 表示质点的初速度为零,$t_2 = 2\ \text{s}$ 表示此刻速度开始反转.
$$x_2 = (2 + 24 - 16)\ \text{m} = 10\ \text{m}$$
$$\Delta x_1 = x_2 - x_0 = 8\ \text{m}, \quad \Delta x_2 = x_4 - x_2 = -40\ \text{m}$$
$$s = |\Delta x_1| + |\Delta x_2| = 48\ \text{m}$$

本题的位移与路程如图 1-4 所示.

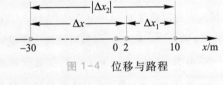

图 1-4　位移与路程

③
$$v = 12t - 6t^2 \quad (\text{SI 单位})$$
$$v_4 = -48\ \text{m} \cdot \text{s}^{-1}$$
$$a = \frac{\mathrm{d}v}{\mathrm{d}t} = 12 - 12t \quad (\text{SI 单位})$$
$$a_4 = -36\ \text{m} \cdot \text{s}^{-2}$$

(2) 质点的运动方程为 $\boldsymbol{r} = (-10t + 30t^2)\boldsymbol{i} + (15t - 20t^2)\boldsymbol{j}$(SI 单位). 求:①初速度的大小和方向;②初加速度的大小和方向.

分析:题目中以位矢的形式给出了运动方程,质点在 Oxy 平面内运动. $\boldsymbol{i}$ 与 $\boldsymbol{j}$ 分别为 x 轴和 y 轴的单位矢量,其大小和方向不随时间变化,它们前面的时间函数分别为对应不同时刻质点的 x 坐标和 y 坐标. 对位矢求导,得速度随时间的函数关系,再将某一时刻代入,即可求出该时刻的瞬时速度. 速度的方向可用与 x 轴的夹角或用与 y 轴的夹角表示. 加速度的计算与速度的计算方法相同.

解：①

$$\boldsymbol{v} = \frac{\mathrm{d}\boldsymbol{r}}{\mathrm{d}t} = (-10+60t)\boldsymbol{i} + (15-40t)\boldsymbol{j} \, (\text{SI 单位})$$

$$v_x = -10+60t, \quad v_y = 15-40t \, (\text{SI 单位})$$

$$v_{0x} = -10 \text{ m} \cdot \text{s}^{-1}, \quad v_{0y} = 15 \text{ m} \cdot \text{s}^{-1}$$

$$v_0 = \sqrt{v_{0x}^2 + v_{0y}^2} \approx 18.03 \text{ m} \cdot \text{s}^{-1}$$

设 $\boldsymbol{v}_0$ 与 x 轴正向的夹角为 α，则

$$\tan \alpha = \frac{v_{0y}}{v_{0x}} = -\frac{3}{2}$$

$$\alpha \approx 123.7°$$

②　$a_x = 60 \text{ m} \cdot \text{s}^{-2}, \quad a_y = -40 \text{ m} \cdot \text{s}^{-2}$

$$a = \sqrt{a_x^2 + a_y^2} \approx 72.11 \text{ m} \cdot \text{s}^{-2}$$

设 $\boldsymbol{a}$ 与 x 轴正向的夹角为 β，则

$$\tan \beta = \frac{a_y}{a_x} = -\frac{2}{3}$$

$$\beta \approx -33.7°$$

结果表明，加速度与时间无关，质点做匀加速运动.

（3）如图 1-5 所示，滑轮离地面高度 $H = 10$ m，跨过定滑轮 C 的绳子，一端挂有重物 B，另一端 A 被人拉着沿水平方向匀速运动，速率 $v_0 = 1 \text{ m} \cdot \text{s}^{-1}$. 运动中，A 离地面 $h = 1.5$ m，并保持不变. 运动前，重物在 O 处，A 端竖直向下，距地面 1.5 m，此时绳子恰被绷紧，滑轮半径和重物的高度忽略不计. 求：①重物 B 的运动方程；②重物 B 的速度和加速度；③重物 B 上升到定滑轮处所需的时间.

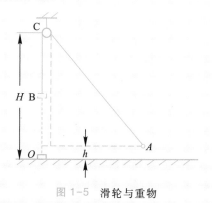

图 1-5　滑轮与重物

分析：处理该类问题时首先应建立坐标系，再利用几何关系和已给的条件等写出待求的物体坐标随时间的函数关系，即建立运动方程. 有了运动方程，其他与运动学有关的问题就可方便求得.

解：①　如图 1-6 所示，以 O 处为坐标原点，水平向右为 x 轴的正方向，竖直向上为 y 轴的正方向，重物 B 的位置用 y 表示，A 端的位置用 x 表示. 由题意可得，绳的总长为 $2H-h$.

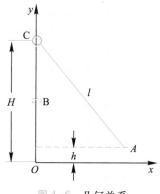

图 1-6　几何关系

从图中可以看出

$$l+H-y = 2H-h$$

则

$$y = l-H+h$$

又

$$l = \sqrt{(H-h)^2 + x^2} = \sqrt{(H-h)^2 + v_0^2 t^2}$$

重物 B 的运动方程为

$$y = \sqrt{(H-h)^2 + v_0^2 t^2} - H + h = \sqrt{72.25 + t^2} - 8.5 \, (\text{SI 单位})$$

②　重物 B 的速度和加速度为

$$v = \frac{\mathrm{d}y}{\mathrm{d}t} = \frac{t}{\sqrt{72.25 + t^2}} \, (\text{SI 单位})$$

$$a = \frac{\mathrm{d}v}{\mathrm{d}t} = \frac{72.25}{(72.25 + t^2)^{3/2}} \, (\text{SI 单位})$$

③　由运动方程即可算出重物 B 上升到定滑轮处所需的时间：

$$t = \sqrt{(y+8.5)^2 - 72.25}$$

$$t_{10} \approx 16.43 \text{ s}$$

（4）空中一石子由静止下落，由于空气阻力，石子并非做自由落体运动. 实验观测到石子的加速度为 $a = B - Cv$，式中 B 和 C 为大于零的常量. 求：①石子下落的速度；②石子的运动方程.

分析：本题属于运动学的第二类问题，即通过加速度与时间的函数关系，求解质点的速度和运动方程. 处理此类问题的方法是：通过积分，利用初始条件，确定待定常量.

解：取石子的下落方向为 y 轴的正方向，石子下落的起点为坐标原点.

① 由题意，有　$a = \dfrac{\mathrm{d}v}{\mathrm{d}t} = B - Cv$

$$\dfrac{\mathrm{d}v}{B - Cv} = \mathrm{d}t$$

可以先作不定积分，再利用初始条件，确定待定常量，得到特解，也可以按照两个变量之间的对应关系，直接作定积分，此处选择后一方法．

$$\int_0^v \dfrac{\mathrm{d}v}{B - Cv} = \int_0^t \mathrm{d}t$$

$$v = \dfrac{B}{C}(1 - \mathrm{e}^{-Ct})$$

当时间趋于无穷时，速度趋于常量，此时的速度称为极限速度或收尾速度．

②　　　$v = \dfrac{\mathrm{d}y}{\mathrm{d}t} = \dfrac{B}{C}(1 - \mathrm{e}^{-Ct})$

$$\int_0^y \mathrm{d}y = \int_0^t \dfrac{B}{C}(1 - \mathrm{e}^{-Ct})\,\mathrm{d}t$$

$$y = \dfrac{B}{C}t + \dfrac{B}{C^2}(\mathrm{e}^{-Ct} - 1)$$

当时间趋于无穷时，位移与时间成正比，即匀速运动所对应的结果．

（5）雨滴在空气中降落，设空气对雨滴的阻力为 $F_f = -CSv^2$，式中 S 为雨滴的横截面积，v 为雨滴下降的速率，C 为一大于零的常量．问：在空气中，是小雨滴降落得快，还是大雨滴降落得快？

分析：对具体的雨滴来讲，由于重力不变，而空气阻力随着雨滴速率的增大，迅速增大，当雨滴所受的空气阻力与重力相等时，雨滴做匀速运动．本题就是要找出描述雨滴大小的几何参量与极限速度的关系．

解：依据牛顿第二定律，列方程：

$$mg - CSv^2 = ma$$

$$a = g - \dfrac{CS}{m}v^2$$

当 $a = 0$ 时，对应的雨滴速度为极限速度 v_T，

$$v_T = \sqrt{\dfrac{mg}{CS}}$$

设雨滴为球形，半径为 r，质量均匀分布，质量密度为 ρ．雨滴的质量为

$$m = \dfrac{4}{3}\pi r^3 \rho$$

则　　　$v_T = \sqrt{\dfrac{4\rho g r}{3C}}$

由于 $v_T \propto \sqrt{r}$，所以大雨滴比小雨滴降落得快．

（6）人竖直站立，左右手各提重 200 N 的物体时，若锁骨长为 0.2 m，脊柱横截面的面积为 1.44 cm²，求：①右锁骨与椎骨相连处的力矩；②脊柱所受的合力矩；③脊柱所承受的正应力．

分析：当人竖直站立提重物时，双手自然下垂，此时右锁骨与椎骨相连处的力矩大小等于锁骨长度与重物重力大小的乘积；脊柱处所受的合力矩为左右手分别对其产生的力矩的矢量和；而脊柱所受的正应力大小等于脊柱受力大小与脊柱截面积之比．

解：① 由 $\boldsymbol{M} = \boldsymbol{r} \times \boldsymbol{F}$，得

力矩大小：$M = 0.2 \times 200$ N·m $= 40$ N·m

力矩方向：从正面观察为逆时针方向．

② 由于左右手同时对脊柱产生大小相等、方向相反的力矩，所以脊柱所受的合力矩为零．

③ 由 $\sigma = \dfrac{F}{S}$，得

$$\sigma = \dfrac{200 \times 2}{1.44 \times 10^{-4}} \text{ Pa} \approx 2.78 \times 10^6 \text{ Pa}$$

（7）如图 1-7 所示，用一个轻弹簧将一个金属盘悬挂起来，此时弹簧伸长了 10 cm．一块与金属盘质量相等的泥团，从距离盘 $h = 30$ cm 的高处自由下落到盘上，设泥团与金属盘的碰撞为完全非弹性碰撞．求：碰撞后盘向下运动的最大距离．

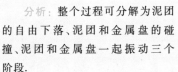
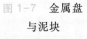

图 1-7　金属盘与泥块

分析：整个过程可分解为泥团的自由下落、泥团和金属盘的碰撞、泥团和金属盘一起振动三个阶段．

解：泥团与金属盘碰撞前的速率

$$v_0 = \sqrt{2gh}$$

泥团与金属盘的碰撞，因冲力远大于它们所受的外力，故动量守恒．设泥团与金属盘的质量均为 m，它们碰撞后黏合在一起的速率为 v_1．

$$mv_0 = 2mv_1$$

$$v_1 = \dfrac{v_0}{2} = \sqrt{\dfrac{gh}{2}}$$

泥团和金属盘一起振动，机械能守恒．泥团和金属盘开始振动．将此作为系统的初态，振动到最低点

（盘向下运动的最大距离）为末态. 以弹簧的自然伸长为弹力势能的零点, 以盘的最低位置为重力势能零点. 设弹簧悬挂金属盘后, 弹簧的伸长量为 l_1, 盘向下运动的最大距离为 l_2.

依据机械能守恒, 列方程:

$$\frac{1}{2}(2m)v_1^2 + (2m)gl_2 + \frac{1}{2}kl_1^2 = \frac{1}{2}k(l_1 + l_2)^2$$

由盘的最初平衡状态可求出弹簧的弹性系数

$$k = \frac{mg}{l_1}$$

代入得到数值方程为

$$l_2^2 - 20l_2 - 300 = 0$$

解得

$$l_2 = 30 \text{ cm}$$

（8）弹跳蛋白存在于跳蚤的弹跳机构和昆虫的飞翔机构中, 其杨氏模量接近于橡皮. 今有一横截面积 S 为 30 cm^2 的弹跳蛋白, 在 270 N 的力的拉伸下, 其长度变为原长的 1.5 倍. 求其杨氏模量.

根据定义, 杨氏模量等于正应力与线应变之比. 其中, 弹跳蛋白的正应力可由拉力大小与弹跳蛋白的截面积之比求出, 而线应变等于弹跳蛋白的长度改变量与原长之间的比值.

假设这条弹跳蛋白的原长为 l_0, 由题意给出的条件（图 1-8）, 拉长后的长度为

$$l_0 + \Delta l = 1.5 l_0$$

故得线应变

$$\varepsilon = \frac{\Delta l}{l_0} = 0.5$$

再根据正应力的定义

$$\sigma = \frac{F}{S}$$

弹跳蛋白拉伸示意图

得到这条弹跳蛋白的正应力为

$$\sigma = \frac{F}{S} = \frac{270}{30 \times 10^{-4}} \text{ N} \cdot \text{m}^{-2} = 9 \times 10^4 \text{ N} \cdot \text{m}^{-2}$$

所以, 其杨氏模量为

$$E = \frac{\sigma}{\varepsilon} = \frac{9 \times 10^4}{0.5} \text{ N} \cdot \text{m}^{-2} = 1.8 \times 10^5 \text{ N} \cdot \text{m}^{-2}$$

（9）用落体法测定飞轮转动惯量的原理如图 1-9 所示. 将半径为 R 的飞轮支撑在点 O 上, 忽略轴承的摩擦, 在绕过飞轮的绳子的一端挂质量为 m 的重物, 令重物以初速度为零下落, 飞轮随之转动. 记录重物下落的距离和时间, 便可算出飞轮的转动惯量. 试用重物下落的距离和时间计算飞轮转动惯量的关系式.

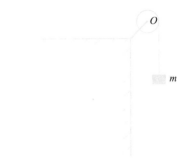

转动惯量的测定

本题涉及重物的平动和飞轮的转动, 重物平动遵循牛顿第二定律, 飞轮转动遵循刚体定轴转动定律. 平动与转动通过重物与飞轮间的绳子相联系.

受力分析如图 1-10 所示. 对重物, 依据牛顿第二定律, 列方程:

$$mg - F_T = ma$$

受力分析

对飞轮, 依据刚体定轴转动定律, 列方程:

$$F_T R = J\alpha$$

由于绳子不可伸长, 有

$$a = R\alpha$$

重物下落的距离

$$h = \frac{1}{2}at^2$$

联立求解

$$J = mR^2 \left(\frac{gt^2}{2h} - 1 \right)$$

（10）将两根横截面积为 4 cm^2 的塑料杆, 互与轴线成 $30°$ 角劈开一斜面, 用黏合剂黏结, 如图 1-11 所示. 该黏合剂的抗拉强度为 $15 \text{ N} \cdot \text{mm}^{-2}$, 抗剪切强度为 $5 \text{ N} \cdot \text{mm}^{-2}$. 求: 杆的黏结处所能承受的最大拉力.

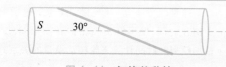

图 1-11 细棒的黏结

分析：由于黏合剂的抗拉强度与抗剪切强度不一样，在分析时，应将杆的拉力分解为垂直于黏结面和平行于黏结面的分力，以最先达到其所能承受的最大强度的分力作为计算最大拉力的依据.

解：受力分析如图 1-12 所示. 设塑料杆的横截面积为 S_0，黏结面的面积为 S_1，杆的拉力为 F.

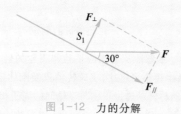

图 1-12 力的分解

平行于黏结面的力

$$\tau S_1 = F\cos 30° = \frac{\sqrt{3}}{2}F$$

垂直于黏结面的力

$$\sigma S_1 = F\sin 30° = \frac{1}{2}F$$

上两式相除

$$\tau = \sqrt{3}\,\sigma$$

由题意得

$$\tau_{max} = \frac{1}{3}\sigma_{max}$$

拉力在平行方向的分力大于垂直方向的分力，而黏合剂的抗剪切强度又小于抗拉强度，对一个特定的拉力而言，剪切力先达到极限，故应该用抗剪切强度计算最大拉力.

$$F_{max} = \frac{\tau_{max} S_1}{\cos 30°} = \frac{\tau_{max} S_0}{\cos 30°\sin 30°} = 4.6\times10^3 \text{ N}$$

六、习题

1. 选择题

（1）下列说法中正确的是（　　）.

A. 物体加速度越大，则速度越大

B. 物体做曲线运动时，有可能在某时刻的法向加速度为零

C. 斜向上抛的物体，在最高点处的速度最小，加速度恒定

D. 一质点在某时刻的速度是 3 m·s^{-1}，说明它在此后 1 s 内，一定要经过 3 m 的路程

（2）某质点沿半径为 R 的圆做匀速率圆周运动，转一圈耗时 t. 质点运动 $2t$，其平均速度与平均速率的大小分别为（　　）.

A. $\dfrac{2\pi R}{t}, \dfrac{2\pi R}{t}$　　　　B. $0, \dfrac{2\pi R}{t}$

C. $0, 0$　　　　D. $\dfrac{2\pi R}{t}, 0$

（3）质量为 m 的小球，刚好能在半径为 R 的竖直光滑圆环轨道内做圆周运动，小球在轨道最低点对轨道的压力为（　　）.

A. $3mg$　　　B. $4mg$　　　C. $5mg$　　　D. $6mg$

（4）有两个倾角不同、高度相同、质量一样的楔形物放在光滑的水平面上，楔形物的斜面光滑. 有两个一样的小球从这两个斜面的顶点由静止开始下滑，则（　　）.

A. 球到达斜面底端时动量相等

B. 球到达斜面底端时动能相等

C. 小球、斜面以及地球组成的系统机械能不守恒

D. 小球和斜面组成的系统在水平方向上动量守恒

（5）质量为 10 kg 的质点，在外力作用下，做曲线运动，质点的速度 $\boldsymbol{v} = 4t^2\boldsymbol{i} + 16\boldsymbol{j}$（SI 单位）. 在 $t = 1$ s 到 $t = 2$ s 的时间内，合外力对质点做的功为（　　）.

A. 400 J　　　　　　　B. 1 400 J

C. 1 200 J　　　　　　D. 800 J

（6）质量为 m 和 $4m$ 的两个质点，分别以 E 和 $4E$ 的动能沿一直线相向运动，它们总动量的大小为（　　）.

A. $\sqrt{2mE}$　　　　　　B. $2\sqrt{2mE}$

C. $3\sqrt{2mE}$　　　　　　D. $4\sqrt{2mE}$

（7）刚体的转动惯量与下列哪一因素无关？（　　）

A. 刚体的质量　　　B. 刚体所受的力

C. 刚体转轴的位置　D. 刚体的质量分布

（8）对于质量均匀分布的细棒，该棒绕通过细棒端点的轴转动的转动惯量和绕通过细棒中点的轴转动的转动惯量之比为（　　）.

A. $1:4$　B. $4:1$　C. $1:2$　D. $2:1$

（9）有一半径为 R 的水平圆台，可绕通过其中心的竖直轴转动，转动惯量为 J. 起初一质量为 m 的人站在转台中心，转台以匀角速度 ω 转动，之后人沿半径向外跑去，当人到达转台边缘时，转台的角速度为（　　）.

A. $\dfrac{J}{J+mR^2}\omega$　　　B. $\dfrac{J}{(J+m)R^2}\omega$

C. $\dfrac{J}{mR^2}\omega$　　　D. ω

（10）边长为 l_0 的正方形物块，在相对的两面，施加相反的切应力，两面各相对自身的原位置偏移 Δl，物块的切应变为（　　）.

A. $\dfrac{2\Delta l}{l_0}$　B. $\dfrac{\Delta l}{l_0}$　C. $\dfrac{l_0}{2\Delta l}$　D. $\tan\dfrac{\Delta l}{l_0}$

2. 填空题

（1）在水平地面上，以抛射角 θ、初速率 v_0 斜上抛一石子. 不计空气阻力，石子在最高点处的曲率半径为＿＿＿＿，落地点处切向加速度的大小为＿＿＿＿，法向加速度的大小为＿＿＿＿.

（2）空中一飞机以速度 v 沿水平方向匀速飞行. 飞至点 O，机上工作人员自由释放一物体. 若地面上的观察者和机上人员都以点 O 作为坐标原点，分别建立了 S 和 S′ 系，且 x 轴和 x' 轴正方向指向飞机的飞行方向，y 轴和 y' 轴正方向竖直向下. t 时刻，地面观测的结果为 $x=$＿＿＿＿，$y=$＿＿＿＿，物体做＿＿＿＿运动；机上人员观测的结果为 $x'=$＿＿＿＿，$y'=$＿＿＿＿，物体做＿＿＿＿运动.

（3）三个质量相等的小球 A、B、C 用两个相同的轻弹簧串联起来，再用细绳挂于天花板上，如图 1-13 所示. 将细绳剪断的瞬间，A 球的加速度 $a_A=$＿＿＿＿，B 球的加速度 $a_B=$＿＿＿＿，C 球的加速度 $a_C=$＿＿＿＿.

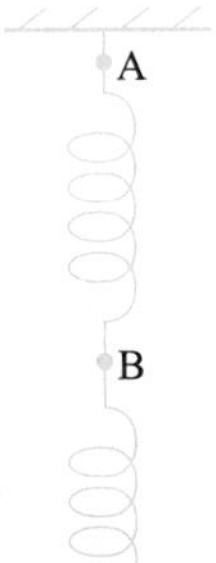

图 1-13　用弹簧串联的小球

（4）如图 1-14 所示，绳子通过两定滑轮，两端分别挂一个相同的小球，质量均为 m，开始两小球处于同一高度. 如果左边小球在竖直面内在平衡位置附近来回摆动，那么右边的小球将＿＿＿＿. 如果左边小球做圆锥摆式的匀速圆周运动，则右边的小球将＿＿＿＿.（空格内填不动、向上运动、向下运动、上下运动.）

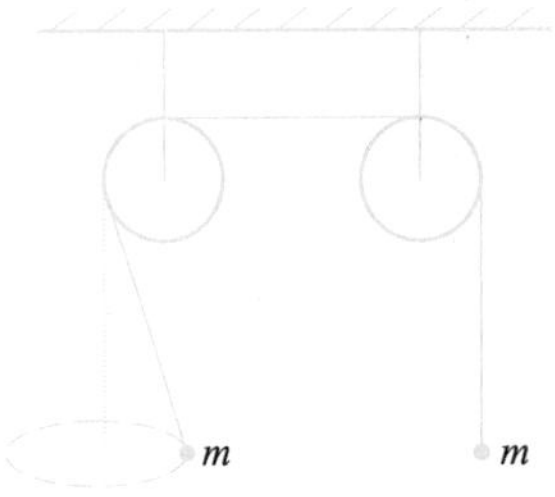

图 1-14　摆动的绳

（5）质量为 m 的物体 A，放在倾角为 θ 的传送带上，相对传送带静止，并随传送带一起以匀加速度 a 运动，当物体沿斜面方向运行了 s 的距离时，地球作用于 A 的重力对 A 做的功为＿＿＿＿，传送对 A 的支持力对 A 做的功为＿＿＿＿，传送带对 A 的静摩擦力对 A 做的功为＿＿＿＿，A 对传送带的静摩擦力做的功为＿＿＿＿.

（6）质量为 m 的物体以速率 v 向北运动，突然受到外力打击而向西运动，速率 v 不变，则此力冲量的大小为＿＿＿＿，方向为＿＿＿＿.

（7）地球和太阳的质量分别为 m 和 m'，地球到太阳的距离为 R，引力常量为 G. 若地球绕太阳做圆周运动，则地球的角动量大小为＿＿＿＿.

（8）一质量为 m 的质点处于 $F=-kr$ 的有心力场中，当它与力心的距离为 a 时，该质点沿垂直于径矢的方向以速率 v_1 射出，并做圆周运动，则 $v_1=$＿＿＿＿.

（9）当物体受到切向力作用时，发生的应变为＿＿＿＿，＿＿＿＿与＿＿＿＿的比值称为切变模量.

（10）某人的一条腿骨长 0.4 m，截面积为 5 cm²；此腿骨支撑 500 N 的体重时，长度缩短 4×10^{-5} m，那么此腿骨的杨氏模量为＿＿＿＿.

3. 计算题

（1）一电梯以 1.2 m·s⁻² 的加速度下降，电梯下降 0.5 s 后，电梯中某乘客用手在离电梯底板 1.5 m

高处自由释放一小球.求:①小球落到电梯底板上所需的时间;②小球相对地面下落的距离.

（2）某质点沿半径为 R 的圆做圆周运动,所走路程 $s=v_0t-\dfrac{1}{2}bt^2$.求:①t 时刻质点加速度的大小;②t 为何值时,加速度的大小为 b;③加速度的大小为 b 时,质点转过的圈数.

（3）一质点在半径为 0.1 m 的圆周上运动,用角坐标表示的运动方程为 $\theta=2+4t^3$（SI 单位）.求:①$t=$ 2 s 时的法向加速度和切向加速度的大小;②t 为何值时,切向加速度与法向加速度的大小相等.

（4）如果某人的每条腿骨长 0.5 m,平均截面积为 3 cm^2,站立时,两腿支撑整个人的体重 600 N,问此人每条腿骨要缩短多少? 已知腿骨的杨氏模量为 10^{10} N·m^{-2}.

（5）质量 $m=1$ kg 的质点,从原点由静止沿 x 轴运动,所受合力 $F=3+2x$（SI 单位）,力的方向与质点的运动方向相同.求:①物体从原点运动到 3 m 处,合力做的功;②物体在 3 m 处的速率.

（6）质量 $m=10$ kg 的质点,从原点由静止沿 x 轴运动,所受合力 $F=3+4t$（SI 单位）,力的方向与质点的运动方向相同.求:①前 3 s 力冲量的大小;②$t=3$ s 时物体的速率.

（7）桌面上堆放着一根柔软的均匀细绳,细绳的质量线密度为 λ,今拉住绳的一端,以恒定速率 v_0 竖直上提.求:当提起的长度为 y 时,绳端的拉力.

（8）一半径为 R、质量为 m 的均匀圆形平板,在粗糙的水平面上绕通过圆心且垂直于平板的轴转动,板与面间的动摩擦因数为 μ.求:摩擦力对转轴的力矩.

（9）唱片机的转盘绕着通过盘心的竖直轴以角速度 ω 匀速转动.唱片的质量为 m,唱片可视为半径为 R 的均匀圆盘,唱片和转盘间的动摩擦因数为 μ,唱片放上去后在摩擦力的作用下随转盘转动.求:①唱片的角速度达到 ω 所需的时间;②此过程中转盘对唱片做的功.

（10）登山运动员借助尼龙绳登山,尼龙绳长 50 m,直径 9 mm,体重为 80 kg 的登山运动员利用该绳登山,绳伸长了 1.5 m,忽略绳截面积的变化.求:绳的杨氏模量.

七、习题答案

1.选择题

（1）C. （2）B. （3）D. （4）D. （5）C.

（6）C. （7）B. （8）B. （9）A. （10）A.

2.填空题

（1）$\dfrac{v_0^2\cos^2\theta}{g}$,$g\sin\theta$,$g\cos\theta$.

（2）vt,$\dfrac{1}{2}gt^2$,平抛,0,$\dfrac{1}{2}gt^2$,自由落体.

（3）$3g$,0,0.

（4）上下运动,向上运动.

（5）$-mgs\sin\theta$,0,mas,$-mas$.

（6）$\sqrt{2}mv$,西偏南 45°.

（7）$m\sqrt{Gm'R}$.

（8）$a\sqrt{\dfrac{k}{m}}$.

（9）切应变,切应力,切应变.

（10）1×10^{10} N·m^{-2}.

3.计算题

（1）①0.59 s;②2.06 m.

（2）①$\dfrac{1}{R}\sqrt{R^2b^2+(v_0-bt)^4}$;②$\dfrac{v_0}{b}$;③$\dfrac{v_0^2}{4\pi Rb}$.

（3）①2.3$\times10^2$ m·s^{-2},4.8 m·s^{-2};②0.55 s.

（4）5$\times10^{-5}$ m.

（5）①18 J;②6 m·s^{-1}.

（6）①27 kg·m·s^{-1};②2.7 m·s^{-1}.

（7）$\lambda(yg+v_0^2)$.

（8）$\dfrac{2}{3}\mu mgR$.

（9）①$\dfrac{3\omega R}{4\mu g}$;②$\dfrac{1}{4}m\omega^2R^2$.

（10）4.1$\times10^8$ N·m^{-2}.

第二章　流体动力学

一、基本要求

一、基本要求

1. 掌握理想流体、稳定流动、流线、流管、速度梯度、黏度等基本概念.

2. 掌握连续性原理、伯努利方程、泊肃叶定律等流体流动的基本规律并能分析血液流动中的相关现象.

3. 理解雷诺数、斯托克斯定律.

二、学习提示

1. 体会物理模型的建立方法,重点体会在不同场合选择不同物理模型的依据和理由.

理想流体(绝对不可压缩、完全没有黏性的流体)这一概念建立的依据是液体和气体在流动时,很多时候体积变化和摩擦耗能都很少,可以忽略不计,用理想模型可使分析简洁,带来的误差又很小. 在应用此模型的时候,一定要注意实际现象中存在的体积变化和摩擦是否可以忽略. 比如开口很大的容器底部开一小孔,求小孔处水的流速,由于水的可压缩性小,体积变化可忽略,容器大,流动时速度梯度小,内摩擦力可忽略,可应用伯努利方程;但如果在开孔处连接一较长细管,水在细管中流动时,黏性不可忽略,则要考虑泊肃叶定律;如果管道较粗,但比较长,比如远距离输油、输水管道,求流量时也要考虑黏性.

2. 严格遵循各物理规律的应用条件.

连续性原理是对同一流管的不同截面处流速的关系而言的,不可用于不同的流管;伯努利方程要在同一流线上使用,所以比较流体中两点的流速并应用伯努利方程时,一定要用一条流线将二者联系起来;在应用泊肃叶定律时一定要强调水平圆管中的层流.

三、学习要点

1. 理想流体模型

（1）不可压缩,体积不可改变.

（2）无内摩擦,流动无能量耗散.

2. 稳定流动

（1）流线稳定,不交叉.

（2）理想流体和实际流体均可出现稳定流动.

（3）稳定流动满足连续性原理.

3. 伯努利方程

研究对象：理想流体,稳定流动,找合适的流管中两点流体状态（高度、压强、流速）之间的关系.

定量规律

$$p_1 + \frac{1}{2}\rho v_1^2 + \rho g h_1 = p_2 + \frac{1}{2}\rho v_2^2 + \rho g h_2$$

学习时应注意:

（a）使用理想流体,在公式中表现为密度不变.

（b）公式中,h 指高度,而非深度. 所选点在参考面之下时,h 可为负值.

（c）必须是同一流线,不同流线不能比较.

（d）单位体积微元的概念.

4. 泊肃叶定律

$$v = \frac{p_1 - p_2}{4\eta L}(R^2 - r^2)$$

$$Q = \frac{\pi R^4 (p_1 - p_2)}{8\eta L}$$

学习时应注意:

（a）由于黏性的存在,流体在圆管中流动时,距管心不同距离处的流速不相同,越靠近管心处流速越大,管壁处流速为零.

（b）管长可以任意选,并非某一钢管的两端间长度,可在圆管中任取两横截面作为研究对象.

5. 层流与湍流

层流的特点是：流体分层流动,流层间不发生流体的交换,一般情况下,流速较小,能量损耗和声响比较小. 湍流的特点是：流体做杂乱而不稳定的流动,流体粒子具有垂直于流动方向的分速度,流层间有复杂的流体交换现象,一般流速较大,能量损耗和声响比较大. 可能发生的流动类型与管道和流动的参量有关,具体由雷诺数判断. 对一般管道而言,雷诺数 $Re<2\,000$,液流处于层流状态;$Re>4\,000$,液流处于湍流状态;$2\,000<Re<4\,000$,液流处于过渡状态. 在过渡状态,流动不稳定,可能处于层流状态,也可能处于湍流状态. 其中,$Re=\dfrac{\rho\bar{v}d}{\eta}$.

学习时应注意:

(a) d 并非只能是圆管的直径,根据具体情况,可表示某物的限度,如渠道或机翼的宽度等.

(b) 雷诺数判据并不是绝对精确的判据,实际情况比较复杂.

6. 血液的流动

血液是血细胞分散于血浆中的悬浮体,属非牛顿流体,血细胞在血液流动过程中受到应力作用会产生形变,引起血液内摩擦力的复杂变化,黏性力不再与切变率成正比,即黏度与切变率或切应力有关.

学习时应注意:

(a) 血液有三种黏度.

表观黏度(apparent viscosity):流体切应力与切变率的比值.

$$\eta_{a}=\frac{\tau}{\mathrm{d}\gamma/\mathrm{d}t}.$$

相对黏度(relative viscosity):血液表观黏度(η_{a})与血浆黏度(η_{p})的比值. $\eta_{r}=\eta_{a}/\eta_{p}$,量纲一.

还原黏度(reduced viscosity):血液表观黏度与血细胞浓度有关,还与血细胞的结构及其相互作用有关,后者更被临床所关注. 为消除浓度(由血细胞压积 PCV 来反映)影响,主要反映结构的变化,引入血液的还原黏度(RV),定义为

$$\mathrm{RV}=\frac{\eta_{a}-\eta_{p}}{\eta_{p}}\cdot\frac{1}{\mathrm{PCV}}$$

式中 PCV 为血细胞压积. 通过上式可以看出,血液的还原黏度 RV 也是一个量纲一的量,它考虑了血细胞压积对血液黏度的影响.

(b) 血液黏度可以反映血液成分、血细胞性质的变化.

(c) 许多疾病的发生、发展与血液黏度有关,通过调控血液黏度就可在一定程度上实现治疗和康复的目的.

四、解题要点

1. 在利用连续性原理时,必须考虑是否是同一流管的不同

界面,是否满足流量相等条件,如果总管分成若干支管,不能误认为一根支管的流量和总管的流量相等.

2. 应用伯努利方程时,必须确保两点是同一流线,高度基于同一参考面.

3. 应用泊肃叶定律时,只能针对均匀圆管,一般为细长管. 流体在粗短管内流动时,一般不考虑其黏性.

五、典型例题指导

1. 选择题

(1)如图 2-1 所示,在一粗细均匀的水平管上任意三点竖直接上三支细管. 当实际流体在管中流动时,三支细管中的液面与流管的出口端点的连线为( ).

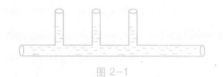

图 2-1

A. 直线　　　　　B. 与流管平行的水平线

C. 抛物线　　　　D. 折线

分析与解答:由 $Q = \dfrac{\pi R^4 (p_1 - p_2)}{8\eta L}$ 可知,设 p_1 为端面处压强,距端面 L 处的压强 $p_2 = \rho g h_2$,与 L 呈线性关系. 故答案选 A.

(2)关于伯努利方程,理解错误的是( ).

A. $p + \rho g h + \rho v^2 / 2 =$ 常量

B. $\rho v^2 / 2$ 是单位体积的流体的动能

C. $\rho g h$ 是 h 高度时流体的压强

D. 只可用于同一流线

分析与解答:p 才是压强,$\rho g h$ 只是具有压强量纲,其本质是单位体积流体的重力势能. 故答案选 C.

(3)一个截面不同的水平管道,在不同截面分别接两个管状压强计,当流体在管中流动时,两压强计液面有确定的高度. 如果把管口堵住,此压强计液面的变化情况是( ).

A. 都不变化

B. 两液面同时升高相同高度

C. 两液面同时下降相同高度

D. 两液面上升到相同高度

分析与解答:当堵住管口时,流体的流速减小到零,压强升高,而且升高到相同值. 故答案选 D.

(4)水在半径为 R,长为 L 的管道中做层流,管中心流速为 v,下面哪种情况下可能不做层流?( )

A. 半径减少为原来的一半

B. 长度 L 增加

C. 将水换成甘油

D. 水流速度明显增加

分析与解答:可能不做层流,即有可能变为湍流,雷诺数 $Re = \dfrac{\rho \bar{v} d}{\eta}$ 应增大,水流速度增加有这种可能. 故答案选 D.

(5)图 2-2 所示为一种简单的测量水速的皮托管,设水速为 v,管内水面相对于水面的高度为 h,下列说法中,正确地说明了 h 和 v 之间关系的是( ).

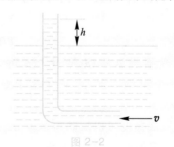

图 2-2

A. h 与 v 成正比　　　B. h 与 $\sqrt{v}$ 成正比

C. h 与 v^2 成正比　　　D. h 与 $\sqrt{v}$ 成反比

分析与解答:由伯努利方程可知,皮托管放入后,入管处的流速由未放入的 v 变为零,其压强增加 $\Delta p = \rho g h = \dfrac{1}{2} \rho v^2$,可知,$h$ 与 v^2 成正比. 故答案选 C.

2. 填空题

（1）水流过 A 管后,分两支向 B、C 两管流去. 已知 $S_A = 100\ cm^2$, $S_B = 40\ cm^2$, $S_C = 80\ cm^2$, $v_A = 40\ cm \cdot s^{-1}$, $v_B = 30\ cm \cdot s^{-1}$. 把水视为理想流体,则 C 管中水的流速 $v_C = $ _____ $cm \cdot s^{-1}$.

分析与解答: 由连续性原理, A 管的流量等于 B、C 两管的流量之和.

故 $S_A v_A = S_B v_B + S_C v_C$

$$v_C = \frac{S_A v_A - S_B v_B}{S_C} = \frac{100 \times 40 - 40 \times 30}{80}\ cm \cdot s^{-1} = 35\ cm \cdot s^{-1}$$

（2）一个顶端开口的圆形容器,其截面积为 $10\ cm^2$,在圆形容器底部中心开一截面积为 $1.0\ cm^2$ 的小孔,水从圆形容器顶部以 $100\ cm^3 \cdot s^{-1}$ 的流量注入容器,则容器中水面的最大高度为 _____ $(g = 10\ m \cdot s^{-2})$.

分析与解答: 本题的关键是分析灌水后的水流变化过程. 开始时水面低,流出慢,水面上升,随着水面上升,小孔处流速增加,流出的流量增加. 当流出的流量等于灌进的流量时,由于进出平衡,水面不再上升,此为最大高度,设为 h.

此时,设小孔截面积为 S,流速为 v,由连续性原理有

$$v = \frac{Q}{S} = \frac{100}{1.0}\ cm \cdot s^{-1} = 100\ cm \cdot s^{-1} = 1\ m \cdot s^{-1}$$

又由伯努利方程可知

$$\frac{1}{2}\rho v^2 = \rho g h$$

$$h = \frac{v^2}{2g} = \frac{1^2}{2 \times 10}\ m = 0.05\ m = 5\ cm$$

（3）对于一段血管来说,在不考虑血管长度变化的情况下,血流阻力主要取决于 _____ 和 _____.

分析与解答: 本题考核对流阻概念的理解. $Q = \frac{\Delta p}{R}$,血管可视为均匀圆管, $R = \frac{8\eta L}{\pi r^4}$,可见当 L 不变时,流阻取决于血液黏度 η 和血管半径 r.

（4）将一虹吸管先充满水,然后把其一端插在水盆中,另一端在盆外,盆外一端管口与水面的高度差为 h,虹吸管两端口的高度差为 h_0,水从盆外端口流出的速度为 _____（设大气压为 p_0）.

分析与解答: 本题考核对伯努利方程中高度和高度差的理解以及对在流线上取点技巧的掌握情况. 如果取虹吸管两端的进口处和出口处作为研究对象,

由于进口处的流速、压强为未知量,计算不出答案. 如果将流线延至水面,则水面处压强为大气压,流速为零,以虹吸管流出端为参考面,水面高度为 h. 由伯努利方程易得 $v = \sqrt{2gh}$.

（5）黏度为 $1.005 \times 10^{-3}\ Pa \cdot s$ 的水在半径为 $1.0\ cm$ 的均匀水平圆管中流动,如果管中心处的流速为 $10\ cm \cdot s^{-1}$,则水通过管的流量为 _____.

分析与解答: 水平圆管中的流速并不均匀, $v = \frac{p_1 - p_2}{4\eta L}(R^2 - r^2)$,可以计算出平均速度为

$$\bar{v} = \frac{p_1 - p_2}{8\eta L}R^2 = \frac{v_{管心}}{2} = \frac{10}{2}\ cm \cdot s^{-1} = 5\ cm \cdot s^{-1}$$

故流量

$$Q = \bar{v}\pi r^2 = 5 \times 3.14 \times 1^2\ cm^3 \cdot s^{-1} = 15.7\ cm^3 \cdot s^{-1}$$

3. 计算问答题

（1）一直立圆柱形容器,高为 $0.2\ m$,直径为 $0.2\ m$,顶部开启,底部有一面积为 $10^{-4}\ m^2$ 的小孔,水以 $1.4 \times 10^{-4}\ m^3 \cdot s^{-1}$ 的流量由水管自上面注入容器中. 求容器内水面可上升的高度. 若达到该高度时不再注水,求容器内的水流尽需要的时间.

分析: 平衡时,流进量等于流出量;不再注水后,放水时,水流速度越来越慢;大口径容器,在液面处的流速很小,接近于零.

解: 如图 2-3 所示,设某一时刻容器中液面与底面的距离为 h,此时,如图作一流线经过 1、2 两点. 由伯努利方程得

$$p_1 + \rho g h_1 + \frac{1}{2}\rho v_1^2 = p_2 + \rho g h_2 + \frac{1}{2}\rho v_2^2$$

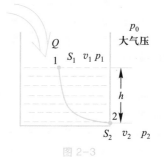

图 2-3

由连续性原理得

$$S_1 v_1 = S_2 v_2 = Q$$

因 1、2 点与大气相通,故

$$p_1 = p_2 = p_0$$

又由题可知 $S_1 A \gg S_2$，求 v_2 时可认为 $v_1 \approx 0$，代入伯努利方程易得

$$v_2 \approx \sqrt{2gh}$$

当从上面注水时，当 $S_2 v_2 = S_2 \sqrt{2gh_0} = Q$ 时，水面稳定，不升不降，此时 h_0 为容器内水面可上升的高度有

$$h_0 = \frac{Q^2}{2gS_2^2} = \frac{(1.4 \times 10^{-4})^2}{2 \times 9.8 \times (10^{-4})^2} \text{ m} = 0.1 \text{ m}$$

停止注水后，水面开始下降，以竖直向上为正方向，设下降速度为 v_1，故

$$v_1 = -\frac{dh}{dt} = \frac{S_2}{S_1} v_2 = \frac{S_2}{S_1}\sqrt{2gh}$$

$$-\frac{dh}{\sqrt{2gh}} = \frac{S_2}{S_1}dt$$

两边积分得

$$\int_{h_0}^{0} -\frac{dh}{\sqrt{2gh}} = \int_{0}^{t} \frac{S_2}{S_1}dt$$

$$2\sqrt{\frac{h_0}{2g}} = \frac{S_2}{S_1}t$$

$$t = \frac{S_1}{S_2}\sqrt{\frac{2h_0}{g}} = \frac{\pi d_1^2/4}{S_2}\sqrt{\frac{2h_0}{g}} = \frac{3.14 \times 0.2^2/4}{10^{-4}}\sqrt{\frac{2 \times 0.1}{9.8}} \text{ s}$$

$$\approx 44.9 \text{ s}$$

容器能上升的最大高度为 0.1 m，容器内的水流尽需要的时间约为 44.9 s。

（2）20 ℃的水在半径为 1×10^{-2} m 的水平圆管内流动，如果在管轴的流速为 0.1 m·s⁻¹，则由于黏性，水沿管子流动 10 m 后，压强降落了多少？

分析：此问题不是笼统地考查水平圆管内的总体流量，而是要考查对流速分布规律的掌握情况。

解：由泊肃叶定律知，流体在水平圆管中流动时，流速随半径的变化关系为

$$v = \frac{R^2 \Delta p}{4\eta L}(R^2 - r^2)$$

在管轴处，$r = 0$，则

$$v_{轴} = \frac{R^4 \Delta p}{4\eta L}$$

$$\Delta p = \frac{v_{轴} 4\eta L}{R^4} = \frac{4 \times 1.0 \times 10^{-3} \times 10 \times 0.1}{(1 \times 10^{-2})^2} \text{ Pa} = 40 \text{ Pa}$$

（3）如图 2-4 所示，在一个大容器的底部有一根水平的细玻璃管，直径 $d = 0.1$ cm，长 $L = 10$ cm，容器内盛有深为 $h = 50$ cm 的硫酸，其密度 $\rho = 1.9 \times 10^3$ kg·m⁻³，

测得 1 min 内由细管流出的硫酸质量为 6.6 g，求其黏度 η（$g = 10$ m·s⁻²）。

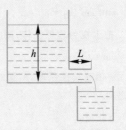

图 2-4

分析：此问题需要首先确定模型的选择问题，确定是理想流体还是实际流体。由于流出管是细长玻璃管，黏性阻力不可忽略，应选实际流体，其流出速率较按理想流体计算的值小很多。

解：由题意可知硫酸密度 $\rho = 1.9 \times 10^3$ kg·m⁻³，$h = 50$ cm，细玻璃管直径 $d = 0.1$ cm，长 $L = 10$ cm，流量 $Q_m = 6.6$ g·min⁻¹ $= 1.1 \times 10^{-4}$ kg·s⁻¹。可认为 1 min 内 h 不变，因此，在细玻璃管两端，压强差 $\Delta p = \rho g h = 1.9 \times 10^3 \times 10 \times 0.5$ N·m⁻² $= 9.5 \times 10^3$ N·m⁻² 体积流量

$$Q = \frac{1.1 \times 10^{-4} \text{ kg·s}^{-1}}{1.9 \times 10^3 \text{ kg·m}^{-3}} \approx 5.79 \times 10^{-8} \text{ m}^3 \cdot \text{s}^{-1}$$

由泊肃叶定律 $Q = \dfrac{\pi R^4(p_1 - p_2)}{8\eta L}$ 知

$$\eta = \frac{\pi R^4 \Delta p}{8LQ} = \frac{3.14 \times (0.05 \times 10^{-2})^4 \times 9.5 \times 10^3}{8 \times 0.1 \times 5.79 \times 10^{-8}} \text{ N·s·m}^{-2}$$

$$\approx 4.02 \times 10^{-2} \text{ N·s·m}^{-2}$$

（4）水在截面积不同的水平管中做稳定流动，出口处的截面积为最细处的 3 倍，若出口处的流速为 2 m·s⁻¹，问最细处的压强为多少？若在此最细处开个小孔，水会不会流出来？

分析：此问题的关键是，小孔处流出水的条件是压强大于大气压。因此，先假设水在管中流动，算出小孔处压强后即可比较。

解：将水视为做稳定流动的理想液体。设管的最细处的压强为 p_1，流速为 v_1，高度为 h_1，截面积为 S_1；而上述各物理量在出口处分别用 p_2、v_2、h_2 和 S_2 表示。对最细处和出口处应用伯努利方程得

$$p_1 + \frac{1}{2}\rho v_1^2 + \rho g h_1 = p_2 + \frac{1}{2}\rho v_2^2 + \rho g h_2$$

由于在水平管中，$h_1 = h_2$，有

$$p_1 + \frac{1}{2}\rho v_1^2 = p_2 + \frac{1}{2}\rho v_2^2$$

由题知 $S_2 = 3S_1$，根据液体的连续性原理，

$$S_1 v_1 = S_2 v_2$$

所以　　　　$v_1 = S_2 v_2 / S_1 = 3S_1 v_2 / S_1 = 3v_2$

又因为　　　$p_2 = p_0 = 1.013 \times 10^5 \ \text{Pa}$

所以　　　$p_1 = p_0 + \frac{1}{2}\rho v_2^2 - \frac{1}{2}\rho (3v_2)^2$

$$= p_0 - 4\rho v_2^2$$

$$= 1.013 \times 10^5 \ \text{Pa} - 4 \times 10^3 \times 2^2 \ \text{Pa}$$

$$\approx 8.5 \times 10^4 \ \text{Pa}$$

显然最细处的压强约为 8.5×10^4 Pa，小于大气压，若在此最细处开个小孔，水不会流出来.

（5）为什么一个装有烟囱的火炉，烟囱越高，通风的效果越好（即烟从烟囱中排出的速度越大）？

分析：此题考查物理知识在生活中的应用. 空气密度小，伯努利方程中，$\rho g h$ 一项的变化小，可视为高度大致不变.

答：作一条通过烟囱的流线，由于高处空气的流动速度快，根据伯努利方程，烟囱顶端的气压低，底端气压高，从而推动空气裹挟着烟尘向烟囱顶部运动，促进通风. 烟囱越高，顶端空气流速越大，气压越低，烟囱中气体流速越大.

六、习题

1. 选择题

（1）研究液体流动时所取的流管（　　）.

A. 一定是直管

B. 一定是由许多流线组成的管状体

C. 一定是截面相同的管状体

D. 一定是截面不同的圆形管

（2）一根足够长的管中盛有黏性液体，在此管中放入一钢球，钢球由静止开始向下运动，则（　　）.

A. 钢球运动越来越快，其速度可增加到任意数值

B. 钢球运动先是越来越快，后来越来越慢，最后静止不动

C. 钢球运动先是越来越快，后来逐渐减慢，达到某一稳定的速度

D. 钢球运动越来越快，最后达到稳定的速度

（3）一个 20 cm×30 cm 的矩形截面容器内盛有深度为 5 m 的水，如果水从容器底部面积为 2.0 cm² 的小孔流出，则水流完所需时间约为（　　）.

A. 300 s　　B. 140 s　　C. 420 s　　D. 200 s

（4）黏性定律的适用条件是（　　）.

A. 理想流体做稳定流动　　B. 牛顿流体做湍流

C. 非牛顿流体做层流　　D. 牛顿流体做层流

（5）站在高速行驶火车旁的人可能会被火车（　　）.

A. 吸进轨道

B. 甩离火车

C. 拽向火车前进的方向

D. 以上结论均不正确

（6）容器内水的高度为 H，水自离自由表面 h 深的小孔流出，在水面下（　　）处另开一小孔可使水流的水平射程与前者相等.

A. $H - h$　　　　B. $H/2$

C. $h/2$　　　　D. $(H-h)/2$

（7）理想液体做稳定流动时（　　）.

A. 液体流经的各点速度相同

B. 流速一定要小

C. 其流线是一组平行线

D. 流线上各点的速度不随时间改变

（8）理想液体在一水平管中流动，做稳定流动时，截面积 S、流速 v、压强 p 间的关系是（　　）.

A. S 大处 v 小、p 小　　B. S 大处 v 大、p 小

C. S 小处 v 大、p 小　　D. S 小处 v 小、p 大

（9）黏度为 η 的流体，在半径为 R、长为 L 的水平管中流动，其流量与（　　）.

A. 入端压强成正比

B. 出端压强成正比

C. 入端、出端压强之和成正比

D. 入端、出端压强之差成正比

(10) 黏性流体在圆形管道中流动时,某一截面上的速度 v 与速度梯度 $\dfrac{dv}{dt}$ 分别应满足(　　).

A. 速度 v 处处相同,$\dfrac{dv}{dt}$ 处处相同

B. 边缘处流速 v 比中心处小,$\dfrac{dv}{dt}$ 在边缘处大

C. 边缘处流速 v 比中心处大,$\dfrac{dv}{dt}$ 在中心处大

D. 流速 v 与 $\dfrac{dv}{dt}$ 均在中心处大

2. 填空题

(1) 黏度为 4×10^{-3} Pa·s 的某种流体,在长为 25 cm、半径为 2 cm 的圆管中流动,如果管两端的压强差为 4×10^{5} Pa,则流量为_____.

(2) 将皮托管插入流动的水中测量水流速度,设两管中的水柱高度分别为 5×10^{-3} m 和 5×10^{-4} m,重力加速度 $g=10$ m·s^{-2},则此处水流速度为_____.

(3) 某种黏性流体通过半径为 r 的管道,流阻为 R,如果管道半径增加 1 倍,其流阻为_____.

(4) 石油在半径 $R=1.5\times10^{-3}$ m、长度 $L=1.00$ m 的水平细管中流动,测得其流量 $Q=2\times10^{-6}$ m^{3}·s^{-1},细管两端的压强差为 $p_1-p_2=3.96\times10^{3}$ Pa,则石油的黏度 $\eta=$_____.

(5) 理想液体在半径为 R 的流管中以流速 v 做稳定流动,将此管与六个半径为 $R/3$ 的流管接通,则液体在半径为 $R/3$ 的流管中做稳定流动的流速为_____.

(6) 设某人的心脏血液输出量为 8.3×10^{-5} m^{3}·s^{-1},体循环的总压强差为 12.0 kPa,则此体循环的总流阻(即总外周阻力)为_____.

(7) 如果流场中各点的流速不随时间变化,则这样的流动称为_____.

(8) 半径为 R 的小球,密度为 ρ,在黏度为 η、密度为 ρ_0 的液体中下落,所受阻力与下落速度 v 遵循斯托克斯定律 $F=6\pi r\eta v$,小球下落的最终速度 v_T 为_____.

(9) 水管的截面积在粗处为 $A_1=40$ cm^2,细处为 $A_2=10$ cm^2,管中水的流量为 $Q=3\,000$ cm^3·s^{-1}.则粗处水的流速为 $v_1=$_____,细处水的流速为 $v_2=$_____.

(10) 有一盛水大容器,其中水面到地面的距离为 H.容器的底部侧面有一面积为 A 的小孔,水从小孔流出,开始时的流量为_____.

3. 计算题

(1) 匀速地将流量为 $Q=1.5\times10^{-4}$ m^3·s^{-1} 的水注入一容器中,容器底有一面积为 $S=0.5\times10^{-4}$ m^2 的小孔,水不断地流出,试问该容器的深度至少为多少米时水才不会溢出?

(2) 黏度为 3.5×10^{-3} Pa·s 的血液以 30 cm·s^{-1} 的平均速度在横截面积为 3 cm^2 的主动脉中流动,如血液的密度是 1.05×10^{3} kg·m^{-3},问此时血流是层流还是湍流?(设 $Re<1\,000$ 时做层流流动.)

(3) 利用压缩空气将水从一个密封的容器内通过管子压出,如果管子高出容器内液面的距离为 $h=0.65$ m,并要求管口的流速为 1.5 m·s^{-1},求容器内空气的压强.(容器的横截面积远大于管口的面积.)

(4) 在 20 ℃时,水的黏度为 $\eta=1.009\times10^{-3}$ Pa·s,问:①长为 20 cm、半径为 0.06 cm 的毛细玻璃管对水的流阻是多少?②该毛细管两端的压强差为 1.47×10^{3} Pa 时,通过毛细管的流量是多少?

(5) 如图 2-5 所示,在水管的某一点 A 处,水的流速为 2 cm·s^{-1},其压强高出大气压 10^{4} Pa,水沿水管流到另一点 B,点 B 的高度比点 A 降低了 1 m,如果在点 B 处水管的横截面积是点 A 处的二分之一,试问点 B 处的压强高出大气压多少?

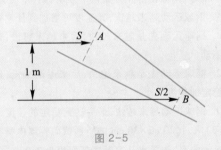

图 2-5

(6) 水从蓄水池中稳定流出,如图 2-6 所示,点 1 的高度为 10 m,点 2 和点 3 的高度为 1 m,管的横截面积在点 2 处为 0.04 m^2、在点 3 处为 0.02 m^2,蓄水池面积比管子的横截面积大得多.试问:①点 2 处的压强是多少?②1 s 内水的排出量是多少?(取 $g=10$ m·s^{-2},$p_0=1.01\times10^{5}$ Pa.)

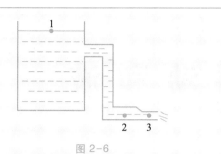

图 2-6

（7）一水平放置的注射器的活塞的面积为 S_1，针口横截面积为 S_2（一般 $S_1 \gg S_2$），在一恒力 F 作用下，活塞匀速推进．活塞推进的距离为 L 时，注射器内的水被排尽．求水从注射器中全部射出所用的时间．（用代数式表示．）

（8）20 ℃ 的水，在半径为 1.0×10^{-2} m 的均匀水平管中流动，如果管中心处的流速是 1.0×10^{-1} m · s^{-1}．①问由于黏性使得沿管长方向相距 2 m 的两个截面间的压强降落是多少？②如果有 25 cm^3 的水通过这段距离，则克服内摩擦力所做的功是多少？

（9）水在粗细不均匀的水平管中做定常流动．已知在截面 S_1 处的压强为 110 Pa，流速为 0.2 m · s^{-1}，在截面 S_2 处的压强为 5 Pa．求 S_2 处的流速（内摩擦不计）．

（10）20 ℃ 的水在半径为 1.0 cm 的管内流动，如果在管的中心处流速为 10 cm · s^{-1}，在 20 ℃ 时水的黏度 $\eta = 1.005 \times 10^{-3}$ N · s · m^{-2}．求由于黏性，沿管长方向相距 2 m 的两个截面间的压强降落．

七、习题答案

1. 选择题

（1）B． （2）D． （3）A． （4）D． （5）A．
（6）A． （7）D． （8）C． （9）D． （10）B．

2. 填空题

（1）25.12 m^3 · s^{-1}． （2）0.3 m · s^{-1}．
（3）$R/16$． （4）3.93×10^{-3} Pa · s．
（5）$3v/2$． （6）1.45×10^8 N · s · m^{-5}．
（7）稳定流动． （8）$\dfrac{2(\rho - \rho_0) R^2 g}{9\eta}$．
（9）75 cm · s^{-1}，300 cm · s^{-1}．
（10）$A\sqrt{2gH}$．

3. 计算题

（1）0.46 m．
（2）$Re = 1\,759$，在此血管中的血液做湍流．
（3）1.1×10^5 Pa．
（4）①$3.97 \times 10^9$ N · s · m^{-3}；②$3.70 \times 10^{-7}$ m^3 · s^{-1}．
（5）2×10^4 Pa．
（6）①$1.685 \times 10^5$ Pa；②0.18 m^3 · s^{-1}．
（7）$\dfrac{S_1 L}{S_2 v_2} = \dfrac{L}{S_2} \sqrt{\dfrac{P S_1 (S_1^2 - S_2^2)}{2F}}$．
（8）①8.1 Pa；②$2.0 \times 10^{-4}$ J．
（9）0.5 m · s^{-1}． （10）8.04 N · m^{-2}．

第三章 振 动 和 波

一、基本要求

1. 掌握波动方程的物理意义及波的强度概念,熟悉波的衰减规律及波的干涉.

2. 掌握声学基本概念(声压、声阻抗、声强、声强级等)及多普勒效应.

3. 学习声波反射及多普勒效应在医学上的应用.

4. 学习惠更斯原理及波的干涉现象.

二、学习提示

1. 借鉴简谐振动的研究方法,抓住波动现象的两个方程(运动学方程、动力学方程)及其联系,推导波的能量、强度公式,提高应用高等数学知识解决复杂实际问题的能力.

2. 抓住波是振动状态(由振幅、频率、相位描述)在介质中传播这一本质特征. 波在传播时,其实是波源处的振动状态延迟一段时间在空间另一点的再现. 即空间某处的振动状态是 $t-\dfrac{r}{c}$ 时刻波源处的振动状态,代入波源振动方程即得波动方程(运动学方程). 同样的方法可以用于多普勒效应公式的推导.

3. 波动是一种动态变化过程,但人们在感受声波时,常常只能感觉到一种平均效果,即有效值,并不能感到真正的振动,因此需要引入声压、声强、声强级等概念. 要注意,声强可以叠加,声强级不能简单相加.

三、学习要点

1. 简谐振动的概念

(1) 物体在运动时,所受合外力的大小与它的位移成正比,而方向恒与位移相反,$F = -kx$.

（2）简谐振动是最基本的振动形式,其他振动可视为多个基本简谐振动的合成.

2. 简谐振动方程

（1）动力学方程或特征方程

$$\frac{\mathrm{d}^2 x}{\mathrm{d}t^2} + \omega^2 x = 0$$

（2）运动学方程

$$x = A\cos(\omega t + \varphi)$$

3. 简谐振动特征量

（1）振幅

振动物体离开平衡位置最大位移的绝对值称为振幅,常用 A 表示. 振幅决定了物体运动的范围.

（2）周期和频率

振动物体完成一次全振动所需的时间称为周期,用 T 表示. 单位时间内物体振动的次数称为频率,用 ν 表示. 把 2π s 内的振动周期数称为角频率或圆频率,用 ω 表示. 角频率 ω、频率 ν 以及周期 T 三者之间的关系为

$$\omega = \frac{2\pi}{T} = 2\pi\nu$$

（3）相位与初相位

相位是描述简谐振动状态的物理量,把 $\omega t + \varphi$ 称为振动的相位,当振幅与频率一定时,位移、速度和加速度都由相位决定. $t = 0$ 时的相位 φ 称为初相位,它是描述振动物体在初始时刻运动状态的物理量.

可以根据振动物体的初始条件（如位移和速度）确定振幅和初相位.

$$A = \sqrt{x_0^2 + \frac{v_0^2}{\omega^2}}, \quad \varphi = \arctan\left(-\frac{v_0}{\omega x_0}\right)$$

学习时应注意:

如果仅计算出 $\sin\varphi$ 或 $\cos\varphi$ 处的值是无法完全确定初相位的,因为有两种可能性,所以需根据位移的大小和速度的方向共同确定初相位.

4. 简谐振动的矢量图表示法（图 3-1）

（1）旋转矢量的大小表示振幅,矢量与参考方向的夹角表示初相位.

（2）简谐振动的位移实际上是旋转矢量在参考方向的投影.

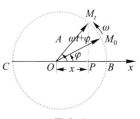

图 3-1

（3）旋转矢量具有直观性,可方便地研究同频率、同方向简谐振动的叠加.

学习时应注意:

旋转矢量除应用于表示简谐振动外,还可应用于表示任何满足正弦、余弦规律的物理量,如正弦交流电等.

5. 简谐振动能量

简谐振动的动能和弹性势能分别为

$$E_k = \frac{1}{2}mv^2 = \frac{1}{2}m\omega^2 A^2 \sin^2(\omega t + \varphi)$$

$$E_p = \frac{1}{2}kx^2 = \frac{1}{2}kA^2 \cos^2(\omega t + \varphi)$$

总能量为

$$E = E_k + E_p = \frac{1}{2}kA^2 = \frac{1}{2}m\omega^2 A^2$$

学习时应注意:

简谐振动系统的动能和势能都是时间的周期性函数,动能和势能不断地相互转化. 位移达到最大时,势能最大,动能为零;物体通过平衡位置时,动能达到最大,势能为零. 但任一时刻总的机械能为常量,即简谐振动系统的机械能守恒.

6. 阻尼振动

（1）客观表现:振幅随时间减小.

（2）原因:受到阻力的作用而损失能量.

（3）特征方程

$$\frac{d^2x}{dt^2} + 2\beta\frac{dx}{dt} + \omega^2 x = 0$$

（4）三种情形的特点如下.

欠阻尼:当阻尼较小时,$\beta < \omega_0$,$x = Ae^{-\beta t}\cos(\omega t + \varphi)$,需经多次振动振幅才变为零. $T = \dfrac{2\pi}{\omega} = \dfrac{2\pi}{\sqrt{\omega_0^2 - \beta^2}}$,大于固有振动的周期.

过阻尼:$\beta > \omega_0$,物体的运动不再具有周期性和重复性,偏离平衡位置的位移随时间按指数衰减,物体随着时间的延长缓慢回到平衡位置.

临界阻尼:$\beta = \omega_0$,物体做非周期运动,由于阻力比过阻尼状态时小,所以系统以最短的时间回到平衡位置.

7. 受迫振动

（1）动力学方程

$$m\frac{d^2x}{dt^2} = -kx - \gamma\frac{dx}{dt} + H\cos\omega_p t$$

其中 ω_p 为驱动力角频率.

（2）运动学方程

$$x = A_0 e^{-\beta t}\cos(\omega_0 t + \varphi_0) + A\cos(\omega_p t + \varphi)$$

其中，$\omega_0^2 = \dfrac{k}{m}$，$2\beta = \dfrac{\gamma}{m}$. 令 $h = \dfrac{H}{m}$，有 $A = \dfrac{h}{\sqrt{(\omega_0^2 - \omega_p^2)^2 + 4\beta^2 \omega_p^2}}$.

（3）共振：当驱动力的频率与阻尼振动的固有频率相近时，振幅达到最大值的现象.

$$A_t = \dfrac{h}{2\beta\sqrt{\omega_0^2 - \beta^2}}$$

学习时应注意：

（a）初期的受迫振动是非常复杂的运动，我们一般讨论达到稳定振动时的情况，共振也是如此. 人们所说的共振时的振幅，也是达到稳定时最大的振幅.

（b）共振时，驱动力的频率和固有频率并不相等，而是相近.

8. 简谐振动的合成与分解

（1）两个同方向、同频率简谐振动的合成

设 　　　$x_1 = A_1\cos(\omega t + \varphi_1)$，　　$x_2 = A_2\cos(\omega t + \varphi_2)$

则 　　　　　　　　$x = x_1 + x_2 = A\cos(\omega t + \varphi)$

$$A = \sqrt{A_1^2 + A_2^2 + 2A_1 A_2\cos(\varphi_2 - \varphi_1)}$$

$$\varphi = \arctan\dfrac{A_1\sin\varphi_1 + A_2\sin\varphi_2}{A_1\cos\varphi_1 + A_2\cos\varphi_2}$$

（2）两个同方向、不同频率简谐振动的合成

设 　　　$x_1 = A\cos(\omega_1 t + \varphi)$，　　$x_2 = A\cos(\omega_2 t + \varphi)$

则 　　　$x = x_1 + x_2 = A\cos(\omega_1 t + \varphi) + A\cos(\omega_2 t + \varphi)$

$$= 2A\cos\left(\dfrac{\omega_2 - \omega_1}{2}t\right)\cos\left(\dfrac{\omega_1 + \omega_2}{2}t + \varphi\right)$$

当两个分振动的频率都较大且差值很小时，就会出现明显的周期性，出现"拍"现象.

（3）振动的分解（频谱分析）

一般的周期性运动可以分解成若干个单频的简谐振动，这种方法即频谱分析，通过频谱分析可对周期性振动的特征进行分析. 数学方法是傅里叶（J. Fourier）级数展开.

$$x(t) = \dfrac{a_0}{2} + \sum_{n=1}^{\infty}(a_n\cos n\omega t + b_n\sin n\omega t)$$

式中 ω 为原周期运动的角频率，n 为自然数（$n = 0, 1, 2, 3, \cdots$）. $a_0, a_1, a_2, \cdots, b_1, b_2, b_3, \cdots$ 是一组常数，每一常数的大小代表着相应简谐振动在合振动中所占的相对振幅大小，常数 $a_0/2$ 表示 $x(t)$ 在一个周期中的平均值或直流成分.

学习时应注意:

（a）本节讨论的是同方向简谐振动的分解与合成,如果两个简谐振动方向垂直,将形成复杂的二维运动.

（b）振动分解,即频谱分析时,分振动的频率不是任意的,而是原周期运动角频率的整数倍.

9. 波的产生与描述

（1）波的产生条件:振源的振动和弹性介质.

（2）波的基本类型:横波和纵波.

（3）波的形象描述方法:波阵面和波线.

学习时应注意:

是否产生横波或纵波并非由波源的振动方向决定,而是由介质决定. 在波源的振动下,气体和液体中只能产生纵波,固体中则既产生横波、又产生纵波. 拉紧的软绳中只产生横波.

10. 波的特征量

（1）波长:在波动中,同一波线上两个相位差为 2π 的点之间的距离,用 λ 表示.

（2）波速:单位时间振动传播的距离,用 u 表示. 在固体中,横波与纵波的波速分别为 $u_{横} = \sqrt{\dfrac{G}{\rho}}$,$u_{纵} = \sqrt{\dfrac{E}{\rho}}$;液体和气体中的纵波波速为 $u = \sqrt{\dfrac{K}{\rho}}$.

学习时应注意:

一般情况下,波的传播速度只与介质的弹性模量有关,与波的频率没有关系,正因为如此,同一声源处(如音响设备)发出的各种频率的声波会同时到达受众耳朵,没有先后之别.

11. 平面简谐波的波动方程

（1）沿 x 轴正方向传播的平面简谐波的表达式,也就是平面简谐波的波动方程或平面简谐波波函数为

$$y = A\cos\left[\omega\left(t - \frac{x}{u}\right) + \varphi\right]$$

$$= A\cos\left[2\pi\left(\frac{t}{T} - \frac{x}{\lambda}\right) + \varphi\right] = A\cos\left[2\pi\left(\nu t - \frac{x}{\lambda}\right) + \varphi\right]$$

（2）如果简谐波沿 x 轴负方向传播,相应的波动方程为

$$y = A\cos\left[\omega\left(t + \frac{x}{u}\right) + \varphi\right]$$

（3）波动方程的物理意义如下.

① 对于给定时刻 t,位移 y 只是 x 的函数,此时波动方程表示给定时刻各质点的位移分布,即该时刻的波形.

② 对于给定位置 x，位移 y 只是 t 的函数，此时波动方程表示距原点为 x 处给定质点的振动情况.

③ 如果 x 和 t 都变化时，波动方程表示沿波线上各个不同质点在不同时刻的位移，反映了波形的传播，又称行波.

学习时应注意：

（a）本节所讲的波动方程是指波的运动学方程，要和动力学方程区分.

（b）平面简谐波的波动方程是关于位置（用 x 表示）和时间 t 的二元余弦函数，反映了简谐波的时空周期性.

12. 波的能量

波的能量分散在波传播的介质中，其中既有质元运动的动能，又有介质形变的弹性势能.

（1）质元动能和势能相等：$E_k = E_p = \dfrac{1}{2}(\rho\,\mathrm{d}V)A^2\omega^2 \cdot \sin^2\left[\omega\left(t-\dfrac{x}{u}\right)+\varphi\right]$.

（2）质元的总能量：$E = E_k + E_p = (\rho\,\mathrm{d}V)A^2\omega^2 \cdot \sin^2\left[\omega\left(t-\dfrac{x}{u}\right)+\varphi\right]$.

（3）能量密度：波在传播时，单位体积中的能量，$w = \dfrac{E}{\mathrm{d}V} = \rho A^2\omega^2\sin^2\left[\omega\left(t-\dfrac{x}{u}\right)+\varphi\right]$.

（4）平均能量密度：能量密度在一个周期内的平均值，$\bar{w} = \dfrac{1}{2}\rho A^2\omega^2 = 2\pi^2\rho A^2\nu^2$.

（5）平均能流密度：通过与波线垂直的单位面积的平均能流，$I = \dfrac{\bar{P}}{\Delta S} = \bar{w}u = \dfrac{1}{2}\rho uA^2\omega^2$.

学习时应注意：

（a）波的能量和振动的能量有显著差别. 振动的能量在封闭系统内转化，总量守恒；而波动的能量是流动性的，质元的动能、势能之和不为常量，而是动能和势能相等. 此结论不经定量推导不易获得，可从中体会物理学中理论思维的重要性.

（b）波动中，能量密度也是周期变化的函数，但其周期为波周期的 2 倍，频率低一半.

（c）一般情况下，仪器只能探测到平均能流密度，即波的强度，光波更是如此，因此在相当长时间内，人们否定光的波动性.

13. 波的衰减

(1) 衰减原因:①弹性介质存在黏性(内摩擦)等性质,波的能量会随着传播距离的增大逐渐转化为其他形式的能量. 这种现象称为介质的吸收;②波的散射、放射、发散等会造成单位截面积通过的波的能量减少.

(2) 衰减的结果:波的强度会随着传播距离的增大而减弱,振幅随之减小.

(3) 平面波的线性衰减:$I = I_0 e^{-\mu x}$,$A = A_0 e^{-\mu x/2}$.

学习时应注意:

波的衰减一般指波的强度的减小,而不是能量的损耗. 即使没有耗散、反射和散射,随着波前面积的扩大(如球面波),波的强度也会减小,这也是衰减.

14. 波的干涉

(1) 惠更斯原理:介质中任一波阵面上的各点,都可以视为发射子波的波源,其后任一时刻,这些子波源发射的子波的包迹就是新的波阵面.

(2) 波的叠加原理:又称波的独立传播原理,当两个或更多的波源产生的波在介质中相遇时,在相遇点处质点的位移是各列波单独在该点所引起的振动位移的矢量和;在离开相遇点后,各个波动仍按照自己原来的方向、频率、振幅和相位继续前进.

(3) 波的干涉:频率相同、振动方向相同、相位相同或相位差恒定的两列波相遇时,会出现在叠加区域的某些地方振动始终加强,而在另一些地方振动始终减弱的现象.

设有两个相干波源 S_1 和 S_2,其振动方程分别为

$$y_1 = A_1 \cos(\omega t + \varphi_1), \quad y_2 = A_2 \cos(\omega t + \varphi_2)$$

若从两波源发出的波在同一介质中传播,分别经过 r_1、r_2 的距离在空间某一点 P 处相遇,则点 P 的合振动为

$$y = y_1 + y_2 = A \cos(\omega t + \varphi)$$

式中 A 是合振动的振幅,有

$$A = \sqrt{A_1^2 + A_2^2 + 2A_1 A_2 \cos\left(\varphi_2 - \varphi_1 - 2\pi \frac{r_2 - r_1}{\lambda}\right)}$$

φ 是合振动的相位,有

$$\varphi = \arctan \frac{A_1 \sin\left(\varphi_1 - \frac{2\pi r_1}{\lambda}\right) + A_2 \sin\left(\varphi_2 - \frac{2\pi r_2}{\lambda}\right)}{A_1 \cos\left(\varphi_1 - \frac{2\pi r_1}{\lambda}\right) + A_2 \cos\left(\varphi_2 - \frac{2\pi r_2}{\lambda}\right)}$$

干涉加强条件:

$$\Delta\varphi = \varphi_2 - \varphi_1 - 2\pi \frac{r_2 - r_1}{\lambda} = 2k\pi \quad (k = 0, \pm 1, \pm 2, \pm 3, \cdots)$$

$$A = A_1 + A_2$$

干涉减弱条件：

$$\Delta\varphi = \varphi_2 - \varphi_1 - 2\pi \frac{r_2 - r_1}{\lambda} = (2k+1)\pi \quad (k = 0, \pm 1, \pm 2, \pm 3, \cdots)$$

$$A = |A_2 - A_1|$$

（4）驻波：是两个同频率、同振幅、彼此相向行进的波互相叠加的结果.

设有两列振幅相同、频率相同的简谐波，分别沿 Ox 轴正方向和负方向传播，在原点处，它们的相位相同，其波动方程分别为

$$y_1 = A\cos 2\pi\left(\frac{t}{T} - \frac{x}{\lambda}\right), \quad y_2 = A\cos 2\pi\left(\frac{t}{T} + \frac{x}{\lambda}\right)$$

式中 A 为振幅，T 为周期，λ 为波长. 在两波相遇点的位移为两波各自位移的叠加，即

$$y = y_1 + y_2 = A\cos 2\pi\left(\frac{t}{T} - \frac{x}{\lambda}\right) + \cos 2\pi\left(\frac{t}{T} + \frac{x}{\lambda}\right)$$

$$= 2A\cos 2\pi \frac{x}{\lambda} \cos 2\pi \frac{t}{T}$$

① 波腹位置满足 $2\pi \dfrac{x}{\lambda} = k\pi$，即

$$x = k\frac{\lambda}{2} \quad (k = 0, \pm 1, \pm 2, \pm 3, \cdots)$$

② 波节位置满足 $2\pi \dfrac{x}{\lambda} = (2k+1)\dfrac{\pi}{2}$，即

$$x = (2k+1)\frac{\lambda}{4} \quad (k = 0, \pm 1, \pm 2, \pm 3, \cdots)$$

③ 相邻两波腹或相邻两波节之间的距离都等于半波长，波节与波腹之间的距离等于四分之一波长. 因此，利用驻波实验的方法，测出波节或波腹之间的距离，就可以测量出两波的波长.

④ 驻波通常是一系列波和它的反射波相互叠加的结果. 如在一根绷紧的弦上传播的波走到端点被反射回来，在弦上就会出现驻波. 如果弦的两端固定，则这两个端点必然是波节. 在这种情况下，波长必须满足下列关系：

$$L = n\frac{\lambda}{2} \quad (n = 1, 2, 3, \cdots)$$

式中 L 是弦两端的距离，$\lambda = \dfrac{2L}{n}$. 频率 $\nu = \dfrac{nu}{2L}$，即只有一系列特定频

率的振动可以在弦上形成驻波,从而达到振幅的最大值. 这些频率包括 $\nu_1 = \dfrac{u}{2L}$,$\nu_2 = 2\nu_1$,$\nu_3 = 3\nu_1$,$\cdots$. 其中,$\nu_1 = \dfrac{u}{2L}$ 称为基频,$\nu_2 = 2\nu_1$,$\nu_3 = 3\nu_1$,$\cdots$ 称为谐频. 这正是乐器的选频原理.

学习时应注意:

(a)驻波是干涉的特例,要求两列波同频率、同振幅、彼此相向行进. 由两个独立波源产生的两列波一般难以满足条件,通常是某列波和其反射波进行叠加形成驻波.

(b)驻波和行波有显著区别. 一是驻波相位的变化不连续,在波节处发生相位突变,波节两边的振动反相;二是驻波能量没有定向传播,仅在波节和波腹之间转移.

(c)只有一系列特定频率的振动可以在弦上形成驻波,从而达到振幅的最大值,波长满足 $\lambda = \dfrac{2L}{n}$.

四、解题要点

1. 在求解简谐振动的问题时,首先要把运动方程转化为标准形式,通过比较可以获得简谐振动的相关参量,应用波动方程也是如此.

2. 在应用振动和波动方程时,除三角函数变换比较常见外,对方程求导、积分也是常见的处理方法,这是中学物理没有涉及的技巧,需要认真体会.

3. 应用比尔-郎伯定律 $I = I_0 e^{-\mu x}$ 时,要注意题目中求的是强度还是振幅. 如果是振幅,需进行换算,强度正比于振幅的平方.

五、典型例题指导

1. 选择题

(1)有两个振动 $x_1 = A_1 \cos \omega t$,$x_2 = A_2 \sin \omega t$,且 $A_2 < A_1$,则合振动的振幅为(　　).

　　A. $A_1 + A_2$　　　　B. $A_1 - A_2$

　　C. $(A_1^2 + A_2^2)^{1/2}$　　D. $(A_1^2 - A_2^2)^{1/2}$

分析与解答:注意,两个振动的函数形式不一样,两个振动的相位差为 $\pi/2$,由公式可知 $A = (A_1^2 + A_2^2)^{1/2}$. 答案为 C.

(2)一平面简谐波表达式为 $y = -0.05 \sin \pi(t - 2x)$(SI 单位),则该波的频率 ν(Hz)、波速 u(m·s^{-1})及波线上各点振动的振幅 A(m)依次为(　　).

　　A. 1/2,　1/2,　-0.05

　　B. 1/2,　1,　-0.05

　　C. 2,　2,　0.05

　　D. 1/2,　1/2,　0.05

分析与解答:方程不是标准形式,先化为标准形式,$y = 0.05\cos\left[2\pi\left(\dfrac{t}{2}-x\right)+\dfrac{\pi}{2}\right]$,可知频率为(1/2) Hz,波长为 1 m,振幅为 0.05 m. 由波长乘频率即得波速. 答案为 D.

（3）一简谐波沿 Ox 轴正方向传播,$t=0$ 时刻波形曲线如图 3-2 上图所示,其周期为 2 s. 则点 P 处质点的振动速度 v 与时间 t 的关系曲线为（　）.

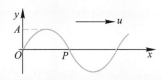

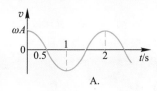
A.

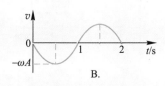
B.

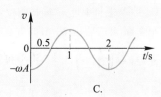
C.

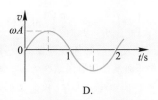
D.

图 3-2

分析与解答:此题主要考查速度和位移的相位关系. 速度方程的相位超前位移 π/2,相当于位移曲线右移 1/4 波长. 答案为 C.

（4）一平面简谐波在弹性介质中传播,在某一瞬时,介质中某质元正处于平衡位置,此时它的能量是（　）.

A. 动能为零,势能最大

B. 动能为零,势能为零

C. 动能最大,势能最大

D. 动能最大,势能为零

分析与解答:此题主要考查振动和波在能量上的区别. 在波动中,单个质元的能量不守恒. 动能和势能相等. 由于质元处于平衡位置,速度最大,故动能和势能均最大. 答案为 C.

（5）一弹簧振子做简谐振动,当其偏离平衡位置的位移的大小为振幅的 1/4 时,其动能为振动总能量的（　）.

A. 7/16　　　　B. 9/16　　　　C. 11/16

D. 13/16　　　　E. 15/16

分析与解答:此题主要考查振动的能量特点. 简谐振动的能量守恒,总能量为 $E=\dfrac{1}{2}kA^2$. 当振子偏离平衡位置为振幅的 1/4 时,其势能为总能量的1/16,则动能为总能量的 15/16. 答案为 E.

（6）图 3-3 中所画的是两个简谐振动的振动曲线,若这两个简谐振动可叠加,则合成的余弦振动的初相位为（　）.

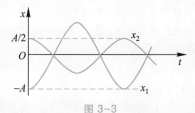

图 3-3

A. $\dfrac{1}{2}\pi$　　　B. π　　　C. $\dfrac{3}{2}\pi$　　　D. 0

分析与解答:此题主要考查反相振动叠加的特点. 其相位与较大振幅的振动相位相同. 答案为 B.

（7）图 3-4 为一个沿 x 轴正方向传播的平面简谐波在 $t=0$ 时刻的波形. 若振动以余弦函数表示,且此题各点振动初相位取-π 到 π 之间的值,则（　）.

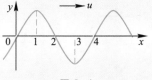

图 3-4

A. 点 1 的初相位为 $\varphi_1=0$

B. 点 0 的初相位为 $\varphi_0=-\dfrac{1}{2}\pi$

C. 点 2 的初相位为 $\varphi_2 = 0$

D. 点 3 的初相位为 $\varphi_3 = 0$

分析与解答：振动相位最容易确定的是正最大位移点，即点 1，相位为零. 沿波的传播方向，各点相位在此基础上滞后，点 0 的相位为 $\frac{1}{2}\pi$，点 2 的相位为 $-\frac{1}{2}\pi$，点 3 的相位为 $-\pi$. 答案为 A.

（8）把一根很长的绳子拉成水平，用手握其一端，维持拉力恒定，使绳端在垂直于绳子的方向上做简谐振动，则（ ）.

A. 振动频率越高，波长越长

B. 振动频率越低，波长越长

C. 振动频率越高，波速越大

D. 振动频率越低，波速越大

分析与解答：维持拉力恒定，绳上波的传播速度不变. 振动频率越高，波长越短. 答案为 B.

（9）在下面几种说法中，正确的说法是（ ）.

A. 波源不动时，波源的振动周期与波动的周期在数值上是不同的

B. 波源振动的速度与波速相同

C. 在波传播方向上的任一质点的振动相位总是比波源的相位滞后

D. 在波传播方向上的任一质点的振动相位总是比波源的相位超前

分析与解答：此题考查波动的特点. 比较有迷惑性的答案是 B，振动是介质在平衡位置附近的运动，没有定向运动. 波速则是振动状态、能量的定向传播速度，由介质性质决定. 答案为 C.

（10）如图 3-5 所示，S_1 和 S_2 为两相干波源，它们的振动方向均垂直于图面，发出波长为 λ 的简谐波. P 点是两列波相遇区域中的一点，已知 $S_1P = 2\lambda$，$S_2P = 2.2\lambda$，两列波在 P 点发生相消干涉. 若 S_1 的振动方程为 $y_1 = A\cos\left(2\pi t + \frac{1}{2}\pi\right)$（SI 单位），则 S_2 的振动方程为（ ）.

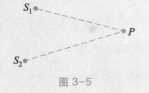

图 3-5

A. $y_2 = A\cos\left(2\pi t - \frac{1}{2}\pi\right)$（SI 单位）

B. $y_2 = A\cos\left(2\pi t - \pi\right)$（SI 单位）

C. $y_2 = A\cos\left(2\pi t + \frac{1}{2}\pi\right)$（SI 单位）

D. $y_2 = A\cos\left(2\pi t - 0.1\pi\right)$（SI 单位）

分析与解答：此题考查波的干涉的知识，主要是相位关系. $y_{P1} = A\cos\left(2\pi t + \frac{\pi}{2} - 4\pi\right)$，$y_{P2} = A\cos\left(2\pi t + \frac{\pi}{2} - 4\pi + \pi\right)$，$y_2 = A\cos\left(2\pi t + \frac{\pi}{2} - 4\pi + \pi + 2.2 \times 2\pi\right) = A\cos(2\pi t - 0.1\pi)$（SI 单位）. 答案为 D.

2. 填空题

（1）图 3-6 所示为一平面简谐波在 $t = 2$ s 时刻的波形图，波的振幅为 0.2 m，波长为 1 m，周期为 4 s. 则图中点 P 处质点的振动方程为_____.

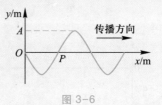

图 3-6

分析与解答：从题目中可知，除初相位未确定外，波方程的其他参量均已确定，写出波方程的标准形式，为 $y = 0.2\cos\left[2\pi\left(\frac{t}{4} - x\right) + \varphi\right]$（SI 单位），由图可知，$x = 0$ m、$t = 2$ s 时相位为 $\frac{\pi}{2}$，容易求得 $\varphi = -\frac{\pi}{2}$. 答案为 $y = 0.2\cos\left[2\pi\left(\frac{t}{4} - x\right) - \frac{\pi}{2}\right]$（SI 单位）.

（2）设质量为 m 的物体和弹性系数为 k 的弹簧构成的弹簧振子系统的固有角频率为 ω_0. 如果将弹簧去掉一半后重新构成弹簧振子，其他条件不变，则新振子的角频率为_____.

分析与解答：弹簧振子的角频率公式为 $\omega = \sqrt{\dfrac{k}{m}}$，弹簧去掉一半后，其弹性系数增加 1 倍，代入公式易得新振子的角频率为 $\sqrt{2}\,\omega_0$.

（3）如图 3-7 所示，一平面简谐波沿 Ox 轴正方向传播，波长为 λ，若点 P_1 处质点的振动方程为 $y_1 = A\cos(2\pi\nu t + \varphi)$，则点 P_2 处质点的振动方程为

_____，与点 P_1 处质点振动状态相同的那些点的位置坐标是_____，其中_____.

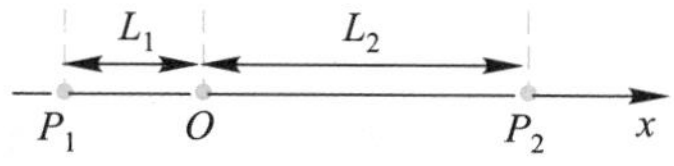

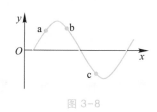

图 3-7

分析与解答：平面简谐波沿 Ox 轴正方向传播，可视点 P_1 为原点，点 P_2 的坐标为 L_1+L_2，由平面简谐波的标准形式可知，$y_2 = A\cos\left[2\pi\nu t - \dfrac{2\pi(L_1+L_2)}{\lambda} + \varphi\right]$. 根据波的空间周期性，间隔为波长整数倍的两点振动状态相同，所以，与点 P_1 处质点振动状态相同的那些点的位置坐标为 $-L_1+k\lambda$，其中 k 为整数.

（4）一个余弦横波以速度 u 沿 x 轴正方向传播，t 时刻波形曲线如 3-8 图所示. 试分别指出图中 a、b、c 质点在该时刻的运动方向. a _____；b _____；c _____.

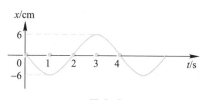

图 3-8

分析与解答：简谐波的特点是沿波的传播方向，后方质点的相位落后. 或者说，后方质点将在下一刻重复前方质点的状态. 如对点 a，前方质点在下方，故 a 处质点应向下运动；同理，b 处质点应向上运动，c 处质点应向上运动.

（5）一质点做简谐振动，在一个周期的时间内，速度的平均值为_____，加速度的平均值为_____.

分析与解答：简谐振动的位移、速度、加速度方程均为余弦函数，而余弦函数在一个周期的平均值为零. 故两空均应填零.

（6）两个弹簧振子的周期都是 0.4 s，设开始时第一个振子从平衡位置向负方向运动，经过 0.5 s 后，第二个振子才从正方向的端点开始运动，则这两振动的相位差为_____.

分析与解答：开始时，第一个振子的相位为 $\pi/2$，0.5 s 后其相位为 $\dfrac{\pi}{2} + 2\pi \times \dfrac{0.5}{0.4} = 3\pi$，此时，第二个振子的相位为零. 两振子的相位差为 π.

（7）一简谐振动曲线如图 3-9 所示，试由图确定在 $t = 2$ s 时刻质点的位移为_____，速度为_____.

x/cm

图 3-9

分析与解答：在 $t = 2$ s 时，振子处于平衡位置，位移为 0 cm，速度应为最大值，$v_m = \omega A = \dfrac{2\pi}{T} A = \dfrac{2 \times 3.14}{4} \times 6$ cm·s^{-1} = 9.42 cm·s^{-1}.

（8）一平面简谐波的波速为 6.0 m·s^{-1}，振动周期为 0.1 s，则波长为_____. 在波的传播方向上，有两质点的振动相位差为 $5\pi/6$，此两质点相距_____.

分析与解答：由波的定义式知，波长 $\lambda = uT = 6.0 \times 0.1$ m = 0.6 m，由波动方程 $y = A\cos\left(2\pi\nu t - \dfrac{2\pi x}{\lambda} + \varphi\right)$ 可知，两点的相位差 $\Delta\varphi = \dfrac{2\pi}{\lambda}\Delta x$，代入数据易得 $\Delta x = 0.25$ m.

（9）设入射波的表达式为 $y_1 = A\cos 2\pi\left(\nu t + \dfrac{x}{\lambda}\right)$. 波在 $x = 0$ 处发生反射，反射点为固定端，则形成的驻波表达式为_____.

分析与解答：由于反射点为固定端，说明在 $x = 0$ 处，反射波和入射波在此点反相，叠加为零. 所以，反射波的方程为 $y_2 = A\cos\left[2\pi\left(\nu t - \dfrac{x}{\lambda}\right) + \pi\right]$，在两波相遇点的位移为两波各自位移的叠加，形成驻波，即 $y = y_1 + y_2 = A\cos\left[2\pi\left(\dfrac{t}{T} - \dfrac{x}{\lambda}\right) + \pi\right] + A\cos 2\pi\left(\dfrac{t}{T} + \dfrac{x}{\lambda}\right) = \left[2A\cos\left(2\pi\dfrac{x}{\lambda} - \dfrac{\pi}{2}\right)\right]\cos\left(2\pi\dfrac{t}{T} + \dfrac{\pi}{2}\right)$.

（10）有一个水平弹簧振子，其弹簧在 1.5 N 的力的作用下可以伸长 0.25 m. 振动物体的质量为 1.5 kg. 现将物体拉离平衡位置 $\dfrac{1}{3}$ m 并由静止释放，使其做简谐振动，则此振动的周期为_____，机械能为_____.

分析与解答：弹簧振子的周期 $T = 2\pi\sqrt{\dfrac{m}{k}}$，显然，

需要求出弹性系数 $k = \dfrac{F}{\Delta x} = \dfrac{1.5}{0.25}$ N·m^{-1} = 6.0 N·m^{-1},

所以,$T = 2\pi\sqrt{\dfrac{m}{k}} = 2\times 3.14\times\sqrt{\dfrac{1.5}{6.0}}$ s = 3.14 s. 振子的

机械能等于其最大势能,$E = E_{pmax} = \dfrac{1}{2}kA^2 = \dfrac{1}{2}\times 6.0\times$

$\left(\dfrac{1}{3}\right)^2$ J $\approx$ 0.33 J.

3. 计算问答题

（1）有一列平面简谐波沿 x 轴正方向传播,坐标原点按 $s = A\cos(\omega t + \varphi)$ 的规律振动,已知 $A = 0.10$ m,$T = 0.50$ s,$\lambda = 10$ m. 试求:①波动方程;②波线上相距 2.5 m 的两点的相位差;③假如 $t = 0$ 时处于坐标原点的质点的振动位移为 $s = +0.050$ m,且向平衡位置运动,求初相位并写出波动方程.

分析:本题容易忽略的条件是第③问中"向平衡位置运动",其意义是速度为负值. 速度可通过位移方程求导获得.

解:① 假设平面简谐的振幅不衰减,则波动方程为

$$s = A\cos\left[2\pi\left(\dfrac{t}{T} - \dfrac{x}{\lambda}\right) + \varphi\right]$$
$$= 0.10\cos\left[2\pi\left(\dfrac{t}{0.50} - \dfrac{x}{10}\right) + \varphi\right]\quad\text{(SI 单位)}$$

② 波线上相距 2.5 m 的两点的相位差为

$$\Delta\varphi = \varphi(x, t) - \varphi(x + 2.5\ \text{m}, t) = 2\pi\dfrac{2.5\ \text{m}}{\lambda}$$
$$= 2\pi\dfrac{2.5}{10} = \pi/2$$

③ 由 $t = 0$,$x = 0$ 时,$s = 0.050$ m,可知 $0.050 = 0.10\cos\varphi$,即 $\cos\varphi = 0.5$,故 $\varphi = \pm\arccos 0.5$,即 $\varphi = \pm\pi/3$.

又由于此时质点向平衡位置运动,速度为负值,即 $v(t = 0, x = 0) = \dfrac{ds}{dt} = -A\dfrac{2\pi}{T}\sin\varphi < 0$,故 $\varphi = \pi/3$,故波动方程为

$$s = A\cos\left[2\pi\left(\dfrac{t}{T} - \dfrac{x}{\lambda}\right) + \varphi\right]$$
$$= 0.10\cos\left[2\pi\left(\dfrac{t}{0.50} - \dfrac{x}{10}\right) + \pi/3\right]\quad\text{(SI 单位)}$$

（2）图 3-10 中 P 和 Q 是两个同方向、同频率、同相位、同振幅的波源所在处,设它们在介质中产生的波列波长为 λ,P、Q 之间的距离为 1.5λ. R 是 P、Q 连线上点 Q 外侧的任意一点. 试求:①P、Q 两点发出的波到达 R 时的相位差;②点 R 的振幅.

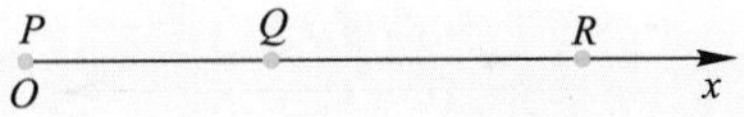

$$\underset{O}{\overset{P}{\bullet}}\qquad\overset{Q}{\bullet}\qquad\overset{R}{\bullet}\qquad\longrightarrow x$$

图 3-10

分析:本题考查机械波的干涉特征,其关键是求两列波到达点 R 的相位差,利用波动方程求解即可.

解:如图 3-10 所示,由题意,设波源 P 和 Q 处的振动方程为 $s = A\cos\left(2\pi\dfrac{t}{T} + \varphi\right)$,则由波源 P 和 Q 产生的沿 x 轴方向传播的波的波动方程分别为

$$s_1 = A\cos\left[2\pi\left(\dfrac{t}{T} - \dfrac{x}{\lambda}\right) + \varphi\right]$$
$$s_2 = A\cos\left[2\pi\left(\dfrac{t}{T} - \dfrac{x - |PQ|}{\lambda}\right) + \varphi\right]$$

故 P、Q 两波源发出的波到达点 R 的相位差为

$$\Delta\varphi = \varphi_1 - \varphi_2 = -2\pi\dfrac{|PQ|}{\lambda} = -2\pi\dfrac{1.5\lambda}{\lambda} = -3\pi$$

因振幅相等且相位差为 π 的奇数倍,故点 R 的振幅为零.

（3）如图 3-11 所示,设 s 为球面波各质点振动的位移,r 为离开波源的距离,A_0 为距波源单位距离 r_0 处波的振幅. 试利用波的强度的概念求出球面波的波动方程.

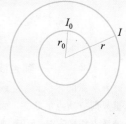

图 3-11

分析:球面波的强度显然与距波源的距离有关,越远强度越低,振幅越小. 若要定量求解,需要建立等式,从能量守恒入手,利用单位时间内通过不同距离处球面的能量相等,可建立等式.

解:如图 3-11 所示,不计波在传播过程中的能量损失,则

$$I_0 S_0 = 4\pi r_0^2 I_0 = IS = 4\pi r^2 I$$

故 $I = \dfrac{I_0 r_0^2}{r^2}$,又因 $I = \dfrac{1}{2}\rho c\omega^2 A^2$,故 $A = \dfrac{A_0 r_0}{r}$.

故球面波的方程为

$$s = \dfrac{A_0 r_0}{r}\cos\left[\omega\left(t - \dfrac{r}{c}\right) + \varphi\right]$$

（4）两个同方向的简谐振动的振动方程分别为

$$x_1 = 4\times 10^{-2}\cos\left[2\pi(t + 1/8)\right]\quad\text{(SI 单位)}$$

$$x_2 = 3 \times 10^{-2} \cos\left[2\pi(t+1/4)\right] \quad \text{（SI 单位）}$$

求合振动方程.

分析: 此题考查同方向、同频率,不同振幅和相位的振动的叠加,可用旋转矢量法或解析法获得叠加后的振幅和相位公式,代入数值求解即可.

解: 已知两个同方向的简谐振动的振动方程分别为

$$x_1 = 4 \times 10^{-2} \cos\left[2\pi(t+1/8)\right] \quad \text{（SI 单位）}$$

$$x_2 = 3 \times 10^{-2} \cos\left[2\pi(t+1/4)\right] \quad \text{（SI 单位）}$$

由此可知 $A_1 = 4 \times 10^{-2}$ m, $\varphi_1 = \dfrac{\pi}{4}$; $A_2 = 3 \times 10^{-2}$ m, $\varphi_2 = \dfrac{\pi}{2}$.

合振动的振动方程可写成下面的形式:

$$x = A\cos(2\pi t + \varphi) \quad \text{（SI 单位）}$$

其中 $A = \sqrt{A_1^2 + A_2^2 + 2A_1 A_2 \cos(\varphi_2 - \varphi_1)}$, 代入数据得 $A \approx 6.5 \times 10^{-2}$ m; $\varphi = \arctan\dfrac{A_1 \sin \varphi_1 + A_2 \sin \varphi_2}{A_1 \cos \varphi_1 + A_2 \cos \varphi_2}$, 代入数据得 $\varphi \approx \arctan 2.06$.

所以合振动的振动方程为

$$x = 6.5 \times 10^{-2} \cos(2\pi t + \arctan 2.06) \quad \text{（SI 单位）}$$

（5）一弹簧沿 x 轴做简谐振动,振子的质量 $m = 2.5$ kg,弹簧的弹性系数 $k = 250$ N·m^{-1},当振子处于平衡位置右方且向 x 轴的负方向运动时开始计时（$t = 0$）,此时的动能 $E_k = 0.2$ J,势能 $E_p = 0.6$ J,试计算:①$t = 0$ 时,振子的位移和速度;②系统的振动方程.

分析: 此题考查弹簧振子能量的变化规律,先结合题目条件,计算振子的初始状态,即初始位移和速度,可分别由动能和势能求得,再求振子的振幅和相位.

解: ① 当 $t = 0$ 时, $E_p = 0.6$ J, 由 $E_p = \dfrac{1}{2}kx_0^2$ 得

$$x_0 = \pm\sqrt{\frac{2E_p}{k}} = \pm\sqrt{\frac{2 \times 0.6}{250}} \text{ m} \approx \pm 0.069 \text{ m}$$

根据题意可知,在 $t = 0$ 时,振子在平衡位置的右方,且向 x 轴的负方向运动,因此,$x_0 > 0$, $v_0 < 0$,应有 $x_0 \approx 0.069$ m.

根据题意,当 $t = 0$ 时, $E_k = 0.2$ J, 由 $E_k = \dfrac{1}{2}mv_0^2$ 得

$$v_0 = -\sqrt{\frac{2E_k}{m}} = -\sqrt{\frac{2 \times 0.2}{2.5}} \text{ m·s}^{-1} = -0.4 \text{ m·s}^{-1}$$

② 当 $t = 0$ 时,系统的总机械能为

$$E = E_k + E_p = (0.2 + 0.6) \text{ J} = 0.8 \text{ J}$$

总的机械能又可以写为 $E = \dfrac{1}{2}kA^2$, 由此可得

$$A = \sqrt{\frac{2E}{k}} = \sqrt{\frac{2 \times 0.8}{250}} \text{ m} = 0.08 \text{ m}$$

振动的角频率

$$\omega = \sqrt{\frac{k}{m}} = \sqrt{\frac{250}{2.5}} \text{ rad·s}^{-1} = 10 \text{ rad·s}^{-1}$$

设其振动方程为 $x = A\cos(\omega t + \varphi_0)$, 当 $t = 0$ 时, $x_0 \approx 0.069$ m, $\cos \varphi_0 = \dfrac{0.069}{0.08} \approx 0.863$, $\varphi_0 \approx \pm 0.53$ rad.

又因为当 $t = 0$ 时, $v_0 < 0$, $\sin \varphi_0 > 0$, 所以 $\varphi_0 \approx 0.53$ rad.

其振动方程为

$$x = 0.08\cos(10t + 0.53) \quad \text{（SI 单位）}$$

（6）一质点在 x 轴上做简谐振动,选取该质点向右运动通过点 A 时作为计时起点（$t = 0$）,经过 2 s 后质点第一次经过点 B,再经 2 s 后,质点第二次经过点 B,若已知该质点在 A、B 两点具有相同的速率,且 $|AB| = 10$ cm,求:①质点的振动方程;②质点在点 A 处的速率.

分析: 此题首先要求出振动的周期,从解析式出发不够直观,利用旋转矢量法更容易看出质点在 A、B 两点的相位关系.

解: 由旋转矢量图 3-12 和 $|v_A| = |v_B|$, 可知 $\dfrac{T}{2} = 4$ s, $T = 8$ s, $\omega = \dfrac{2\pi}{T} = \dfrac{\pi}{4}$ rad·s^{-1}.

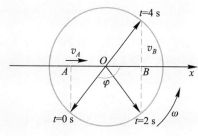

图 3-12

① 以 AB 的中点 O 为坐标原点,x 轴指向右方.

$t = 0$ 时　　$x_A = -5$ cm $= A\cos\varphi$

$t = 2$ s 时　　$x_B = 5$ cm $= A\cos(2\omega + \varphi) = -A\sin\varphi$ （SI 单位）

由以上二式得 $\tan \varphi = 1$. 因为在点 A 质点的速度大于零,所以 $\varphi = -\dfrac{3\pi}{4}$.

$$A = x_A / \cos\varphi = 5\sqrt{2} \text{ cm}$$

所以,运动方程为

$$x = 5\sqrt{2} \times 10^{-2} \cos(\pi t/4 - 3\pi/4) \quad (\text{SI 单位})$$

② 速率为

$$v = \frac{dx}{dt} = \frac{-5\sqrt{2}\pi \times 10^{-2}}{4}\sin\left(\frac{\pi t}{4} - \frac{3\pi}{4}\right) \quad (\text{SI 单位})$$

当 $t = 0$ s 时,代入得

$$v_A \approx 3.93 \times 10^{-2} \text{ m} \cdot \text{s}^{-1}$$

(7) 如图 3-13 所示,两根弹性系数分别为 k_1 和 k_2 的轻弹簧串联后,上端固定,下端与质量为 m 的物体相连接,组成振动系统.①当物体被拉离平衡位置而释放时,物体是否做简谐振动? 若做简谐振动,其周期是多少?②若将两弹簧并联,其周期是多少?

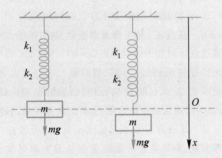

图 3-13

分析:当两根弹簧串联或并联时,已成为一根"新"的弹簧,只要求出"新弹簧"的弹性系数即可.

解:①当两弹簧串联、物体处于平衡位置时,两弹簧分别伸长 x_{10}、x_{20},

$$mg = k_2 x_{20}, \quad k_1 x_{10} = k_2 x_{20}$$

取平衡位置为坐标原点,坐标向下为正,令物体位移为 x,两弹簧再次伸长 Δx_1、Δx_2,则

$$F = mg - k_{20}(x_{20} + \Delta x_2) = -k_2 \Delta x_2$$

同理

$$F = -k_1 \Delta x_1$$

又

$$k_1 \Delta x_1 = k_2 \Delta x_2, \quad \Delta x_1 + \Delta x_2 = x$$

所以

$$\Delta x_2 = \frac{k_1}{k_1 + k_2}x, \quad F = -\frac{k_1 k_2}{k_1 + k_2}x$$

可视为一个弹簧.

$$F = -kx, \quad k = \frac{k_1 k_2}{k_1 + k_2}$$

因此物体做简谐振动,角频率

$$\omega = \sqrt{\frac{k}{m}} = \sqrt{\frac{k_1 k_2}{m(k_1 + k_2)}}$$

周期

$$T = \frac{2\pi}{\omega} = 2\pi\sqrt{\frac{m(k_1 + k_2)}{k_1 k_2}}$$

② 当两弹簧并联,如图 3-14 所示,物体处于平衡位置时,$mg = k_1 x_0 + k_2 x_0$.取平衡位置为坐标原点,向下为正,令物体有位移 x,则

$$F = mg - k_1 x_1 - k_2 x_2$$

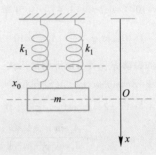

图 3-14

式中 x_1、x_2 分别为两弹簧伸长量,

$$x_1 = x_0 + x, \quad x_2 = x_0 + x$$

所以

$$F = mg - k_1(x_0 + x) - k_2(x_0 + x) = -(k_1 + k_2)x$$

因此该系统的运动是简谐振动.

角频率

$$\omega = \sqrt{\frac{k}{m}} = \sqrt{\frac{k_1 + k_2}{m}}$$

周期

$$T = \frac{2\pi}{\omega} = 2\pi\sqrt{\frac{m}{k_1 + k_2}}$$

(8) 如图 3-15 所示为一平面简谐波在 $t = 0$ 时刻的波形图,求:①该波的波动方程;②P 点处质点的振动方程.

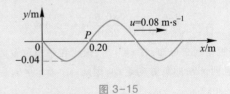

图 3-15

分析:此题考查波动方程与波形曲线、振动方程的关系. 时间固定时,波动方程为波形曲线方程;位置固定时,波动方程为振动方程.

解:① 已知平面简谐波的 $\lambda = 0.4$ m,$A = 0.04$ m,传播速度 $u = 0.08$ m $\cdot$ s^{-1},并且沿 x 轴正方向传播.

因此

$$T = \frac{\lambda}{u} = \frac{0.4}{0.08} \text{ s} = 5 \text{ s}, \qquad \omega = \frac{2\pi}{T} = \frac{2}{5}\pi \text{ rad} \cdot \text{s}^{-1}$$

令初相位为 φ，则波的波动方程可写为

$$y = 0.04\cos\left[\frac{2\pi}{5}\left(t - \frac{x}{0.08}\right) + \varphi\right] \quad \text{（SI 单位）}$$

根据波形可知，φ 可取 $\pm\frac{\pi}{2}$，由于点 O 的速度为正，即

$\frac{\mathrm{d}y}{\mathrm{d}t} = -0.04 \cdot \frac{2\pi}{5}\sin\varphi > 0$，也就是要求 $\sin\varphi < 0$，所以 φ

取 $-\frac{\pi}{2}$.

这一平面简谐波的波动方程可写为

$$y = 0.04\cos\left[\frac{2\pi}{5}\left(t - \frac{x}{0.08}\right) - \frac{\pi}{2}\right] \quad \text{（SI 单位）}$$

② P 点处 $x = 0.20$ m，则 P 点的振动方程为

$$y = 0.04\cos\left(\frac{2\pi}{5}t - \frac{3}{2}\pi\right) \quad \text{（SI 单位）}$$

（9）一平面简谐波沿 Ox 轴正方向传播，其振幅和角频率分别为 A 和 ω，波速为 u，设 $t = 0$ 时的波形曲线如图 3-16 所示. ①写出该波的波函数；②求距点 O 分别为 $\lambda/8$ 和 $3\lambda/8$ 的两处质点的振动方程；③求距点 O 分别为 $\lambda/8$ 和 $3\lambda/8$ 的两处质点在 $t = 0$ 时的振动速度.

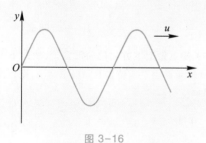

图 3-16

分析：此题考查波动方程的建立和指定点振动速度的计算，波动方程是二元函数，振动速度可由波动方程对时间求偏导获得.

解：①由图知 $\varphi = \frac{\pi}{2}$，故波函数

$$y = A\cos\left[\omega\left(t - \frac{x}{u}\right) + \frac{\pi}{2}\right]$$

② $x = \lambda/8$ 时，$y = A\cos\left(\omega t + \frac{\pi}{4}\right)$

$x = 3\lambda/8$ 时，$y = A\cos\left(\omega t - \frac{\pi}{4}\right)$

③ $v = \frac{\partial y}{\partial t} = -A\omega\sin\left[\omega\left(t - \frac{x}{u}\right) + \frac{\pi}{2}\right]$

$$v_1 \bigg|_{t=0, x=\frac{\lambda}{8}} = -A\omega\sin\left(-2\pi\frac{\lambda/8}{\lambda} + \frac{\pi}{2}\right)$$

$$= -A\omega\sin\frac{\pi}{4} = -\frac{\sqrt{2}}{2}A\omega$$

$$v_1 \bigg|_{t=0, x=\frac{3\lambda}{8}} = -A\omega\sin\left(-2\pi\frac{3\lambda/8}{\lambda} + \frac{\pi}{2}\right)$$

$$= -A\omega\sin\left(-\frac{\pi}{4}\right) = \frac{\sqrt{2}}{2}A\omega$$

（10）如图 3-17 所示，半径为 R 的圆环静止于刀口点 O 上，令其在自身平面内做微小的摆动. 求：①其振动的周期；②与其振动周期相等的单摆的长度.

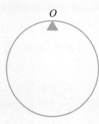

图 3-17

分析：从题面上看，此题中没有弹簧，与弹簧振子的方程不同，不能简单照搬，其本质是圆环绕定点往复转动，转动加速度由转动定律获得.

解：① 设圆环偏离角度为 θ，

$$M = -Rmg\sin\theta$$

$$M = J\alpha = J\frac{\mathrm{d}^2\theta}{\mathrm{d}t^2}$$

$$J = mR^2 + mR^2 = 2mR^2$$

$$2mR^2\frac{\mathrm{d}^2\theta}{\mathrm{d}t^2} = -Rmg\sin\theta \approx -Rmg\theta$$

$$\frac{\mathrm{d}^2\theta}{\mathrm{d}t^2} + \frac{g}{2R}\theta = 0$$

所做振动为简谐振动，

$$\omega = \sqrt{\frac{g}{2R}}$$

$$T = 2\pi\sqrt{\frac{2R}{g}}$$

② 等效周期 $T = 2\pi\sqrt{\frac{2R}{g}}$ 的单摆摆长为 $2R$.

六、习题

1. 选择题

(1) 两个质点各自做简谐振动,它们的振幅相同、周期相同,第一个质点的振动方程为 $x_1 = A\cos(\omega t + \alpha)$. 当第一个质点从相对平衡位置的正位移处回到平衡位置时,第二个质点正在最大位移处,则第二个质点的振动方程为(　　).

A. $x_2 = A\cos(\omega t + \alpha + \pi/2)$

B. $x_2 = A\cos(\omega t + \alpha - \pi/2)$

C. $x_2 = A\cos(\omega t + \alpha - 3\pi/2)$

D. $x_2 = A\cos(\omega t + \alpha + \pi)$

(2) 一简谐横波沿 Ox 轴传播. 若 Ox 轴上 P_1 和 P_2 两点相距 $\lambda/8$(其中 λ 为该波的波长),则在波的传播过程中,这两点振动速度的(　　).

A. 方向总是相同

B. 方向总是相反

C. 方向有时相同,有时相反

D. 大小总是不相等

(3) 有两列沿相反方向传播的相干波,其波动方程分别为 $y_1 = A\cos[2\pi(\nu t - x/\lambda)]$ 和 $y_2 = A\cos[2\pi(\nu t + x/\lambda)]$,叠加后形成驻波,其波腹位置的坐标为(　　),其中 $k = 0,1,2,3,\cdots$.

A. $x = \pm k\lambda$　　B. $x = \pm\frac{1}{2}(2k+1)\lambda$

C. $x = \pm\frac{1}{2}k\lambda$　　D. $x = \pm\frac{1}{4}(2k+1)\lambda$

(4) 在一根很长的弦线上形成的驻波是(　　).

A. 由两列振幅相等的相干波,沿着相同方向传播叠加而形成的

B. 由两列振幅不相等的相干波,沿着相同方向传播叠加而形成的

C. 由两列振幅相等的相干波,沿着相反方向传播叠加而形成的

D. 由两列波,沿着相反方向传播叠加而形成的

(5) 如图 3-18 所示,一质量为 m 的滑块,两边分别与弹性系数为 k_1 和 k_2 的轻弹簧连接,两弹簧的另外两端分别固定在墙上. 滑块 m 可在光滑的水平面上滑动,点 O 为系统平衡位置. 现将滑块 m 向左移动 x_0,自静止释放,并从释放时开始计时. 取坐标如图 3-18

所示,则其振动方程为(　　).

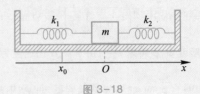

图 3-18

A. $x = x_0\cos\left(\sqrt{\frac{k_1+k_2}{m}}t\right)$

B. $x = x_0\cos\left(\sqrt{\frac{k_1 k_2}{m(k_1+k_2)}}t + \pi\right)$

C. $x = x_0\cos\left(\sqrt{\frac{k_1+k_2}{m}}t + \pi\right)$

D. $x = x_0\cos\left(\frac{k_1+k_2}{m}t + \pi\right)$

(6) 某质点同时参与 $x_1 = 10\cos\left(\pi t - \frac{\pi}{2}\right)$ (cm) 和 $x_2 = 20\cos\left(\pi t - \frac{\pi}{3}\right)$ (cm) 两个方向的简谐振动,则合振动的初相位为(　　).

A. 0.5π　　　　B. 0.05π

C. $\frac{\pi}{4}$　　　　D. -0.388π

(7) 质点做上下方向的简谐振动,设向下为正方向. $t=0$ 时质点由平衡位置开始向上运动,则该简谐振动的初相位为(　　).

A. 0　B. $\frac{\pi}{2}$　C. $-\frac{\pi}{2}$　D. $\frac{\pi}{3}$

(8) 振动系统的总能量(　　).

A. 与速度的平方成正比

B. 与加速度的平方成正比

C. 与速率成正比

D. 与振幅的平方成正比

(9) 质量为 4 kg 的物体连在弹簧上,在竖直方向做简谐振动,振幅为 1 m. 当物体上升到最高点时弹簧为自然长度. 设弹簧伸到最长时重力势能为零,则物体在最高点的弹性势能、动能、重力势能之和为(取 $g=10\ \mathrm{m\cdot s^{-2}}$)(　　).

A. 60 J　B. 40 J　C. 20 J　D. 80 J

（10）一列机械横波在时刻 t 的波形曲线如图 3-19 所示,则该时刻能量为最大值的介质质元的位置是（　　）.

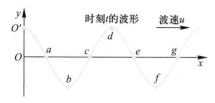

图 3-19

A. O',b,d,f　　　　B. a,c,e,g

C. O',d　　　　　　D. b,f

（11）一简谐波沿 x 轴正方向传播,角频率为 ω,波速为 u,设 $t=T/2$ 时刻的波形如图 3-20 所示,则该波的波函数方程为（　　）.

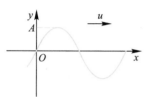

图 3-20

A. $y=A\cos\left[\omega\left(t-\dfrac{x}{u}\right)-\dfrac{3}{2}\pi\right]$

B. $y=A\cos\left[\omega\left(t-\dfrac{x}{u}\right)-\dfrac{1}{2}\pi\right]$

C. $y=A\cos\left[\omega\left(t+\dfrac{x}{u}\right)+\dfrac{1}{2}\pi\right]$

D. $y=A\cos\left[\omega\left(t+\dfrac{x}{u}\right)+\pi\right]$

（12）一简谐振动 x-t 曲线如图 3-21 所示,则方程的初相位为（　　）.

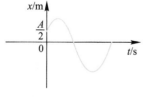

图 3-21

A. $\varphi_0=0$　　　　B. $\varphi_0=\dfrac{\pi}{3}$

C. $\varphi_0=-\dfrac{\pi}{3}$　　　D. $\varphi_0=\pi$

（13）一平面简谐波的波动方程为 $y=A\sin(ax-bt)$（SI 单位;a、b 为正值）,则（　　）.

A. 波的初相位为 0

B. 波的传播速度为 $\dfrac{b}{a}$

C. 波的周期为 $\dfrac{2\pi}{a}$

D. 波长为 $\dfrac{\pi}{a}$

（14）在下面几种说法中,正确的说法是（　　）.

A. 当波源不动时,波源的振动周期和波的振动周期在数值上是不同的

B. 波源振动的速度与波速相同

C. 在波传播方向上的任一质点的振动相位总是比波源的相位滞后（按差值不大于 π 计）

D. 在波的传播方向上,任一质点的振动相位总是比波源的相位超前（按差值不大于 π 计）

2. 填空题

（1）如图 3-22 所示,点 P 与波源 S_1 和 S_2 的距离分别为 3λ 和 $10\lambda/3$,λ 为两列波在介质中的波长,若点 P 的合振幅总是极大值,则两波源应满足的条件是_____.

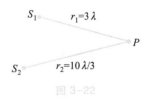

图 3-22

（2）用 40 N 的力拉一轻弹簧,可使其伸长 20 cm.此弹簧下应挂_____kg 的物体,才能使弹簧振子做简谐振动的周期 $T=0.2\pi$ s.

（3）如果简谐振动的角频率 ω 增大一倍,则频率_____,周期_____.

（4）两个同方向同频率的简谐振动,其振动表达式分别为

$$x_1=6\times10^{-2}\cos\left(5t+\dfrac{1}{2}\pi\right)\text{（SI 单位）},$$

$$x_2=2\times10^{-2}\sin(\pi-5t)\text{（SI 单位）}$$

它们的合振动的振幅为_____,初相位为_____.

（5）如图 3-23 所示,S_1 和 S_2 为同相位的两相干波源,相距为 L,点 P 与 S_1 的距离为 r,波源 S_1 在点 P

引起的振动振幅为 A_1,波源 S_2 在点 P 引起的振动振幅为 A_2,两波波长都是 λ,则点 P 的振幅 $A =$ _____.

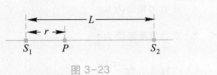

图 3-23

(6) 已知一驻波在时刻 t 各点振动到最大位移处,其波形如图 3-24 所示,则点 a、b、c、d 的速度方向分别为 _____、_____、_____、_____.

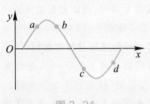

图 3-24

(7) 一质点以 O 为平衡位置做简谐振动.振幅为 A,$t = 0.1$ s 时,$x = A$;$t = 0.6$ s 时,$x = -A$.则振动周期 $T =$ _____.

(8) 一个点波源位于点 O,以 O 为圆心作两个同心球面,它们的半径分别为 R_1 和 R_2.在两个球面上分别取相等的面积 ΔS_1 和 ΔS_2,则通过它们的平均能流之比 $\overline{P_1}/\overline{P_2} =$ _____.

(9) 上面放有物体的平台,以 5 Hz 的频率沿竖直方向做简谐振动,若平台振幅超过 _____,物体将会脱离平台(设 $g = 9.8$ m·s^{-2}).

(10) S_1、S_2 为振动频率、振动方向均相同的两个点波源,振动方向垂直纸面,两者相距 $\frac{3}{2}\lambda$(λ 为波长),如图 3-25 所示.已知 S_1 的初相位为 $\frac{1}{2}\pi$.①若使射线 S_2C 上各点由两列波引起的振动均干涉相消,则 S_2 的初相位应为 _____.②若使 S_1S_2 连线的中垂线 MN 上各点由两列波引起的振动均干涉相消,则 S_2 的初相位应为 _____.

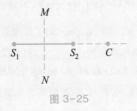

图 3-25

(11) 在同一介质中,两列相干的平面简谐波的强度之比为 $I_1/I_2 = 1 : 4$,则两列波的振幅之比 A_1/A_2 为 _____.

(12) 一质点沿 x 轴做简谐振动,振动范围的中心点为 x 轴的原点,已知周期为 T,振幅为 A,若 $t = 0$ 时,质点过 $x = 0$ 处且向 x 轴负方向运动,则该质点的振动方程为 _____.

(13) 已知一平面简谐波的波长为 $\lambda = 1$ m,周期 $T = 0.5$ s,振幅 $A = 1$ m,且沿 x 轴的正方向传播.当 $t = 0$ 时,位于原点处的质点恰好在 $A/2$ 处且向正方向运动,则波动方程为 _____.

3. 计算题

(1) 一木板在水平面上做简谐振动,振幅是 12 cm,在距平衡位置 6 cm 处,速度是 24 cm·s^{-1}.如果一小物块置于振动木板上,由于静摩擦力的作用,小物块和木板一起运动(振动频率不变),当木板运动到最大位移处时,物块正好开始在木板上滑动,问物块与木板之间的静摩擦因数 μ 是多大?

(2) 如图 3-26 所示,质量为 m、半径为 R 的半圆柱,可绕圆柱的轴线 O 在重力作用下做微振动,已知半圆柱的质心 C 在距轴 $r_c = \dfrac{4R}{3\pi}$ 处,求其振动周期.

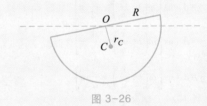

图 3-26

(3) 质量为 1.0×10^{-3} kg 的小球与轻弹簧组成的系统,按 $x = 5 \times 10^{-3} \cdot \cos\left(8\pi t + \dfrac{\pi}{3}\right)$ (m) 的规律振动,式中 t 以 s 为单位.试求:①振动的角频率、频率、周期、振幅、初相位、速度及加速度的最大值、振动能量;②$t = 1$ s、2 s、10 s 时刻的相位.

(4) 有两个完全相同的弹簧振子 a 和 b,并排放在光滑的水平桌面上,测得它们的周期都是 2 s.现将两个振子都从平衡位置向右拉开 5 cm,然后先释放 a 振子,经过 0.5 s 后,再释放 b 振子.如果从 b 振子释放时开始计时,求两振子的振动方程.

(5) 在简谐振动中,设总能量为 E,振幅为 A,当位移为振幅的一半时,动能和势能各为多大?要使动能和势能各占一半,位移为多大?

（6）某质点做简谐振动,周期为 2 s,振幅为 0.06 m,开始计时时（$t=0$）时,质点恰好处在负向最大位移处,求：①该质点的振动方程；②此振动以速度 $u=2$ m·s^{-1} 沿 x 轴正方向传播时,形成的一维简谐波的波动方程；③该波的波长.

（7）如图 3-27 所示为一平面简谐波在 $t=0$ 时刻的波形图.设简谐波的频率为 250 Hz,且此时质点 P 的运动方向向下,求：①该波的波函数；②在距点 O 100 m 处质点的振动方程与振动速度表达式.

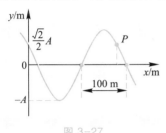

图 3-27

（8）如图 3-28 所示,S_1 和 S_2 为两相干波源,相距 $\lambda/4$,S_1 的相位比 S_2 的相位超前 $\pi/2$,若两波在 S_1S_2 连线方向上的强度均为 I_0 且无吸收.问 S_1S_2 连

$S_1 \qquad S_2$

$\longleftarrow \lambda/4 \longrightarrow$

图 3-28

线上在 S_1 外侧各点的合成波的强度如何？在 S_2 外侧各点的合成波的强度如何？

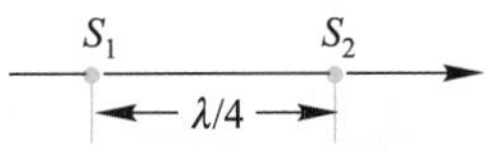

（9）做简谐振动的小球,速度的最大值 $v_m=0.03$ m·s^{-1},$A=0.02$ m,若令速度具有正向最大值的某时刻为 $t=0$,试求：①振动周期；②加速度的最大值；③振动方程.

（10）一质点做简谐振动,其振动方程为
$$x=3\times10^{-2}\cos(5\pi t+0.25\pi) \quad (\text{SI 单位})$$
求振动的振幅、频率和初相位,并求 $t=1$ s 时的位移和速度.

（11）一简谐波的波速为 1 m·s^{-1},且沿 x 轴正方向传播,质点的振动频率为 1 Hz,振幅 $A=0.01$ m.当 $t=0$ 时,该质点恰好在正向最大位移处.若以该质点的平衡位置为 x 轴的原点.求此一维简谐波的波动方程.

（12）一平面简谐波波速 $u=3$ m·s^{-1},频率为 5 Hz,波源位于坐标原点 O,以波源处的质点经平衡位置向正方向运动的时刻作为计时起点.①写出沿 x 轴正方向传播的波动方程及距波源 20 cm 处点 A 的振动方程；②写出沿 x 轴负方向传播的波动方程及距波源 20 cm 处点 B 的振动方程；③求 A、B 两点的相位差.

七、习题答案

1. 选择题

（1）B. （2）C. （3）C. （4）C. （5）C.
（6）D. （7）B. （8）D. （9）D. （10）B.
（11）B. （12）C. （13）B. （14）C.

2. 填空题

（1）$\Delta\varphi=\pm2k\pi-\dfrac{2}{3}\pi$. （2）2.

（3）增大一倍,减小一半.

（4）4×10^{-2} m,$\dfrac{\pi}{2}$.

（5）$\sqrt{A_1^2+A_2^2+2A_1A_2\cos2\pi\dfrac{L-2r}{\lambda}}$.

（6）向下,向下,向上,向上.

（7）$\dfrac{1}{2n+1}$ s （$n=0,1,2,\cdots$）.

（8）$\dfrac{R_2^2}{R_1^2}$. （9）0.01 m.

（10）①$-\dfrac{\pi}{2}$；②$-\dfrac{\pi}{2}$. （11）1：2.

（12）$A\cos\left(\dfrac{2\pi}{T}t+\dfrac{\pi}{2}\right)$ （SI 单位）.

（13）$y=\cos\left[2\pi(2t-x)-\dfrac{\pi}{3}\right]$ （SI 单位）.

3. 计算题

（1）$\mu=0.0653$. （2）$T=2\pi\sqrt{\dfrac{3\pi R}{8g}}$.

(3) ① $\omega = 8\pi\,\mathrm{s}^{-1}$，$\nu = 4$ Hz，$T = 0.25$ s，$A = 5 \times 10^{-3}$ m，$\varphi = \pi/3$，$v_\mathrm{m} = 0.13$ m·s^{-1}，$a_\mathrm{m} = 3.2$ m·s^{-2}，$E = 7.9 \times 10^{-6}$ J；②$25\pi/3$，$49\pi/3$，$241\pi/3$.

(4) $x_\mathrm{a} = 5 \times 10^{-2} \cos\left(\pi t + \dfrac{\pi}{2}\right)$（SI 单位），$x_\mathrm{b} = 5 \times 10^{-2} \cos(\pi t)$（SI 单位）.

(5) $E_\mathrm{k} = E/4$，$E_\mathrm{p} = 3E/4$，$x = \pm\sqrt{2}A/2$.

(6) ① $x = 0.06\cos(\pi t + \pi)$（SI 单位）；② $y = 0.06\cos\left[\pi\left(t - \dfrac{x}{2}\right) + \pi\right]$（SI 单位）；③$\lambda = 4$ m.

(7) ①$y = A\cos\left[2\pi\left(250t + \dfrac{x}{200}\right) + \dfrac{\pi}{4}\right]$（SI 单位）；

②$y = A\cos\left(500\pi t + \dfrac{5\pi}{4}\right)$（SI 单位），$v = -500\pi A\sin\left(500\pi t + \dfrac{5\pi}{4}\right)$（SI 单位）.

(8) $0,4I_0$.

(9) ①4.2 s；②$4.5 \times 10^{-2}$ m·s^{-2}；③$y = 0.02\cos\left(1.5t + \dfrac{3\pi}{2}\right)$（SI 单位）.

(10) 3×10^{-2} m，2.5 Hz，0.25π，-2.12×10^{-2} m，0.333 m·s^{-1}.

(11) $y = 0.01\cos 2\pi(t - x)$（SI 单位）

(12) ① $y(t) = 5\cos\left[10\pi\left(t - \dfrac{x}{300}\right) - \dfrac{\pi}{2}\right]$（cm），$y_A(t) = 5\cos\left(10\pi t - \dfrac{7}{6}\pi\right)$（cm）；

② $y(t) = 5\cos\left[10\pi\left(t + \dfrac{x}{300}\right) - \dfrac{\pi}{2}\right]$（cm），$y_B(t) = 5\cos\left(10\pi t - \dfrac{7}{6}\pi\right)$（cm）；

③ $\dfrac{2}{3}\pi$.

第四章　声　　波

一、基本要求

1. 掌握多普勒效应的原理、物理意义和计算方法.

2. 理解声压、声强级、响度级等基本概念,理解声阻抗的特性和等响曲线的意义.

3. 了解超声波的生物效应及医学应用,了解次声波的基本特性及军事应用.

二、学习提示

1. 抓住声波的物质性这一主线学习. 能量是物质性的重要特征,声压、声强和声强级是声波能量的具体体现,相应的计算是学习的一个重点.

2. 多普勒效应是本章学习的重点和难点,它是指波源与接收者之间有相对运动时,其接收频率与发射频率有差异. 它是一种客观存在的自然现象,其差异程度既与相对运动速度有关,也与相对运动的方向有关. 多普勒效应的重要性体现在无损检测的广泛应用中.

3. 超声波的性质及医学应用值得我们重点关注. 超声波的特性及安全性决定了它在医学诊断及治疗中的广泛应用.

三、学习要点

1. 声波

声波是指频率在 20 Hz~20 kHz 的机械波.

（1）声压

介质中某处有声波传播与无声波传播时的压强差值称为该处的声压. 对于平面简谐波而言

$$p = -\rho u \omega A \sin\left[\omega\left(t - \frac{x}{u}\right) + \varphi\right]$$

学习时应注意:

(a) 声压是周期性变化的,其幅值为 $p_m = \rho u \omega A$.

(b) 波动是一种动态变化过程,但人们在感受声波时,常常只能感觉到一种平均效果,即有效值,声压有效值为 $p = \dfrac{p_m}{\sqrt{2}}$.

(2) 声阻抗

声阻抗是用来表征介质传播声波能力特性的一个物理量,其大小取决于介质密度与声速之积,即 $Z = \rho u$.

学习时应注意:

声阻抗由介质声学性质决定,与声波的强弱无关.

(3) 声强

声波单位时间内通过垂直于波的传播方向单位面积的平均能量称为声强.

$$I = \frac{1}{2}\rho u A^2 \omega^2 = \frac{1}{2}\frac{p_m^2}{\rho u} = \frac{p^2}{Z}$$

学习时应注意:

声强反映的是声波的能量,其值不仅取决于波源振动状态(振幅与频率),也与介质对声波的传播特性(介质密度和吸收系数、声波传播速度及传播距离)有关,对于仅考虑介质吸收的平面波,其衰减规律为 $I = I_0 e^{-\mu x}$;对于仅考虑发散衰减的球面波,其衰减规律为 $I = \left(\dfrac{r}{r_0}\right)^2 I_0$.

(4) 声强级

用声强 I 与基准声强 I_0 之比的常用对数来度量声强的等级,称为 I 的声强级 L,即

$$L = \lg \frac{I}{I_0}\ \text{B} = 10\lg\frac{I}{I_0}\ \text{dB}$$

式中,$I_0 = 10^{-12}\ \text{W} \cdot \text{m}^{-2}$,为规定的参考声强.

学习时应注意:

声强反映的是声波的能量,可以线性叠加,而声强级不能简单相加.

(5) 响度与响度级

人耳对声音强弱的主观感觉称为响度. 响度级的单位为方,定义 1 000 Hz 频率的纯音的响度级与它的声强级具有相同的量值. 同一等响曲线上的各种声音其响度级相同. 痛阈的响度级为

120 方,听阈的响度级为 0 方.

学习时应注意:

声强和声强级都是客观物理量,有准确定义,可以计算和检测,而响度和响度级则是人耳对声音强弱的主观感觉,不能计算也不能检测.

2. 多普勒效应

由于波源与观察者之间的相对运动,使观察者收到的频率发生变化的现象为多普勒效应.多普勒效应的基本表达式为

$$\nu' = \frac{u \pm v_o}{u \mp v_s}\nu$$

式中,u 为波的传播速度,v_o、v_s 分别表示观察者和波源相对介质的运动速度,ν、ν' 分别表示波源的发射频率和观察者的接收频率.

学习时应注意:

(a)正负号的选取.若观察者向着波源运动,v_o 取正号,离开时取负号;若波源向着观察者运动,v_s 取负号,离开时取正号.

(b)多普勒效应是一客观规律,当波源与观察者之间存在相对运动时,接收频率与发射频率之间有差异,差异大小与二者相对运动速度和方向均有关系.若波源与观察者的运动速度不共线,则应将 v_o 和 v_s 分解到声源与观察者的连线方向上,并将其连线方向上的分量代入多普勒效应表达式求解.假设波源的运动方向与二者连线的夹角为 α,观察者的运动方向与二者连线的夹角为 β,则观察者接收到的频率为

$$\nu' = \frac{u \pm v_o \cos\beta}{u \mp v_s \cos\alpha}\nu$$

3. 超声波

(1)超声波的特性:方向性好,强度高,对固体和液体的穿透能力强,遇到介质分界面时产生反射和折射.

(2)超声波对物质的作用:机械作用、热作用和空化作用.

(3)超声波的产生与接收.

压电效应:当晶片受到交替变化的压力和拉力作用时,就会在晶片两表面上产生以同样规律变化的电压变化.反之,当在压电晶体两表面施加电压时,晶体的厚度就会随电场方向改变而增加或减少,这种现象称为逆压电效应.利用晶体的压电效应可以产生超声波.利用晶体的逆压电效应可以接收超声波.

(4)超声波在医学中的应用包括:超声诊断、超声治疗、生物组织超声特性研究等.

四、解题要点

1. 声波的能量. 声波的声压、声强都与声波能量有关,而声波能量由波源振动状态(振幅与频率)及介质对声波的传播特性(介质密度和吸收系数、声波传播速度及传播距离)共同决定,解题时一定要注意这两大特征,并注意相关表达式的灵活应用.

2. 声强级与响度级. 声强级是反映声波能量的实用物理量,它是客观物理量,可以准确测量,亦可精确计算,但由于某声音的声强级定义为与基准声强比值的对数,所以对于多声源同时发声的情况,其总声强级不能如声强一样线性相加. 响度反映的是人耳对声波的主观感觉,声音的响度与声强和频率有关.

3. 求解多普勒效应问题时,一要分清波源和观察者,二者有可能是同一个运动体,但在不同的过程中角色就不一样;二要正确判断波源和观察者的运动状态,是运动还是静止,两者是相向运动还是反向运动,才能正确选取波源运动速度 v_s 和观察者运动速度 v_o 的符号.

五、典型例题指导

1. 选择题

(1) 两个音叉在空气中产生同振幅的声波,测得两声波的声强比为 1:4,且其中一个音叉的频率为 256 Hz,则另一个音叉的频率是( ).

A. 16 Hz   B. 1 024 Hz
C. 512 Hz   D. 64 Hz

分析与解答:因为 $I=\frac{1}{2}\rho u\omega^2 A^2$,即声强与频率的平方成正比. 故答案选 C.

(2) 小提琴与钢琴音色不同,决定音色的物理量是( ).

A. 频谱   B. 基频   C. 强度   D. 波长

分析与解答:音色由声音的频谱决定,基频决定音调,强度和基频决定响度. 不同的乐器演奏同一调子,听起来音色不同,是因为各种乐器所发出的声波虽然基频一样,但谐频成分不同. 故答案选 A.

(3) 采用声呐技术可以测量目标物的( ).

A. 距离   B. 位置   C. 形状   D. 颜色

分析与解答:声呐技术是利用不同物质声阻抗 $Z=\rho c$ 不同的特性,检测入射声波与反射声波的时间,以检测目标物的距离;依据距离和方位确定位置;将声波发射探头在一定范围进行扫描,便可测其形状. 但不可测知物体的颜色. 故答案选 ABC.

(4) 一台机器工作时产生的噪声声强级是50 dB,则 10 台同样机器的声强级是( ).

A. 500 dB   B. 60 dB
C. 65 dB   D. 40 dB

分析与解答:$L=10\lg\frac{10I_1}{I_0}$ dB $=\left(10+10\lg\frac{I_1}{I_0}\right)$ dB $=(10+50)$ dB $=60$ dB. 故答案选 B.

(5) 关于声强、声强级和响度级,正确的说法是( ).

A. 频率相同时,声音的响度随着声强的增大而增强

B. 强度相同时,声音的响度随着频率的增加而增强

C. 声音的响度在数值上就等于它的声强级（0 单位分贝）

D. 声强级和响度级都是描述声能的客观物理量

分析与解答：响度取决于声音的强度与频率，频率相同时，声音的响度随着声强的增大而增强；声强相同时，响度又随着频率而变化，人耳最敏感的频率在 1 000～5 000 Hz 之间。频率高于 5 000 Hz 后，在声强相同的情况下，频率增加，响度反而下降。响度是人耳对声音强弱的主观感觉。故答案选 A.

2. 填空题

（1）频率为 10 MHz、振幅为 10^{-9} m 的强超声波用于治疗密度为 1 000 kg·m^{-3} 软组织中的肿瘤，软组织中的声速为 1 500 m·s^{-1}. 此超声波的强度为_____.

分析与解答：

$$I = \frac{1}{2}\rho u A^2 \omega^2 = \frac{1}{2} \times 10^3 \times 1\,500 \times (10^{-9})^2 \times$$
$$(2 \times 3.14 \times 10^7)^2 \text{ W·m}^{-2}$$
$$= 2.96 \times 10^3 \text{ W·m}^{-2}$$

（2）如果波由波阻（介质质量密度与波速的乘积）较大的介质反射回来，则反射波的相位与入射波的相位_____.

分析与解答：波由波密（介质质量密度与波速的乘积较大）介质反射回来，其反射波会产生半波损失，所以反射波的相位与入射波的相位相反.

（3）某声源的声强级增加了 30 dB，则其声压幅值是原来声压幅值的_____倍.

分析与解答：依据 $\Delta L = 10\lg\frac{I_2}{I_0} - 10\lg\frac{I_1}{I_0} = 10\lg\frac{I_2}{I_1} =$ 30 dB，得 $\frac{I_2}{I_1} = 10^3$，则 $\frac{p_{m2}}{p_{m1}} = \sqrt{\frac{I_2}{I_1}} = 32$.

（4）声压是 80 N·m^{-2}、声阻抗为 443.76 kg·m^{-2}·s^{-1} 的声强为_____.

分析与解答：代入 $I = \frac{p_m^2}{2Z}$ 计算，可得 $I = 7.2$ J·m^{-2}·s^{-1}.

（5）已知空气、软组织、颅骨的密度分别为 1.21 kg·m^{-3}、1 016 kg·m^{-3}、1 658 kg·m^{-3}，声波在上述组织中的传播速度分别为 344 m·s^{-1}、1 500 m·s^{-1}、3 360 m·s^{-1}. 当超声波垂直入射时，空气与软组织、软组织与颅骨交界面上声强反射系数是_____和_____.

分析与解答：代入 $\alpha = \frac{(Z_1-Z_2)^2}{(Z_1+Z_2)^2}$ 计算，可得 $\alpha_1 = 99.9\%$，$\alpha_1 = 32.5\%$.

3. 计算题

（1）声音在长度为 100 m 的管内传播，其平均吸收系数 μ 为 10^{-2} m^{-1}. 如果管子的始端声强级是 60 dB，求在管子的终端声强级是多少.

分析与解答：设始端的声强为 I，因为始端的声强级

$$L = 10\lg\frac{I}{I_0}\text{dB} = 60 \text{ dB}$$

所以 $I = 10^6 I_0 = 10^6 \times 10^{-12}$ W·$m^{-2} = 10^{-6}$ W·m^{-2}

设终端的声强为 I'，则有

$$I' = Ie^{-\mu x} = 10^{-6}e^{-10^{-2} \times 100} \text{ W·m}^{-2} = 3.68 \times 10^{-7} \text{ W·m}^{-2}$$

则终端的声强级

$$L' = 10\lg\frac{I'}{I_0}\text{dB} = 10\lg\frac{3.68 \times 10^{-7}}{10^{-12}}\text{dB} = 55.7 \text{ dB}$$

（2）一声源辐射各向同性球面波，若不考虑介质的吸收，距离波源为 r_1 和 r_2 的两点的声强级相差多少？如果 r_2 为 r_1 的 10 倍，声强级相差多少？

分析与解答：按声强级公式有

$$\Delta L = L_2 - L_1 = \left(10\lg\frac{I_2}{I_0} - 10\lg\frac{I_1}{I_0}\right)\text{dB} = 10\lg\frac{I_2}{I_1}\text{dB}$$

以波源为中心作一个半径为 r 的球面，通过球面的能流为

$$P = IS = I \cdot 4\pi r^2$$

由于不考虑介质的吸收，所以 P 为常量，得声强级与波传播距离的关系为

$$\Delta L = 10\lg\frac{I_2}{I_1}\text{dB} = 10\lg\frac{r_1^2}{r_2^2}\text{dB}$$

如果 $r_2 = 10r_1$，声强级相差

$$\Delta L = 10\lg\frac{1}{10^2}\text{dB} = -20 \text{ dB}$$

（3）如图 4-1 所示，一辆汽车离开 B 点驶向 A 点，车速是 33.0 m·s^{-1}，设声音在空气中的传播速率是 343 m·s^{-1}，问站在 A、B 处的人所听到的汽车鸣笛声的频率之比是多少？

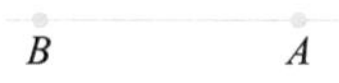

B A

图 4-1

分析与解答：根据多普勒效应公式

$$\nu' = \frac{u \pm v_0}{u \mp v_s}\nu$$

得

$$\nu'_A = \frac{u}{u-v_s}\nu$$

$$\nu'_B = \frac{u}{u+v_s}\nu$$

故站在 A、B 处的人所听到的汽车鸣笛声的频率之比是

$$\frac{\nu'_A}{\nu'_B} = \frac{u+v_s}{u-v_s} = \frac{343+33}{343-33} = 1.21$$

（4）甲车以 35 m·s⁻¹ 的速度向前行驶,前方另有乙车正以 65 m·s⁻¹ 的速度迎面驶来,甲车发射频率为 1 080 Hz 的笛声,若空气中声波传播速度为 340 m·s⁻¹,求:①乙车接收到的频率;②甲车接收到的反射波的频率.

分析与解答: 根据多普勒效应公式

$$\nu' = \frac{u \pm v_0}{u \mp v_s}\nu$$

① 乙车接收到的频率

$$\nu'_乙 = \frac{u+v_乙}{u-v_甲}\nu = \frac{340+65}{340-35} \times 1\ 080\ \text{Hz} = 1\ 434\ \text{Hz}$$

② 甲车接收到乙车反射波的频率时,将乙车视为波源,发射频率为 $\nu'_乙$,所以甲车接收到的反射波频率为

$$\nu'_甲 = \frac{u+v_甲}{u-v_乙}\nu'_乙 = \frac{340+35}{340-65} \times 1\ 434\ \text{Hz} = 1\ 955\ \text{Hz}$$

（5）在太平洋的一次军事演习中,一艘中国潜艇和一艘美国潜艇在静水中相向而行. 美国潜艇的速率是 50.0 km·h⁻¹,中国潜艇的速率是 70.0 km·h⁻¹. 美国潜艇发出一频率为 1 000 Hz 的声呐信号(水中的声波). 声呐波以 5 470 km·h⁻¹ 的速率传播. 问:①中国潜艇测出的信号频率是多少? ②美国潜艇测到的从中国潜艇反射的信号频率是多少?

分析与解答: 根据多普勒效应公式

$$\nu' = \frac{u \pm v_0}{u \mp v_s}\nu$$

① 美国潜艇为波源,中国潜艇为观测者,二者相向而行,由题意知

$v_s = 50.0\ \text{km·h}^{-1}$,$v_0 = 70.0\ \text{km·h}^{-1}$,$\nu = 1\ 000\ \text{Hz}$

故中国潜艇测出的信号频率为

$$\nu' = \frac{u+v_0}{u-v_s}\nu = \frac{5\ 470+70}{5\ 470-50} \times 1\ 000\ \text{Hz} = 1\ 022.14\ \text{Hz}$$

② 对美国潜艇所测的回波信号来说,观测者是美国潜艇,波源为中国潜艇. 由题意,有

$v_0 = 50.0\ \text{km·h}^{-1}$,$v_s = 70.0\ \text{km·h}^{-1}$,$\nu' = 1\ 022.14\ \text{Hz}$

故美国潜艇测到的从中国潜艇反射的信号频率为

$$\nu'' = \frac{u+v_0}{u-v_s}\nu' = \frac{5\ 470+50}{5\ 470-70} \times 1\ 022.14\ \text{Hz} = 1\ 044.85\ \text{Hz}$$

六、习题

1. 选择题

（1）决定一实际声波在空中某一点的响度的因素有（　　）.

A. 振源振幅　　　　B. 声波频率

C. 介质吸收系数　　D. 该点到波源的距离

（2）超声波诊断仪可以检查的器官是（　　）.

A. 肠部　　　　　　B. 胃部

C. 肝部　　　　　　D. 肺部

（3）低语时声强为 10^{-9} W·m⁻²,飞机发动机的噪声声强为 10^{-2} W·m⁻²,当其频率为 1 000 Hz 时,它们的声强级之差为（　　）.

A. 60 dB　　　　　　B. 90 dB

C. 80 dB　　　　　　D. 70 dB

（4）关于声强、声强级和响度级,正确的说法是（　　）.

A. 声强级大的声音响度级一定大

B. 0 方等响曲线所对应的声强级均为 0 dB

C. 声强与声强级成正比

D. 频率为 1 000 Hz 的声音,其声强级与响度级的数值相等

（5）火车以速度 v 向前行驶,其汽笛的频率为 ν_0,设空气中声速为 u,火车司机的位置分别在汽笛的前

面和后面,司机听到的汽笛声的频率分别为(　　).

　　A. 大于 ν_0,小于 ν_0　　B. 都等于 ν_0

　　C. 小于 ν_0,大于 ν_0　　D. $\dfrac{u+v}{u}\nu_0$,$\dfrac{u}{u-v}\nu_0$

　　(6) 声强相同的两声波在空气和水中传播,若空气及水的密度分别为 ρ_A 和 ρ_B,声波在空气及水中的传播速度分别为 u_A 和 u_B,则空气与水中声压幅值之比为(　　).

　　A. $\dfrac{\rho_A u_A}{\rho_B u_B}$　　　　　B. $\sqrt{\dfrac{\rho_A u_A}{\rho_B u_B}}$

　　C. $\dfrac{\rho_A^2 u_A^2}{\rho_B^2 u_B^2}$　　　　　D. $\dfrac{\rho_B u_B}{\rho_A u_A}$

　　(7) 当一列火车以某一速度向观测者开来,用 2 kHz 的频率鸣笛时,观测者听到的频率(　　).

　　A. 大于 2 kHz　　　　B. 等于 2 kHz

　　C. 小于 2 kHz　　　　D. 不能确定

　　(8) A 型超声提供的信息有(　　).

　　A. 深度与厚度　　　　B. 时间与振幅

　　C. 振幅与运动　　　　D. 振幅与频率

　　(9) 决定 B 型超声图像亮度的因素有(　　).

　　A. 回波的相位　　　　B. 回波的频率

　　C. 回波的振幅　　　　D. 回波的波长

　　(10) 超声检查时,在探头和体表之间涂石蜡油的主要目的是(　　).

　　A. 减少声波反射　　　B. 减小声阻抗

　　C. 增加润滑度　　　　D. 提高影像清晰度

2. 填空题

　　(1) 声波在水中的传播速度为 1 500 m·s^{-1},则频率为 600 Hz 和 5×10^5 Hz 的声波在水中传播的波长分别为_____m 和_____m.

　　(2) 比较可闻声波、次声波和超声波,在空气中衰减最小的是_____.

　　(3) 若在同一介质中传播的频率为 100 kHz 的超声波与 1 kHz 的声波有相同的振幅,这两声波的声强之比为_____.

　　(4) 频率为 1 000 Hz 时,正常人耳听阈所对应的响度级为_____,痛阈所对应的响度级为_____.

　　(5) 两列声波在同一介质中传播,设两列的频率分别为 ν_A 和 ν_B,且 $\nu_A=2\nu_B$,若两波振幅相同,则两波声强级相差_____dB.

　　(6) 实验表明,声强级达 160 dB 可致人耳鼓膜破裂,则人耳鼓膜能承受的最大声强是_____.

　　(7) 人们能够区分的声强级为 1.0 dB. 对应的两声强之比是_____.

　　(8) 蝙蝠利用超声脉冲导航可以在洞穴中飞来飞去. 超声脉冲持续时间约 1 ms,每秒重复发射数次. 若蝙蝠发射的超声频率为 39 kHz,在朝着表面平坦的墙壁飞扑的期间,蝙蝠的运动速率为空气中声速的 1/40,则蝙蝠听到的从墙壁反射回来的脉冲波的频率是_____.

　　(9) 世界卫生组织把听力损失达 30 dB 的患者定义为听力轻度损失患者,对频率为 1 000 Hz 来讲,该患者的听阈声强为_____.

　　(10) 设声波在介质中的传播速度为 u,声源频率为 ν_s,若声源 s 不动,而接收器 R 相对于介质以速度 v_R 沿着 s、R 的连线向着声源 s 运动,则接收器 R 的接收频率为_____.

3. 计算题

　　(1) 声增益是助听器的重要指标,它指助听器输出信号与输入信号声强级之差. 若一患者所佩戴的助听器增益达 50 dB 时,刚能听到 1 000 Hz 的纯音,求该患者的听阈声强和相应的声压幅值.(设在 20 ℃ 的空气中,声波以 340 m·s^{-1} 的速度传播,空气密度为 1.3 kg·m^{-3}.)

　　(2) 人们谈话的声强级,在安静的房间可低至 40 dB,在嘈杂环境可高达 90 dB. 求在不同环境中谈话的声强比和声振动的振幅比(设振动频率相同).

　　(3) 某武器装备发射时的声强级为 140 dB,频率为 400 HZ,标准状态下,声波在空气中传播速度为 340 m·s^{-1},空气密度为 129 kg·m^{-3},试计算:①该武器发射时的声压幅值和带动空气质元的振幅是多少?②如果一名士兵的唱歌声声强级为 90 dB,该武器发射时相当于多少个士兵同时大唱一声?③为了保护发射阵地上的士兵,作为军医,你能想到的防护措施有哪些?

　　(4) 求在频率为 1 000 Hz 时,正常人耳痛阈和听阈所对应的声强和振幅,若人耳鼓膜面积为 0.55×10^{-4} m^2,求 5 min 内鼓膜吸收的能量(设在 20 ℃ 的空气中,声波以 340 m·s^{-1} 的速度传播,空气密度为 1.3 kg·m^{-3}).

(5) 为了保持声源的振动不变,需要持续补充 4 W 的功率,假设全部转化为声波的能量. 如果声源发出的是频率为 1 000 Hz 的球面波,求距声源 0.5 m 和 1 m 处的声波的强度和声强级(设介质不吸收波的能量),在多大范围内听此声音,人们会感觉难以忍受?

(6) 一警车正以 60 km·h^{-1} 的速度追击目标,车上警笛每隔 0.5 s 响一声,一声接一声地响着,一列火车以 60 km·h^{-1} 的速度迎面驶向警车,问火车上的人在 1 min 内听到警笛响了几声?

(7) 有 A、B 两个汽笛,其频率均为 500 Hz,A 是静止的,B 以 60 m·s^{-1} 的速度向右方移动(离开 A). 在两汽笛之间的一位观察者 C 以 30 m·s^{-1} 的速度向右方移动. 声波在空气中的速度为 340 m·s^{-1}. 问:①观察者 C 听到的来自 A 的频率是多少?②观察者 C 听到的来自 B 的频率是多少?

(8) 如图 4-2 所示,有一发声器,沿以 r 为半径的圆做匀速圆周运动,其角速度为 ω,发声器所发声波频率为 ν_0,声波传播速度为 u,求:①接收者 A 听到的最大频率差值;②声源经过 AO 连线上与圆周相交的 B 和 C 两点的频率.

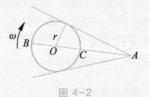

图 4-2

(9) 利用多普勒效应监测汽车行驶的速度. 一固定波源发出频率为 100 kHz 的超声波,当汽车迎着波源驶来时,与波源安装在一起的接收器接收到从汽车反射回来的超声波的频率为 110 kHz,已知空气中声速为 330 m·s^{-1},求汽车行驶的速度.

(10) 气象上已广泛使用气象雷达,它常用的工作频率是 $\nu = 2.7$ GHz,今若有一朵雨云以速度 $v = 28$ m·s^{-1} 向气象站飞来,问雷达测到的拍频为多少?

七、习题答案

1. 选择题

(1) ABCD. (2) C. (3) D. (4) D. (5) B.

(6) B. (7) A. (8) B. (9) C. (10) A.

2. 填空题

(1) 2.5,3×10^{-3}. (2) 次声波. (3) 10 000:1.

(4) 0 方,120 方. (5) 6. (6) 10^4 W·m^{-2}.

(7) 1.26:1. (8) 41 kHz.

(9) 10^{-9} W·m^{-2}. (10) $\dfrac{u+v_R}{u}\nu_s$.

3. 计算题

(1) 10^{-7} W·m^{-2},9.4×10^{-3} Pa.

(2) 10^5:1,316:1.

(3) ①296.2 Pa;②1.69×10^{-3} m.

(4) 1 W·m^{-2},10^{-12} W·m^{-2},6.7×10^{-5} m,6.7×10^{-11} m,1.65×10^{-2} J.

(5) 1.27 W·m^{-2},0.318 W·m^{-2},121 dB,115 dB,距声源 0.56 m 的范围内.

(6) 132. (7) ①456 Hz;②463 Hz.

(8) ①$\dfrac{2u\omega r}{u^2-\omega^2 r^2}\nu_0$; ②$\nu_0$,$\nu_0$.

(9) 15.7 m·s^{-1}. (10) 504 Hz.

第五章　分子动理论

一、基本要求

1. 掌握理想气体物态方程及其应用.

2. 理解理想气体分子微观模型和分子动理论的统计方法，能从宏观和统计学上理解压强和温度的统计意义，理解其本质，并能熟练运用压强公式.

3. 掌握能量均分定理和理想气体内能公式.

4. 理解麦克斯韦速率分布率及速率分布函数的物理意义，掌握三种速率的计算方法.

5. 理解液体表面现象与毛细现象，掌握液体表面张力、曲面附加压强以及液面高度等相关计算.

二、学习提示

1. 对分子热运动的分子动理论研究方法与经典力学研究方法不同，它从物质的微观结构出发，运用统计的方法研究气体的热现象，通过寻求宏观量与微观量之间的关系，表征气体的宏观性质与规律. 因此，针对热运动规律的统计研究方法是本章的重点.

2. 就气体动理论内容而言，应重点掌握一个理论——气体动理论；两个统计概念——温度与压强；两个规律——速率分布规律和能量均分定理. 同时应注意速率分布规律的应用性问题，如三种速率的物理意义以及相关物理量统计计算思想与方法.

3. 对于液体表面性质的研究，要从表面层分子之间相互作用力的不对称性入手，从微观以及力、外力做功和表面能三个角度进行分析，深刻理解弯曲液面附加压强与毛细现象的形成机制，重点掌握表面张力、附加压强与毛细管中液面高度的相关计算.

三、学习要点

1. 物质的微观结构模型

（1）物质由大量的原子或分子组成，分子间存在间隙．

（2）分子或原子都在做永不停息的无规则运动．

（3）分子间存在着吸引力与排斥力．

2. 平衡态

在研究问题时，把作为研究对象的由大量微观粒子（分子、原子等）组成的宏观物体或物体系称为热力学系统，简称系统．把系统之外的物体统称为外界．

在不受外界影响（指外界对系统既不做功也不传热）的条件下，热力学系统的宏观性质都不随时间改变的状态称为平衡态．

3. 理想气体

宏观上是指严格遵循实验定律（玻意耳定律、盖吕萨克定律和查理定律）的气体．

微观上是指大量的不断做无规则运动的，本身体积和彼此间相互作用可以忽略不计的弹性小球所组成的气体．

实际气体在温度不太低和压强不太大时均可按理想气体进行处理．

理想气体物态方程的三种表述

$$pV = \frac{m}{M}RT \tag{1}$$

$$\frac{p_1 V_1}{T_1} = \frac{p_2 V_2}{T_2} \tag{2}$$

$$p = nkT \tag{3}$$

式中，m 是气体质量，M 是摩尔质量，$R = 8.31 \ \text{J} \cdot \text{mol}^{-1} \cdot \text{K}^{-1}$ 为摩尔气体常量，$n = N/V$ 为气体的分子数密度，玻耳兹曼常量 $k = 1.38 \times 10^{-23} \ \text{J} \cdot \text{K}^{-1}$．

学习时应注意：

（a）理想气体物态方程的适用条件是理想气体的平衡态．

（b）当气体的质量变化时，使用方程（1），当质量不变化时，方程（1）、（2）、（3）均适用．

（c）方程（1）还可以转化为 $\rho = \frac{pM}{RT}$，说明气体密度与压强成正比、与摩尔质量成正比、与热力学温度成反比．

4. 理想气体压强

$$p = \frac{1}{3} n m_0 \overline{v^2} = \frac{2}{3} n \overline{\varepsilon_t}$$

式中，$\overline{\varepsilon_t} = \dfrac{1}{2}m_0\overline{v^2}$ 为分子的平均平动动能.

气体分子作用于器壁的压强正比于分子数密度 n 和分子的平均平动动能 $\overline{\varepsilon_t}$.

学习时应注意：

（a）压强是可测量的宏观量，又是一个统计平均量，是大量气体分子碰撞器壁的总平均效果，对于单个分子而言无意义.

（b）n 和 $\overline{\varepsilon_t}$ 是微观量，也是统计平均量.

（c）压强公式揭示了宏观量与微观量的统计平均值之间的关系，说明了压强的统计意义，同时也反映了三个统计平均值之间的关系.

5. 温度的统计意义

$$\overline{\varepsilon_t} = \frac{1}{2}m_0\overline{v^2} = \frac{3}{2}kT$$

式中，玻耳兹曼常量 $k = R/N_A$.

学习时应注意：

（a）温度公式反映了气体分子平均平动动能与热力学温度之间的关系，是统计规律.

（b）从微观上看，温度反映了物体内分子无规则运动的激烈程度，是分子平均平动动能的量度，是大量分子热运动的统计平均结果. 温度越高，分子的平均平动动能越大，分子热运动越剧烈. 对个别分子而言，温度没有意义.

（c）公式表明，相同温度下，各种理想气体的平均平动动能相等.

6. 能量均分定理

在温度为 T 的平衡态下，理想气体分子每个自由度的平均能量都相等，且等于 $kT/2$. 若以 i 表示分子的总自由度，理想气体分子的平均总动能为

$$\overline{\varepsilon_t} = \frac{i}{2}kT$$

式中，$i = t+r+2s$. 能量均分定理是对大量分子统计平均的结果，对个别分子没有意义.

学习时应注意：

（a）自由度选择. 对于单原子分子，$i = 3$（只有 3 个平动自由度）；在室温附近，对于刚性双原子分子，$i = 5$（有 3 个平动自由度，2 个转动自由度）；对于刚性多原子分子，$i = 6$（有 3 个平动自由度，3 个转动自由度）. 对于刚性分子，不考虑振动自由度，即取 $s = 0$.

（b）三类分子的平均总动能. 单原子分子 $\overline{\varepsilon_{\text{t}}} = \dfrac{3}{2}kT$;刚性双原子分子 $\overline{\varepsilon_{\text{t}}} = \dfrac{5}{2}kT$;刚性多原子分子 $\overline{\varepsilon_{\text{t}}} = 3kT$.

7. 理想气体内能

理想气体内能是气体所有分子平动动能、转动动能、振动动能和振动势能总和. 依据理想气体模型,忽略分子间的相互作用力,分子间无势能,因此理想气体内能仅为所有分子的各类动能之和.

$$E = \frac{i}{2}\nu RT$$

式中, $\nu = m/M$ 为物质的量.

学习时应注意:

（a）内能不同于机械能,机械能可以为零,但内能不可能为零.

（b）对于给定的理想气体,在质量 m、摩尔质量 M、自由度 i 确定之后,其内能只由温度 T 决定,是温度的单值函数.

（c）应关注和区分分子平均平动动能、平均总动能和平均能量的概念.

（d）在进行内能计算时,若未特别说明,均按刚性分子处理,在计算理想气体自由度时不考虑振动自由度.

（e）对理想气体组成的系统,当温度从 T_1 变到 T_2 时,其内能的变化为 $\Delta E = \dfrac{i}{2}\nu R(T_2 - T_1) = \dfrac{i}{2}\nu R\Delta T$.

8. 速率分布函数和麦克斯韦速率分布律

（1）速率分布函数:一定质量的理想气体在平衡态下,假设气体分子的总数为 N,速率分布在 $v \sim v+\mathrm{d}v$ 区间内的分子数为 $\mathrm{d}N$,则速率分布函数表示为

$$f(v) = \frac{\mathrm{d}N}{N\mathrm{d}v}$$

该式表示气体分子速率在 v 附近单位速率间隔内的分子数占总分子数的比例,也表示气体分子速率处于 v 附近单位速率区间的概率. $f(v)$ 也称为概率密度.

（2）麦克斯韦速率分布律

$$f(v) = 4\pi \left(\frac{m_0}{2\pi kT}\right)^{\frac{3}{2}} \mathrm{e}^{-\frac{m_0 v^2}{2kT}} v^2$$

学习时应注意:

（a）速率分布曲线（见图 5-1）.

速率分布曲线描述了 $f(v)$ 随速率 v 的分布及变化趋势,速率 v 的取值范围为 $0 \sim \infty$,速率较小与较大的分子所占比例较小.

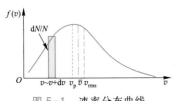

图 5-1　速率分布曲线

$f(v)\mathrm{d}v=\dfrac{\mathrm{d}N}{N}$ 表示速率在 $v\sim v+\mathrm{d}v$ 区间的分子数占总分子数的比例.

$\displaystyle\int_{v_1}^{v_2}f(v)\mathrm{d}v$ 表示速率在 $v_1\sim v_2$ 区间的分子数占总分子数的比例.

$\displaystyle\int_{0}^{\infty}f(v)\mathrm{d}v=1$ 表示速率在 $0\sim\infty$ 区间的分子数占总分子数的比例为 100%,即为速率分布函数归一化条件.

（b）三种速率.

① 最概然速率 v_{p}:速率分布函数 $f(v)$ 的极大值所对应的速率,表示速率在 v_{p} 附近的分子数占总分子数的比例最大.

$$v_{\mathrm{p}}=\sqrt{\dfrac{2kT}{m_0}}=\sqrt{\dfrac{2RT}{M}}\approx1.41\sqrt{\dfrac{RT}{M}}$$

② 平均速率 $\bar{v}$:所有分子速率的算术平均值.

$$\bar{v}=\sqrt{\dfrac{8kT}{\pi m_0}}=\sqrt{\dfrac{8RT}{\pi M}}\approx1.60\sqrt{\dfrac{RT}{M}}$$

③ 方均根速率 v_{rms}:所有分子速率平方的平均值的平方根.

$$v_{\mathrm{rms}}=\sqrt{\overline{v^2}}=\sqrt{\dfrac{3kT}{m_0}}=\sqrt{\dfrac{3RT}{M}}\approx1.73\sqrt{\dfrac{RT}{M}}$$

上述三种速率都具有统计意义,是大量分子的整体表现,均与 $\sqrt{T}$ 成正比,与 $\sqrt{m_0}$ 或 $\sqrt{M}$ 成反比. 应注意,对于不同的速率分布函数或速率分布曲线三种速率表达不同,因此,在进行相关速率计算时,应严格按照其物理意义进行处理.

9. 表面张力和表面能

（1）表面张力:液体表面层中使液面尽可能收缩成最小的宏观张力.

$$F=\sigma L$$

（2）表面能:增加单位液面面积所做的功,或表面层中所有分子高出液体内部分子那部分势能的总和.

$$\Delta E=\sigma\cdot\Delta S$$

式中,σ 是液体的表面张力系数,定义为作用在液面上单位长度周界的表面张力;L 为周界长度;ΔS 为面积.

学习时应注意:

（a）表面张力是液面产生的,向内收缩,指向液面内部,与液面相切,与边界垂直.

（b）表面张力系数的三种定义.

① 从力的角度表示作用在单位长度液面上的张力,国际单

位为 N·m^{-1}.

$$\sigma = \frac{F}{L}$$

② 从功的角度表示增加单位表面积外力做的功,国际单位为 J·m^{-2}.

$$\sigma = \frac{\Delta W}{\Delta S}$$

③ 从能的角度表示增大液体单位表面积所增加的表面能,国际单位为 J·m^{-2}.

$$\sigma = \frac{\Delta E}{\Delta S}$$

（c）影响表面张力系数的因素.

表面张力系数与材料的成分和性质有关,密度小、易挥发的物体,表面张力系数小;温度升高,表面张力系数下降;掺入表面活性物质,表面张力系数下降.

10. 曲面下的附加压强

附加压强:由于液体表面张力的存在,在靠近弯曲液面的两侧所形成的压强差. 球形液面的附加压强为

$$\Delta p = \frac{2\sigma}{R}$$

学习时应注意:

（a）凸形液面 Δp 取正号,凹形液面 Δp 取负号.

（b）球形液膜内、外压强差 $p_内 - p_外 = \dfrac{4\sigma}{R}$.

（c）在进行计算时,弯曲液面的附加压强与液面层数有关,应仔细区分单层液面与双层液膜.

11. 毛细现象和气体栓塞

（1）毛细现象:将毛细管的一端插入液体中,若液体润湿管壁,管内液面上升,若液体不润湿管壁,管内液面下降的现象. 毛细管内外液面高度差为

$$h = \frac{2\sigma}{\rho g r}\cos\theta$$

式中 r 为毛细管的内半径,θ 为接触角,ρ 为液体密度. 结果表明,毛细管中液面上升的高度与表面张力系数成正比,与毛细管的半径成反比,毛细管的半径越小,液面上升越高.

学习时应注意:

（a）如果液体不润湿管壁,管内的弯月面为凸面,弯月面产生的附加压强为正,管内液面下降,低于管外液面;如果液体润湿

管壁,管内的弯月面为凹面,弯月面产生的附加压强为负,管内液面上升,高于管外液面.

（b）上述公式适用于润湿与不润湿两种情况.当液体不润湿管壁时,$\theta>90°$,$h<0$;当液体润湿管壁时,$\theta<90°$,$h>0$.

（2）气体栓塞:液体在细管中流动时,如果管中有气泡,液体的流动将受到阻碍,气泡多时可发生阻塞的现象.

12. 表面活性物质与表面吸附

（1）表面活性物质:有的溶质使溶液的表面张力系数减小,有的溶质则使其增大,前者称为该溶剂的表面活性物质,后者称为该溶剂的表面非活性物质.

（2）表面吸附:表面活性物质在溶液的表面层聚集并伸展成薄膜的现象.

四、解题要点

1. 在利用理想气体物态方程求解问题时,首先分析系统,判断是变质量问题还是不变质量问题,然后辨别所处的状态,最后将同一平衡态的状态参量 p、V、T、m 等带入物态方程求解.解题时要注意各物理量的单位.

2. 在解答分子无规则运动的相关问题时,首先是建立统计相关概念,理解统计平均值的物理意义,如分子数密度、平均动能、平均速率、方均根速率.其次是理解速率分布的概念,同时理解速率分布函数 $f(v)$ 也是统计平均的结果.第三是求解问题时,要注意分析问题所给出的条件,在满足条件的前提下,应用相关公式求解.

3. 在解答液体表面性质相关问题时,其内容主要涉及表面张力系数、弯曲表面附加压强与毛细现象等概念,分析所求解的问题,若涉及液膜时,分析膜的表面张力系数、液面凹凸性以及液体和毛细管的润湿特性,然后利用相关公式求解.

五、典型例题指导

1. 选择题

（1）理想气体体积为 V,压强为 p,温度为 T,一个分子的质量为 m_0,k 为玻耳兹曼常量,R 为摩尔气体常量,则该气体的分子数为（　）.

A. $\dfrac{pV}{m_0}$　　B. $\dfrac{pV}{kT}$　　C. $\dfrac{pV}{RT}$　　D. $\dfrac{pV}{m_0T}$

分析与解答:由 $p=nkT$,可得 $n=\dfrac{p}{kT}$,则分子数

$N = nV = \dfrac{pV}{kT}$. 故答案选 B.

（2）若处于平衡态的两种理想气体的温度相同，则（　　）.

 A. 两种气体的能量一定相同

 B. 两种气体的压强一定相同

 C. 两种气体分子的动能相同

 D. 两种气体分子的平均平动动能相同

分析与解答：理想气体的能量、压强与动能不但与温度有关，还与气体的质量 m、摩尔质量 M、体积 V 及自由度 i 等变量有关；不同的气体，质量 m、摩尔质量 M 和体积 V 都可能不同，自由度 i 也可能不同，故仅凭温度相同不能判断两种理想气体的能量、压强和动能是否相同；但两种理想气体的平动自由度 t 相同，温度也相同，由 $\overline{\varepsilon}_t = \dfrac{i}{2}kT$、$i = t = 3$ 可知，两种气体分子的平均平动动能相同. 故答案选 D.

（3）在一密闭容器内，理想气体分子的平均速率提高到原来的 2 倍，则（　　）.

 A. 温度和压强都提高到原来的 2 倍

 B. 温度为原来的 2 倍，压强为原来的 4 倍

 C. 温度为原来的 4 倍，压强为原来的 2 倍

 D. 温度和压强都为原来的 4 倍

分析与解答：系统确定，即系统气体的性质、质量、体积均确定，根据理想气体物态方程与平均速率，可得 $\overline{v} = \sqrt{\dfrac{8RT}{\pi M}} = \sqrt{\dfrac{8pV}{\pi m}}$，如果 $\overline{v}$ 增加到原来的 2 倍，温度 T 和压强 p 应增加到原来的 4 倍. 故答案选 D.

（4）两个瓶子内装有不同种类的理想气体，假设气体分子的平均平动动能相同，分子数密度不同，则两瓶气体的（　　）.

 A. 压强相同，温度不同

 B. 压强不同，温度相同

 C. 压强相同，温度相同

 D. 方均根速率相同

分析与解答：根据理想气体分子的平均平动动能公式 $\overline{\varepsilon}_t = \dfrac{3}{2}kT$ 和压强公式 $p = \dfrac{1}{3}nm_0\overline{v^2} = \dfrac{2}{3}n\overline{\varepsilon}_t$，当平动动能相同时，可得出温度 T 相同；又由于分子数密度不同，则压强 p、方均根速率 v_{rms} 也就不同. 故答案选 B.

（5）根据麦克斯韦速率分布函数，当气体的温度降低时，应有（　　）.

 A. v_p 变小，而 $f(v_p)$ 不变

 B. v_p 和 $f(v_p)$ 都变小

 C. v_p 变小，而 $f(v_p)$ 变大

 D. v_p 不变，而 $f(v_p)$ 变大

分析与解答：由 $v_p = \sqrt{\dfrac{2RT}{M}}$ 可知，当温度 T 降低时，v_p 也变小，说明麦克斯韦速率分布曲线向速率小的方向偏移，根据速率分布函数的归一化条件，分子速率分布曲线必然变尖，$f(v_p)$ 将变大. 故答案选 C.

（6）三个容器 A、B、C 分别装有同种理想气体，其分子数密度 n 相同，方均根速率之比为 $v_{rms, A} : v_{rms, B} : v_{rms, C} = 1 : 2 : 4$，则其压强之比 $p_A : p_B : p_C$ 为（　　）.

 A. $1 : 2 : 4$ B. $1 : 4 : 8$

 C. $1 : 4 : 16$ D. $4 : 2 : 1$

分析与解答：由方均根速率 $v_{rms} = \sqrt{\dfrac{3RT}{M}}$ 可得，$\sqrt{T_A} : \sqrt{T_B} : \sqrt{T_C} = 1 : 2 : 4$，又由理想气体物态方程 $p = nkT$ 以及三个容器中的分子数密度 n 相同的条件，可得 $p_A : p_B : p_C = 1 : 4 : 16$. 故答案选 C.

（7）如图 5-2 所示两条曲线分别表示相同温度下的氧气与氢气分子的速率分布曲线，如果 $(v_p)_{O_2}$ 和 $(v_p)_{H_2}$ 分别表示氧气和氢气的最概然速率，则（　　）.

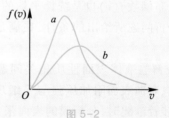

图 5-2

 A. 图中 a 表示氧气分子的速率分布曲线，且 $\dfrac{(v_p)_{O_2}}{(v_p)_{H_2}} = 4$

 B. 图中 a 表示氧气分子的速率分布曲线，且 $\dfrac{(v_p)_{O_2}}{(v_p)_{H_2}} = \dfrac{1}{4}$

 C. 图中 b 表示氧气分子的速率分布曲线，且 $\dfrac{(v_p)_{O_2}}{(v_p)_{H_2}} = 4$

D. 图中 b 表示氧气分子的速率分布曲线，且

$$\frac{(v_p)_{O_2}}{(v_p)_{H_2}} = \frac{1}{4}$$

分析与解答：由 $v_p = \sqrt{\dfrac{2RT}{M}}$ 可知，在相同温度下，由于不同气体的摩尔质量不同，它们的最概然速率 v_p 也就不同；由于 $M_{H_2} < M_{O_2}$，可得 $(v_p)_{O_2} < (v_p)_{H_2}$，由此断定图中曲线 a 是氧气分子的速率分布曲线. 又因 $\dfrac{M_{O_2}}{M_{H_2}} = \dfrac{16}{1}$，$\dfrac{(v_p)_{O_2}}{(v_p)_{H_2}} = \sqrt{\dfrac{M_{H_2}}{M_{O_2}}} = \dfrac{1}{4}$. 故答案选 B.

（8）若某种理想气体分子的速率分布曲线如图 5–3 所示，若图中 A、B 两部分面积相等，则 v_0 表示（ ）.

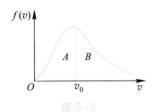

图 5–3

A. 最概然速率

B. 平均速率

C. 方均根速率

D. 速率大于和小于 v_0 的分子数各占一半

分析与解答：假设某种气体的分子总数为 N，则有

$$\frac{\Delta N_A}{N} = \int_0^{v_0} f(v)\,\mathrm{d}v = S_A, \quad \frac{\Delta N_B}{N} = \int_{v_0}^{\infty} f(v)\,\mathrm{d}v = S_B$$

因为 $S_A = S_B$，说明 $\Delta N_A = \Delta N_B = \dfrac{1}{2}N$. 由此可以得出，答案选 D.

（9）对于给定液体表面上一长度为 L 的分界线，其表面张力的大小和方向是（ ）.

A. 表面张力与 L 成正比，力指向液体内部

B. 表面张力与 L 成正比，力与 L 垂直且沿液面的切线方向

C. 表面张力与 L 成正比，力与 L 垂直且与液面垂直，指向液体外

D. 表面张力与 L 成正比，力与 L 垂直且指向液体各个方向

分析与解答：根据 $F = \sigma L$，力的方向指向液面内部、与液面相切、与边界垂直的性质，力与 L 垂直且沿液面的切线方向. 故答案选 B.

（10）要使毛细管中的水面升高，应（ ）.

A. 使水升温

B. 加入肥皂

C. 减小毛细管的直径

D. 将毛细管向水中插深

分析与解答：根据公式 $h = \dfrac{2\sigma}{\rho g r}\cos\theta$，将水升温或者加入肥皂都会使水的表面张力系数 σ 降低，将使毛细管中的液面下降；将毛细管向水中插深并不会影响管内液面的高度；而仅当减小毛细管直径时，才可使毛细管内液面增加. 故答案选 C.

2. 填空题

（1）在容积为 40 L 的贮气筒内，贮有氧气 64 g，如筒内温度为 17 ℃，则氧气的压强为 _____.

分析与解答：由理想气体物态方程，$p = \dfrac{m}{M} \cdot \dfrac{RT}{V} = \dfrac{64}{32} \times \dfrac{1}{40 \times 10^{-3}} \times 8.31 \times (273 + 17)\,\mathrm{Pa} \approx 1.2 \times 10^5\,\mathrm{Pa}$.

（2）某容器内分子数密度为 $10^{26}\,\mathrm{m}^{-3}$，每个分子的质量为 $3 \times 10^{-27}\,\mathrm{kg}$，设其中 1/6 的分子以速率 $v = 200\,\mathrm{m \cdot s^{-1}}$ 垂直地向容器的某一壁运动，而其余 5/6 分子或者离开此壁，或者平行此壁方向运动，且分子与容器壁的碰撞为完全弹性碰撞，则：① 每个分子作用于器壁的冲量 I 为 _____；② 每秒碰在器壁单位面积上的分子数 n_0 为 _____；③ 作用在器壁上的压强 p 为 _____.

分析与解答：本题的关键是考查对理想气体分子压强的推导思路的理解，注意从单个气体分子到大量气体分子整体行为的统计方法.

① 每个分子作用于器壁的冲量

$$I = 2m_0 v = 2 \times 3 \times 10^{-27} \times 200\,\mathrm{kg \cdot m \cdot s^{-1}}$$
$$= 1.2 \times 10^{-24}\,\mathrm{kg \cdot m \cdot s^{-1}}$$

② 每秒碰在器壁单位面积上的分子数

$$n_0 = \frac{1}{6}nv = \frac{1}{6} \times 10^{26} \times 200\,\mathrm{m^{-2} \cdot s^{-1}} = \frac{1}{3} \times 10^{28}\,\mathrm{m^{-2} \cdot s^{-1}}$$
$$= 3.3 \times 10^{27}\,\mathrm{m^{-2} \cdot s^{-1}}$$

③ 作用在器壁上压强

$$p = I \cdot n_0 = 1.2 \times 10^{-24} \times 3.3 \times 10^{27}\,\mathrm{Pa} = 4 \times 10^3\,\mathrm{Pa}$$

（3）质量相等的理想气体,氧气和氦气分别盛在两个容积相等的容器内. 在温度相同的情况下,氧和氦的压强之比为 _____ ,氧和氦的内能之比为 _____ .

分析与解答：根据 $pV = \frac{m}{M}RT$,有 $\frac{p_{O_2}}{p_{He}} = \frac{M_{He}}{M_{O_2}} = \frac{4}{32} = \frac{1}{8}$;再根据理想气体内能公式 $E = \frac{i}{2}\nu RT$,有 $\frac{E_{O_2}}{E_{He}} = \frac{i_{O_2}\nu_{O_2}}{i_{He}\nu_{He}} = \frac{i_{O_2}M_{He}}{i_{He}M_{O_2}} = \frac{5\times4}{3\times32} = \frac{5}{24}$.

（4）写出下列各式的物理意义.

$\frac{1}{2}kT$ _____ ;

$\frac{3}{2}kT$ _____ ;

$\frac{i}{2}kT$ _____ ;

$\frac{i}{2}RT$ _____ ;

$\frac{i}{2}\nu RT$ _____ .

分析与解答：本题考核对能量均分定理和理想气体内能概念的掌握与理解. 其答案分别为：$\frac{1}{2}kT$ 表示理想气体分子每一个自由度所具有的能量；$\frac{3}{2}kT$ 表示单原子分子的平均动能或分子的平均平动动能；$\frac{i}{2}kT$ 表示自由度为 i 的分子的平均能量；$\frac{i}{2}RT$ 表示自由度为 i 的 1 mol 理想气体的内能；$\frac{i}{2}\nu RT$ 表示物质的量为 ν 、自由度为 i 的理想气体内能.

（5）日冕的温度为 2.0×10^6 K,所喷出的电子气可视为理想气体,电子的方均根速率为 _____ ;电子热运动的平均平动动能为 _____ .

分析与解答：根据方均根速率 $v_{rms} = \sqrt{\overline{v^2}} = \sqrt{\frac{3kT}{m_e}} = \sqrt{\frac{3\times1.38\times10^{-23}\times2.0\times10^6}{9.11\times10^{-31}}}$ m·s^{-1} $= 9.53\times10^6$ m·s^{-1} ,平均平动动能 $\overline{\varepsilon}_t = \frac{3}{2}kT = \frac{3}{2}\times1.38\times10^{-23}\times2.0\times10^6$ J =

4.14×10^{-17} J.

（6）用分子数 N 、气体分子速率 v 和速率分布函数 $f(v)$ 表示下列各量：①分子速率大于 v_p 的概率 _____ ；②速率在区间 $v_1 \sim v_2$ 内的分子数 _____ ；③速率在区间 $v_1 \sim v_2$ 内的分子的平均速率 _____ .

分析与解答：根据速率分布函数的物理意义,①分子速率大于 v_p 的概率为 $\int_{v_p}^{\infty} f(v)\mathrm{d}v$ ；②速率在区间 $v_1 \sim v_2$ 内的分子数为 $\int_{v_1}^{v_2} Nf(v)\mathrm{d}v$ ；③区间 $v_1 \sim v_2$ 内的分子的平均速率要按照平均速率的定义进行求解,

$$\frac{N\int_{v_1}^{v_2} vf(v)\mathrm{d}v}{N\int_{v_1}^{v_2} f(v)\mathrm{d}v} = \frac{\int_{v_1}^{v_2} vf(v)\mathrm{d}v}{\int_{v_1}^{v_2} f(v)\mathrm{d}v}$$

（7）一容器内盛有密度为 ρ 的单原子理想气体,其压强为 p ,该气体分子的方均根速率为 _____ ,单位体积内气体的内能是 _____ .

分析与解答：根据方均根速率 $v_{rms} = \sqrt{\overline{v^2}} = \sqrt{\frac{3RT}{M}}$ 和理想气体物态方程 $pV = \frac{m}{M}RT$ 有

$$v_{rms} = \sqrt{\overline{v^2}} = \sqrt{\frac{3RT}{M}} = \sqrt{\frac{3pVM}{Mm}} = \sqrt{\frac{3pV}{m}} = \sqrt{\frac{3p}{\rho}}$$

考虑单原子理想气体 $i = 3$,根据内能公式 $E = \frac{m}{M}\cdot\frac{i}{2}\cdot RT$ 和理想气体物态方程有 $E = \frac{i}{2}\cdot\frac{m}{M}\cdot RT = \frac{3}{2}pV$,$\frac{E}{V} = \frac{3}{2}p$.

（8）把一个半径为 5 cm 的金属细圆环从液体中拉出,圆环所在平面与液体表面平行. 已知刚拉出圆环时需用力 2.83×10^{-2} N,若忽略圆环的重力,该液体的表面张力系数为 _____ .

分析与解答：根据表面张力的定义,同时考虑液面有两个表面,忽略重力,有 $F = 2\cdot2\pi R\cdot\sigma$,$\sigma = \frac{F}{4\pi R} = \frac{2.83\times10^{-2}}{4\pi\times5\times10^{-2}}$ N·m^{-1} $= 4.5\times10^{-2}$ N·m^{-1} .

（9）一肥皂泡的直径为 5 cm,表面张力系数为 2.5×10^{-2} N·m^{-1} ,则泡内的压强比大气压强 p_0 大 _____ .

分析与解答：根据弯曲表面的附加压强公式,同

时考虑液膜有内外两个表面,则作用在半径为 R 的球形肥皂泡上的内外压强差为 $\Delta p = \dfrac{4\sigma}{R} = \dfrac{4 \times 2.5 \times 10^{-2}}{2.5 \times 10^{-2}}$ Pa = 4 Pa.

（10）有两个相同的毛细管. 一个插在水里,水上升高度为 $h_水$;另一个插在酒精里,酒精上升的高度为 $h_{酒精}$. 设管子插入时都是竖直的,表面张力系数 $\sigma_水 = 7.3 \times 10^{-2}$ N·m^{-1},$\sigma_{酒精} = 2.2 \times 10^{-2}$ N·m^{-1},酒精的密度 $\rho_{酒精} = 0.8$ g·m^{-3},两种液体的接触角 $\theta = 0°$,则 $h_水 : h_{酒精}$ 为 _____ .

分析与解答:根据毛细管液面上升高度公式 $h = \dfrac{2\sigma}{\rho g r} \cos\theta$,考虑到管子内径相同,两种液体的接触角相同且等于零,由此可得

$$h_水 : h_{酒精} = \dfrac{2\sigma_水}{\rho_水 g r} \cos\theta \Big/ \left(\dfrac{2\sigma_{酒精}}{\rho_{酒精} g r} \cos\theta \right)$$

$$= \dfrac{\sigma_水 \, \rho_{酒精}}{\sigma_{酒精} \, \rho_水} = \dfrac{7.3 \times 0.8}{2.2 \times 1} = 2.65$$

3. 计算题

（1）水银气压计中混进了一个气泡,造成其读数比实际气体的小,当精确气压计的水银柱高度 $h_0 = 0.768$ m 时,它的水银柱高度 h_1 只有 0.748 m 高,此时管中水面到顶的距离 $d = 0.08$ m. 试问此气压计的水银柱高度 h_2 为 0.734 m 高时,实际气压为多少?（把空气视为理想气体,并假设温度不变.）

分析:这样的问题在水银气压计的使用中经常遇到,水银气压计中气泡的存在将给测量带来测量误差,使得测量值比实际值小,因此,必须利用一个精确的水银气压计进行校对.

解:设气压计水银柱的截面积为 S,则第一次进行测量时,空气泡的压强和体积为

$$p_1 = \rho_汞 g \Delta h = (h_0 - h_1) \rho_汞 g = 0.02 \text{ m} \cdot \rho_汞 g$$

$$V_1 = dS = 0.08 \text{ m} \cdot S$$

第二次测量时,空气泡的体积和压强为

$$V_2 = (h_1 - h_2 + d) S$$

$$p_2 = \dfrac{p_1 V_1}{V_2} = 0.017 \text{ m} \cdot \rho_汞 g$$

实际压强为

$$p_2' = 734 \text{ mmHg} + 17 \text{ mmHg} = 751 \text{ mmHg}$$

说明水银柱为 0.734 m 高时,实际气压为 751 mmHg,

相当于 751×133.3 Pa = 1.0×10^5 Pa.

（2）在容量为 V 的容器中的气体,其压强为 p_1,称得重量为 G_1,然后放掉一部分气体,气体压强降到 p_2,再称得重量为 G_2. 试问在压强为 p_3 时,气体的质量密度为多少?

分析:设容器的质量为 m,气体的摩尔质量为 M,则放气前容器中气体的质量为 $m_1 = \dfrac{G_1}{g} - m$,放气后容器中气体的质量为 $m_2 = \dfrac{G_2}{g} - m$.

解:根据理想气体物态方程有

$$p_1 V = \dfrac{m_1}{M} RT = \dfrac{\dfrac{G_1}{g} - m}{M} RT, \qquad p_2 V = \dfrac{m_2}{M} RT = \dfrac{\dfrac{G_2}{g} - m}{M} RT$$

两式相减并整理得

$$M = \dfrac{RT}{gV} \cdot \dfrac{G_1 - G_1}{p_1 - p_2}$$

当压强为 p_3 时,根据密度的定义、理想气体物态方程和上式可得

$$\rho = \dfrac{m_3}{V} = \dfrac{M p_3}{RT} = \dfrac{p_3}{gV} \cdot \dfrac{G_1 - G_1}{p_1 - p_2}$$

（3）容器内盛有理想气体,其密度为 1.25×10^{-2} kg·m^{-3},温度为 273 K,压强为 1.013×10^3 Pa,求:①气体的摩尔质量,并确定是何种气体;②气体分子的平均平动动能和平均转动动能;③容器单位体积内分子的总平动动能;④若气体有 3 mol,其内能为多少?

分析:本题已知气体的密度、温度、压强,需要确定气体的种类,可以通过理想气体物态方程,求其摩尔质量,在确定气体之后,气体分子的自由度就可以确定,再通过能量均分定理、内能公式进行计算.

解:① 根据 $M = \dfrac{m}{V} \cdot \dfrac{RT}{p} = \rho \cdot \dfrac{RT}{p}$,可得

$$M = \rho \dfrac{RT}{p} = \dfrac{1.25 \times 10^{-2} \times 8.31 \times 273}{1.013 \times 10^3} \text{ kg} \cdot \text{mol}^{-1}$$

$$= 2.8 \times 10^{-2} \text{ kg} \cdot \text{mol}^{-1}$$

可判断气体为 N_2 或 CO.

② 平均平动动能为 $\bar{\varepsilon}_t = \dfrac{3}{2} kT = \dfrac{3}{2} \times 1.38 \times 10^{-23} \times 273$ J = 5.65×10^{-21} J,考虑到气体的转动自由度为 2,其平均转动动能为 $\bar{\varepsilon}_r = \dfrac{2}{2} kT = 1.38 \times 10^{-23} \times 273$ J = 3.77×10^{-21} J.

③ 因为 $p = nkT, n = \dfrac{p}{kT} = \dfrac{1.013 \times 10^3}{1.38 \times 10^{-23} \times 273}$ m^{-3} =

2.69×10^{23} m^{-3}

$E_k = n\bar{\varepsilon}_t = 2.69 \times 10^{23} \times 5.65 \times 10^{-21}$ J $= 1.52 \times 10^3$ J

④ $E_k = \dfrac{m}{M} \cdot \dfrac{i}{2} RT = 3 \times \dfrac{5}{2} \times 8.31 \times 273$ J

$= 1.70 \times 10^4$ J

（4）一容器被中间隔板分成相等的两半,一半装有氢气,温度为 250 K;另一半装有氧气,温度为 310 K. 假设两种气体压强相等,求去掉隔板后两种气体混合后的温度.

分析:按理想气体处理,并认为在系统进行过程中不存在与外界的任何能量交换,混合前后内能之和不变.

解:设氢气、氧气的物质的量分别为 ν_1、ν_2,去掉隔板后两种气体混合后的温度为 T,根据理想气体物态方程有

$$p\dfrac{V}{2} = \nu_1 RT_1, \quad p\dfrac{V}{2} = \nu_2 RT_2$$

则有

$$\dfrac{\nu_1}{\nu_2} = \dfrac{T_2}{T_1}$$

按照混合前后能量守恒,可得

$$\nu_1 \dfrac{3}{2} RT_1 + \nu_2 \dfrac{5}{2} RT_2 = \nu_1 \dfrac{3}{2} RT + \nu_2 \dfrac{5}{2} RT$$

$$T = \dfrac{3\nu_1 T_1 + 5\nu_2 T_2}{3\nu_1 + 5\nu_2} = \dfrac{3T_1 + 5\dfrac{\nu_2}{\nu_1} T_2}{3 + 5\dfrac{\nu_2}{\nu_1}} = \dfrac{3T_1 + 5\dfrac{T_1}{T_2} T_2}{3 + 5\dfrac{T_1}{T_2}} = \dfrac{8T_1 T_2}{3T_2 + 5T_1}$$

$$= \dfrac{8 \times 250 \times 310}{3 \times 310 + 5 \times 250}$$ K $= 284.4$ K

（5）假设体积为 2×10^{-3} m^3 的容器内装有刚性双原子分子理想气体,其内能为 6.75×10^2 J,若气体分子的总数为 5.4×10^{22} 个. 试求:①气体的压强;②分子的平均平动动能;③气体的温度.

分析:根据理想气体物态方程和内能公式,导出压强与内能、体积之间的关系,求出压强;对刚性双原子分子,内能只考虑平动动能和转动动能,利用内能与平均动能之间的关系,导出平均动能,计算平均平动动能,最后利用平均平动动能和温度关系计算温度.

解:由 $E = \dfrac{i}{2}\nu RT, pV = \nu RT$,可得 $E = \dfrac{i}{2}pV$,整理得

$$p = \dfrac{2E}{iV} = \dfrac{2E}{(3+2)V} = \dfrac{2 \times 6.75 \times 10^2}{5 \times 2 \times 10^{-3}}$$ Pa $= 1.35 \times 10^5$ Pa

由于气体分子的平均动能 $\bar{\varepsilon} = \dfrac{E}{N}$

$$\bar{\varepsilon}_t = \dfrac{3}{5}\bar{\varepsilon} = \dfrac{3}{5} \cdot \dfrac{E}{N} = \dfrac{3}{5} \times \dfrac{6.75 \times 10^2}{5.4 \times 10^{22}}$$ J $= 7.5 \times 10^{-21}$ J

由 $\bar{\varepsilon}_t = \dfrac{3}{2}kT$ 可得

$$T = \dfrac{2\bar{\varepsilon}_t}{3k} = \dfrac{2 \times 7.5 \times 10^{-21}}{3 \times 1.38 \times 10^{-23}}$$ K $= 362$ K

（6）容积为 10 L 的盒子以速度 $v = 200$ m·s^{-1} 匀速运动,容器内充有质量为 50 g、温度为 80 ℃ 的氢气. 设盒子突然停止,全部定向运动的动能转化为气体分子运动的动能,容器与外界没有热量交换,则达到热平衡后,温度增加了多少? 氢气的压强增加了多少?

分析:利用气体定向运动的动能全部转化为气体分子的内能,引起系统温度的增加,同时利用理想气体物态方程,进行压强的计算.

解:对理想气体内能公式 $E = i\dfrac{m}{M}RT$ 求微分,

$\Delta E = i\dfrac{m}{M}R\Delta T$,由题意 $\dfrac{1}{2}mv^2 = \dfrac{5}{2}\dfrac{m}{M}R\Delta T$

$$\Delta T = \dfrac{Mv^2}{5R} = \dfrac{2 \times 10^{-3} \times 200^2}{5 \times 8.31}$$ K $= 1.93$ K

在等容条件下,对理想气体物态方程求微分,$V\Delta p = \dfrac{m}{M}R\Delta T$,整理可得

$$\Delta p = \dfrac{m}{MV}R\Delta T = \dfrac{50 \times 10^{-3}}{2 \times 10^{-3} \times 10 \times 10^{-3}} \times 8.31 \times 1.93$$ Pa

$$= 4.01 \times 10^4$$ Pa

（7）在水下深度为 $h = 30$ cm 处有一直径为 $d = 0.02$ mm 的空气泡. 设水面压强为 $p_0 = 1.013 \times 10^5$ Pa,$\rho_{水} = 1.0 \times 10^3$ kg·m^{-3},$\sigma_{水} = 7.2 \times 10^{-2}$ N·m^{-1},求气泡内空气的压强.

分析:水下气泡内空气的压强由大气压强 p_0、深度为 h 的液体产生的压强和弯曲表面的附加压强三部分组成.

解:设气泡内的压强为 p,深度为 h 的液体产生的压强为 p_h,弯曲表面的附加压强为 p_s,依题意有

$$p = p_0 + p_h + p_s$$

$$= p_0 + \rho g h + \frac{2\sigma}{R}$$

$$= \left(1.013 \times 10^5 + 1.0 \times 10^3 \times 9.8 \times 0.3 + \frac{2 \times 7.2 \times 10^{-2}}{0.01 \times 10^{-3}}\right) \text{Pa}$$

$$= 1.186 \times 10^5 \text{ Pa}$$

（8）有 N 个粒子，其速率分布函数为 $f(v) = \begin{cases} C & (0 \leq v \leq v_0) \\ 0 & (v > v_0) \end{cases}$，其中 C 为常量. ①作速率分布曲线；②由 v_0 求常量 C；③求粒子的平均速率.

分析：以速率为横坐标，$f(v)$ 为纵坐标作图，得速率分布曲线；依据速率分布函数的归一化条件，即速率分布函数在整个速率区间的积分为 1 确定常量 C；粒子的平均速率按照速率的统计平均值进行处理.

解：①速率分布曲线如图 5-4 所示.

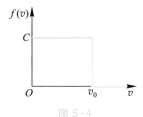

图 5-4

②由归一化条件 $\int_0^\infty f(v)\,dv = 1$，$\int_0^{v_0} C\,dv = 1$，得 $C = \frac{1}{v_0}$.

③ $\bar{v} = \int_0^\infty v f(v)\,dv = \int_0^{v_0} vC\,dv = \frac{C}{2}v_0^2 = \frac{1}{2}v_0$

（9）假设与水接触的油的表面张力系数为 $\sigma = 1.8 \times 10^{-2}$ N·m^{-1}，为了使 1.0×10^{-3} kg 的油滴在水面内散布成半径为 $r = 10^{-6}$ m 的小油滴，散布过程可以认为是等温过程，油的密度为 $\rho = 900$ kg·m^{-3}，求需做多少功.

分析：在等温条件下，当一个大的油滴在水面内散布成若干个小油滴时，由于表面积的增加，需要外力做功，外力做的功等于油滴表面能的增加. 在本题的计算过程中，有一个隐含条件就是在整个过程中油滴的质量不变.

解：设半径为 R 的大油滴等温地散布成 n 个小油滴，外力所做的功为

$$W = \sigma \Delta S = 4\sigma\pi(nr^2 - R^2)$$

由于质量不变，所以有 $m = n \cdot \frac{4}{3}\pi r^3 \rho = \frac{4}{3}\pi R^3 \rho$，整理得 $n = \frac{3m}{4\pi\rho r^3}$，$R = \left(\frac{3m}{4\pi\rho}\right)^{1/3}$，代入上式，

$$W = 4\sigma\pi(nr^2 - R^2)$$

$$= 4\pi\sigma\left[\frac{3m}{4\pi\rho r^3}r^2 - \left(\frac{3m}{4\pi\rho}\right)^{2/3}\right]$$

$$= 4\pi \times 1.8 \times 10^{-2} \times$$

$$\left[\frac{3 \times 1.0 \times 10^{-3}}{4\pi \times 900 \times 10^{-6}} - \left(\frac{3 \times 1.0 \times 10^{-3}}{4\pi \times 900}\right)^{2/3}\right] \text{J}$$

$$= 6.0 \times 10^{-2} \text{ J}$$

（10）如图 5-5 所示，在半径为 r 的毛细管中注入某种液体，液体完全润湿管壁，在毛细管下端形成一个液面，其形状可视为半径为 R 的球面的一部分，求管中液体柱的高度 h.

分析：A 处压强等于大气压 p_0 与附加压强 $2\sigma/R$ 之和. 由于水与毛细管完全润湿，B 处弯曲表面的曲率半径与毛细管的内半径相等，所以 B 处的压强等于大气压 p_0 与附加压强 $2\sigma/r$ 之差，再根据流体力学原理 $p_A - p_B = \rho g h$ 建立关系求解.

解：因为 $p_A = p_0 + \frac{2\sigma}{R}$，$p_B = p_0 - \frac{2\sigma}{r}$，$p_A - p_B = \rho g h$，所以有

$$h = \frac{p_A - p_B}{\rho g} = \frac{\frac{2\sigma}{R} + \frac{2\sigma}{r}}{\rho g} = \frac{2\sigma}{\rho g}\left(\frac{1}{R} + \frac{1}{r}\right)$$

六、习题

1. 选择题

（1）温度、压强相同的氦气与氧气，它们的分子平均动能 $\bar{\varepsilon}$ 和平均平动动能 $\bar{\varepsilon}_t$ 有如下关系（　　）.

A. $\bar{\varepsilon}$ 和 $\bar{\varepsilon}_t$ 均相等

B. $\overline{\varepsilon}$ 相等,而 $\overline{\varepsilon_t}$ 不相等

C. $\overline{\varepsilon_t}$ 相等,而 $\overline{\varepsilon}$ 不相等

D. $\overline{\varepsilon}$ 和 $\overline{\varepsilon_t}$ 都不相等

(2) 关于温度的意义,下列几种说法正确的是( ).

① 气体的温度是分子平均动能的量度.

② 气体的温度是大量气体分子热运动的集体表现,具有统计意义.

③ 温度的高低反映了物质内部分子热运动剧烈程度的不同.

④ 从微观上看,气体的温度表示每个气体分子的冷热程度.

A. ①、②、④   B. ①、②、③

C. ②、③、④   D. ①、③、④

(3) 如图 5-6 所示的速率分布曲线,( )图中的两条曲线是同一温度下氮气和氦气的分子速率分布曲线.

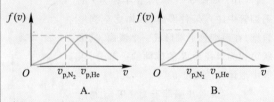

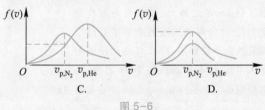

图 5-6

(4) 设某种气体分子的速率分布函数为 $f(v)$,则速率在 $[v_1,v_2]$ 区间的分子平均速率为( ).

A. $\int_{v_1}^{v_2} vf(v)\,\mathrm{d}v$

B. $v\int_{v_1}^{v_2} f(v)\,\mathrm{d}v$

C. $\int_{v_1}^{v_2} vf(v)\,\mathrm{d}v\,\Big/\,\int_{v_1}^{v_2} f(v)\,\mathrm{d}v$

D. $\int_{v_1}^{v_2} f(v)\,\mathrm{d}v\,\Big/\,\int_{0}^{\infty} f(v)\,\mathrm{d}v$

(5) 某种理想气体分子的平动自由度 $t=3$,转动自由度 $r=2$,振动自由度 $s=1$. 当气体的温度为 T 时,

一个分子的平均总能量和 1 mol 该种气体的内能为( ).

A. $7kT/2,7RT/2$ B. $5kT/2,5RT/2$

C. $3kT/2,3RT/2$ D. $kT/2,RT/2$

(6) 三个容器 A、B、C 中装有同种理想气体,其分子数密度 n 相同,而方均根速率 $v_{\mathrm{rms,A}}:v_{\mathrm{rms,B}}:v_{\mathrm{rms,C}}=1:2:3$,则其压强比 $p_A:p_B:p_C$ 为( ).

A. $1:2:3$ B. $1:4:6$

C. $1:4:9$ D. $3:2:1$

(7) 在一密闭容器中储有 A、B、C 三种理想气体,三种气体均处于平衡态. 气体 A 的分子数密度为 n_1,它产生的压强为 p_1,气体 B 的分子数密度为 $2n_1$,气体 C 的分子数密度为 $3n_1$,则混合气体的压强为( ).

A. $3p_1$ B. $4p_1$ C. $5p_1$ D. $6p_1$

(8) 矩形金属框结有一表面张力系数为 σ 的液膜,其可滑动的一边长为 l,如用力 F 使可动边匀速且无摩擦地拉开 Δx 的距离,则液膜的表面能比原来( ).

A. 增加了 Fl B. 没有增加

C. 增加了 $2\sigma l\Delta x$ D. 减少了 $2\sigma l\Delta x$

(9) 一半径为 R 的肥皂泡内空气的压强为( ).

A. $p_0+4\sigma/R$ B. $p_0+2\sigma/R$

C. $p_0-4\sigma/R$ D. $p_0-2\sigma/R$

(10) 日常生活中的毛细现象有( ).

A. 在匀速管中流体做稳定流动

B. 土壤提升地下水

C. 脱脂棉吸取药物

D. 灯芯吸引灯油

2. 填空题

(1) 若某种理想气体分子的方均根速率为 $v_{\mathrm{rms}}=\sqrt{\overline{v^2}}$,气体的压强为 p,则该气体的密度为_____.

(2) 容器中储有一定量的处于平衡态的理想气体,温度为 T,分子质量为 m_0,则分子速度在 x 方向的分量的平均值为_____.

(3) 处于平衡态的一瓶氮气与一瓶氦气的分子数密度相同,分子的平均平动动能也相同,则它们的_____相同.

(4) 体积为 10^{-3} m^3、压强为 10^5 Pa 的气体分子的平均平动动能的总和为_____.

(5) 一超声波源发射声波的功率为 10 W,假设工作 10 s,并且全部被 1 mol 的氧气吸收而用于增加其内

能,则氧气的温度升高_____K.(氧气分子可视为刚性分子.)

(6) 如图 5-7 所示的曲线为处于同一温度 T 时的氦(相对原子质量 4 u)、氖(相对原子质量 20 u)和氩(相对原子质量 40 u)三种气体分子的速率分布曲线. 其中曲线 a 是_____气分子的速率分布曲线;曲线 c 是_____气分子的速率分布曲线.

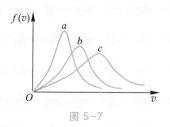

图 5-7

(7) 如图 5-8 所示为氢气和氧气在同一温度下的麦克斯韦速率分布曲线. 由图中的数据可得,氢气分子和氧气分子的最概然速率分别为_____、_____.

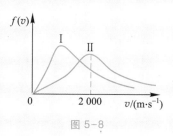

图 5-8

(8) 已知某种液体的表面张力系数为 σ,则恰好能把一个半径为 R 的细金属圆环从液体中拉出,所需要的力为_____.

(9) 把半径为 r 的许多小水滴,融合成半径为 R 的大水滴时,它们所释放的能量为_____.(假设水的表面张力系数为 σ.)

(10) 两根材料相同的毛细管 A 和 B 插入同一液体中,液面上升高度比为 $h_A : h_B = 2 : 3$,则毛细管半径比为 $r_A : r_B =$ _____.

3. 计算题

(1) 两个相同的容器中装有氢气,以一细玻璃管相连通,管中用一滴水银作为活塞,如图 5-9 所示. 当左边容器的温度为 0 ℃,而右边容器的温度为 20 ℃时,水银滴刚好在管的中央. 试问,当左边容器的温度由 0 ℃ 增加到 5 ℃,右边容器的温度由 20 ℃ 增加到 30 ℃ 时,水银滴是否会移动?如何移动?

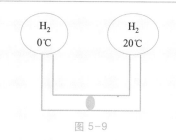

图 5-9

(2) 某房间打开空调后房内温度由 35 ℃ 下降到 26 ℃,试求打开空调前后房间内空气密度之比.(假设房间内空气压强视为不变.)

(3) 氢分子的质量为 3.32×10^{-27} kg,如果每秒有 10^{23} 个氢分子沿着与容器壁法线成 45° 的方向以 10^3 m·s^{-1} 的速率撞击面积为 2.0×10^{-2} m^2 的壁面(假设碰撞为完全弹性碰撞),求这些氢分子作用于此壁面的压强.

(4) 将 1 kg 氦气和质量为 m 的氢气混合,平衡后混合气体的内能是 2.5×10^6 J;氦分子平均动能是 6×10^{-21} J. 求氢气质量 m.

(5) 一质量为 16 g 的氧气系统,温度为 300 K. ①求其分子的平均平动动能、平均转动动能及系统的内能;②若温度上升至 400 K,气体的内能变化多少?

(6) 有 N 个气体分子,其速率分布如图 5-10 所示. 求:①常量 a;②速率在 $1.5v_0 \sim 2v_0$ 之间的分子数;③分子的平均速率.

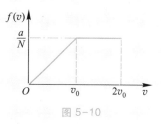

图 5-10

(7) 某气体在平衡温度 T_2 时的最概然速率与它在平衡温度 T_1 时的方均根速率相等,①求 T_2/T_1;②如果已知气体的压强和密度,试导出其方均根速率的表达式.

(8) 如图 5-11 所示,在盛有水的 U 形管中,细管和粗管的水面距离高度差 $\Delta h = 0.08$ m;粗管的内半径 $r_1 = 5$ mm,若完全润湿,且已知水的表面张力系数 $\sigma = 0.072$ N·m^{-1},求细管的内半径.

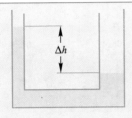

图 5-11

(9) 在水池底部形成直径为 $d = 4.0\ \mu m$ 的气泡, 当这气泡升到水面处时, 直径增大到原来的 1.1 倍, 求

水池的深度. 假设大气压 $p_0 = 1.013 \times 10^5\ Pa$, 水的表面张力系数 $\sigma = 0.072\ N \cdot m^{-1}$, 且视气体膨胀过程为等温过程.

(10) 假设树干外层是一些木质的细管(树液传输管), 每个细管都是均匀的圆柱体, 树液完全由毛细现象而上升, 接触角为 $45°$, 表面张力系数为 $0.05\ N \cdot m^{-1}$. 问高 20 m 的树, 木质管的最大半径是多少? (树液密度近似取为水密度.)

七、习题答案

1. 选择题

(1) D.　(2) B.　(3) B.　(4) C.　(5) A.

(6) C.　(7) D.　(8) C.　(9) A.

(10) B、C、D.

2. 填空题

(1) $\rho = \dfrac{3p}{\overline{v^2}}$.　(2) $\overline{v_x} = 0$.　(3) 温度、压强.

(4) $\displaystyle\sum_1^N \overline{\varepsilon_t} = 150\ J$.

(5) 4.81.　(6) 氩; 氮.

(7) $v_{p, H_2} = 2\ 000\ m \cdot s^{-1}$, $v_{p, O_2} = 500\ m \cdot s^{-1}$.

(8) $4\pi\sigma R$.　(9) $4\pi\sigma\left(\dfrac{R}{r} - 1\right)R^2$.　(10) $3 : 2$.

3. 计算题

(1) 会移动, 向左移动少许.　(2) 0.97.

(3) 23.5 Pa.　(4) $m = 0.53\ kg$.

(5) ①$\overline{\varepsilon_t} = 6.21 \times 10^{-21}\ J$, $\overline{\varepsilon_r} = 4.14 \times 10^{-21}\ J$, $U = 3.12 \times 10^3\ J$; ②$\Delta U = 1.04 \times 10^3\ J$.

(6) ①$a = \dfrac{2N}{3v_0}$; ②$\Delta N = \dfrac{1}{3}N$; ③$\overline{v} = \dfrac{11}{9}v_0$.

(7) ①$T_2 / T_1 = 3/2$; ②$\sqrt{\overline{v^2}} = \sqrt{3p/\rho}$.

(8) $1.77 \times 10^{-4}\ m$.　(9) 5 m.

(10) $3.6 \times 10^{-7}\ m$.

第六章　热力学基础

一、基本要求

1. 了解热力学的研究方法,理解功、热量、热容、准静态过程和内能等概念.

2. 掌握热力学第一定律,能熟练将其用于理想气体系统各等值过程的相应计算.

3. 理解循环过程、卡诺循环、热机效率以及制冷系数,并能进行计算.

4. 理解可逆过程、不可逆过程与热力学概率的内涵,理解热力学第二定律的统计意义.

5. 理解熵的概念和熵增加原理,并能计算熵变.

6. 了解人体的新陈代谢规律、自组织现象和耗散结构.

二、学习提示

1. 虽然热力学与气体分子动理论研究的对象都是热运动规律与热运动对热力学系统宏观性质的影响,但研究方法有所不同. 热力学是从能量守恒和转化的观点研究热现象,根据热现象的宏观规律即热力学第一定律、热力学第二定律,在不涉及物体微观结构的前提下,用严密的逻辑推理方法研究宏观物体热运动的性质. 学习本章内容时,要注意其与分子动理论的联系与区别,掌握热力学系统的宏观研究方法.

2. 热力学第一定律及其对理想气体的应用是本章的重点,因此必须抓住对热力学第一定律的理解和应用性的相关问题. 学习时注意对准静态过程、可逆过程、不可逆过程、循环过程、等值过程以及绝热过程等热力学过程概念的理解,同时注意功、热量以及内能的概念,尤其是对过程量——功和热量——不同能量传递形式的理解.

3. 在应用热力学第一定律计算理想气体等温、等压、等容过程和绝热过程中的功、热量及内能变化时,注意应把 p-V 图的定性分析与定量计算结合起来,达到准确理解、正确运用的目标.

4. 在正确理解与掌握热力学第一定律的同时,要注意满足热力学第一定律的过程并非都能实现,需考虑过程的方向性问题,即热力学第二定律. 学习时应关注热力学第二定律的实质与普遍意义,从微观上理解热力学概率与玻耳兹曼熵的物理意义,进而理解热力学第二定律的微观意义. 同时理解态函数熵的引入过程,并能正确运用克劳修斯熵与熵增加原理处理实际问题.

三、 学习要点

1. 准静态过程

热力学系统在状态变化中所经历的所有中间状态都无限接近平衡态的过程称为准静态过程,也称为平衡过程.

学习时应注意:

(a) 准静态过程是过程无限缓慢进行的理想过程,实际过程不可能无限缓慢进行,但相对于各状态参量的弛豫时间而言,若系统状态变化很慢,就可认为该过程是准静态过程. 在后面的相关应用中,其过程均按准静态过程处理.

(b) 在气体的三个状态参量 p、V 和 T 中,若其中两个参量是独立的,如 p、V,则准静态过程可用 p-V 图上的一条曲线表示,图上每个点均对应一个平衡态.

2. 功、热量、热容

做功与热传递都能使系统的内能发生改变,但本质上有所不同. 做功是通过宏观的有规则运动(如机械运动、电荷的定向移动等)转化为分子的热运动,而热传递是通过分子的无规则运动完成的. 功与热量都是过程量,也只有状态变化,才有功和热量. 作为传递能量的方式,两者完全等效,机械运动与热运动可以相互转化.

(1) 准静态过程中的功

$W = \int_{V_1}^{V_2} p \mathrm{d}V$,在数值上等于 p-V 图上过程曲线所包围的面积.

(2) 热容

热力学系统和外界的热传递将引起系统本身温度的变化,把系统吸收的热量 $\mathrm{d}Q$ 与系统升高的温度 $\mathrm{d}T$ 之比称为热容.

$$C = \frac{\mathrm{d}Q}{\mathrm{d}T}$$

热容分为摩尔热容、摩尔定容热容、摩尔定压热容. 实验证明,气体的摩尔热容 C 与热传递的具体过程有关,过程不同,C 值一般不同.

① 摩尔热容

1 mol 的理想气体状态变化过程中温度升高 1 K 所吸收的热量.

$$C = \frac{\mathrm{d}Q}{\mathrm{d}T}$$

② 摩尔定容热容

$$C_{V,\mathrm{m}} = \frac{\mathrm{d}Q_V}{\mathrm{d}T} = \frac{i}{2}R$$

③ 摩尔定压热容

$$C_{p,\mathrm{m}} = \frac{\mathrm{d}Q_p}{\mathrm{d}T} = \frac{i+2}{2}R$$

（3）迈耶公式

$$C_{p,\mathrm{m}} - C_{V,\mathrm{m}} = R$$

（4）摩尔热容比

$$\gamma = \frac{C_{p,\mathrm{m}}}{C_{V,\mathrm{m}}} = \frac{i+2}{i}$$

学习时应注意:

（a）学习时,注意掌握功、热量与温度的概念. 尽管做功与热传递都能使系统的状态发生变化,但其本质不同,做功是有规则的运动转化为分子热运动,而热传递是通过分子的无规则运动完成的. 功和热量都是过程量,只有状态变化才能有功和热量.

（b）注意理解热容、摩尔热容、摩尔定容热容、摩尔定压热容、迈耶公式以及摩尔热容比的含义,这些是完成热量、做功以及内能计算的基础.

3. 热力学第一定律

系统从外界吸收的热量,一部分使系统的内能增加,另一部分则用于对外界做功.

$$Q = U_2 - U_1 + W = \Delta U + W \quad （对于元过程 \mathrm{d}Q = \mathrm{d}U + \mathrm{d}W）$$

学习时应注意:

（a）热力学第一定律是包含热现象在内的能量守恒定律.

（b）在进行相关计算时,一定要注意热量 Q 与功 W 的正负号规定,当系统从外界吸收热量时,$Q>0$,向外界放热时,$Q<0$;系统对外界做功时,$W>0$,外界对系统做功时,$W<0$;系统内能增加时,$\Delta U>0$,系统内能减少时,$\Delta U<0$.

（c）热力学第一定律也可以表述为:第一类永动机是不可能

制造出来的.

4. 热力学第一定律在典型过程(表6-1)中的应用

表6-1　理想气体各种典型过程中的主要公式

过程	特征	过程方程	p-V图	系统做功 W	内能增加 ΔU	系统吸热 Q
等容过程	$V=$常量	$\dfrac{p}{T}=$常量	$B\,(p_2,V,T_2)$, $A\,(p_1,V,T_1)$	0	$\nu C_{V,m}(T_2-T_1)$	$\nu C_{V,m}(T_2-T_1)$
等压过程	$p=$常量	$\dfrac{V}{T}=$常量	$A\,(p,V_1,T_1)\to B\,(p,V_2,T_2)$	$p(V_2-V_1)$ 或 $\nu R(T_2-T_1)$	$\nu C_{V,m}(T_2-T_1)$	$\nu C_{p,m}(T_2-T_1)$
等温过程	$T=$常量	$pV=$常量	$A\,(p_1,V_1,T)$, $B\,(p_2,V_2,T)$	$\nu RT\ln\dfrac{V_2}{V_1}$ 或 $\nu RT\ln\dfrac{p_1}{p_2}$	0	$\nu RT\ln\dfrac{V_2}{V_1}$ 或 $\nu RT\ln\dfrac{p_1}{p_2}$
绝热过程	$Q=0$	$pV^{\gamma}=$常量 $TV^{\gamma-1}=$常量 $p^{\gamma-1}T^{-\gamma}=$常量	$A\,(p_1,V_1,T_1)$, $B\,(p_2,V_2,T_2)$	$\dfrac{p_1V_1-p_2V_2}{\gamma-1}$ 或 $\gamma C_{V,m}(T_2-T_1)$	$\gamma C_{V,m}(T_2-T_1)$	0

学习时应注意:

（a）内能 $U=U(T)$,是温度的单值函数.

（b）注意等容、等压、等温过程以及绝热过程的物理特征.

（c）理想气体物态方程 $pV=\nu RT$、热力学第一定律 $\mathrm{d}Q=\mathrm{d}U+p\mathrm{d}V$ 或 $Q=\Delta U+\displaystyle\int_{V_1}^{V_2}p\mathrm{d}V$ 以及 $C_{V,m}=\dfrac{\mathrm{d}Q_V}{\mathrm{d}T}=\dfrac{i}{2}R$、$C_{p,m}=\dfrac{\mathrm{d}Q_p}{\mathrm{d}T}=\dfrac{i+2}{2}R$ 是整个计算的基础,用于解决过程中能量的转化问题.

5. 循环过程

系统由某一状态出发,经过一系列过程,又回到原来状态的过程称为热力学循环过程,简称循环过程或循环. 循环过程在 p-V 图上可用一闭合曲线表示. 沿顺时针方向进行的循环称为正循环,反之为逆循环.

（1）热机效率

能从高温热源吸热并对外做功的系统或工作物质做正循环的机器称为热机. 把热机在一次循环过程中工作物质对外所做的净功 W 与从高温热源吸收的热量 Q_1 的比值定义为热机效率, 其表达式为

$$\eta = \frac{W}{Q_1} = \frac{Q_1 - Q_2}{Q_1}$$

由于 $Q_2 \neq 0$, 故热机效率 $\eta < 1$.

（2）制冷系数

能从低温热源吸热并将热量释放到高温热源的系统或工作物质做逆循环的机器称为制冷机. 把制冷机在一次循环过程从低温热源吸收热量 Q_2 与外界对工作物质做功 W 的比值定义为制冷系数, 其表达式为

$$\omega = \frac{Q_2}{W} = \frac{Q_2}{Q_1 - Q_2}$$

制冷系数 ω 的值可以大于 1.

学习时应注意:

（a）循环过程的重要特征是系统经历一个循环之后其内能不变, 即 $\mathrm{d}E = 0$.

（b）在计算热机效率与制冷系数时注意各个量的正负与单位.

6. 卡诺循环

在两个恒温热源（一个高温热源 T_1 和一个低温热源 T_2）之间工作, 由两个等温过程和两个绝热过程组成的循环.

卡诺热机的效率

$$\eta = \frac{W}{Q_1} = \frac{Q_1 - Q_2}{Q_1} = \frac{T_1 - T_2}{T_1} = 1 - \frac{T_2}{T_1}$$

卡诺制冷机的制冷系数

$$\omega = \frac{Q_2}{W} = \frac{Q_2}{Q_1 - Q_2} = \frac{T_2}{T_1 - T_2}$$

学习时应注意:

（a）卡诺循环是一种理想循环, 工作物质为理想气体, 其效率只与两个热源的温度 T_1、T_2 有关, 与理想气体的种类无关, 因此工作于相同高温与低温热源之间的一切卡诺热机循环效率相同, 且效率最高.

（b）提高高温热源的温度或降低低温热源的温度, 是提高热机效率的有效途径.

（c）由于 $T_1 \neq \infty$, $T_2 \neq 0$, 因此卡诺循环的效率不可能达

到 100%.

7. 可逆过程和不可逆过程

热力学系统由某一状态开始,经过某一过程达到另一状态,如果存在某一过程,能使系统和外界完全回到初始状态,此过程为可逆过程. 如果用任何方法都不可能使系统和外界完全恢复到初始状态,此过程为不可逆过程.

可逆过程的条件:一是此过程为过程无限缓慢的准静态过程;二是没有摩擦力、黏性力或其他耗散力做功,能量耗散效应可以忽略不计.

学习时应注意:

(a) 对可逆过程而言必须存在一个过程,能使系统和外界全部复原,也就是说,可逆过程产生的一切影响在可逆过程中完全消除. 无摩擦、无耗散、无限缓慢的准静态过程就是可逆过程,可见,可逆过程仅仅只是一个理想的过程而已,现实中不存在.

(b) 对于不可逆过程不能理解为系统不能回到初态,而是消除不了对外界的影响,与热现象有关的实际宏观过程都是不可逆过程.

8. 热力学第二定律

开尔文表述:不可能从单一热源吸取热量,使其全部转化为有用功而不产生其他影响.

克劳修斯表述:热量不可能自动地由低温物体传到高温物体.

学习时应注意:

(a) 热力学第二定律的开尔文表述与克劳修斯表述分别说明功变热过程和热传导过程的不可逆性. 两种表述具有等效性,其表述揭示了自然界的一条普遍规律:与热现象有关的实际宏观过程都是不可逆的,这也是热力学第二定律的实质.

(b) 要准确理解两种表述的物理实质,准确理解"不产生其他影响"和"自动"的含义.

(c) 热力学第二定律指出了自然过程进行的方向和限度,热力学第一定律说明了任何过程中能量必须守恒,而热力学第二定律则指出了并非所有遵循能量守恒定律的过程都能实现.

(d) 热力学第二定律具有统计意义,它与大量分子的无规则热运动有关,揭示了实际宏观过程的不可逆性. 任何与外界不发生任何相互作用的系统所发生的宏观过程,总是从概率小的宏观状态向概率大的宏观状态进行.

(e) 热力学第二定律只适用于宏观过程,不适用于少量分子的微观体系;只适用于有限范围,不能运用到无限的宇宙.

9. 卡诺定理

（1）在相同的高温热源和相同的低温热源之间工作的一切可逆热机,其效率都相等,并与工作物质无关,其效率为

$$\eta = 1 - \frac{T_2}{T_1}$$

（2）在相同的高温热源和相同的低温热源之间工作的一切不可逆热机,其效率都小于可逆热机的效率,其效率

$$\eta' < 1 - \frac{T_2}{T_1}$$

卡诺定理给出了提高热机效率的方法是尽可能地减少不可逆因素,增大高温、低温热源的温度差.

10. 熵与熵增加原理

（1）熵

存在一个这样的函数,它在始态、末态之间的增量为一确定值,等于初态和末态之间任意一个可逆过程的热温比 $\frac{\mathrm{d}Q}{T}$ 的积分,我们把这个态函数称为熵,并用 S 表示.

（2）克劳修斯熵

$$S_B - S_A = \int_A^B \frac{\mathrm{d}Q}{T} \quad （或 \ \mathrm{d}S = \frac{\mathrm{d}Q}{T}）$$

如果系统从初态 A 经历一个不可逆过程到达末态 B,为计算熵变,可以在初态、末态之间设想一个可逆过程,再利用上式进行计算.

（3）玻耳兹曼熵

熵 S 与热力学概率 Ω 有联系,Ω 值大的宏观态相对无序,S 值也大;Ω 值小的宏观态相对有序,S 值也小. 可用下式表示:

$$S = k\ln \Omega$$

学习时应注意:

（a）熵是系统状态的函数,系统平衡态确定之后,熵也随之确定,且与路程无关.

（b）熵具有可加性.

（c）熵值具有相对性,在进行计算时,若要求出系统在某状态的熵值,首先要选定某一参考状态,并假设其熵值为零,计算 $S_{求} - S_{参}$.

（d）熵是态函数,对于确定的两个状态,无论是通过可逆过程还是不可逆过程,其熵的变化相同.

11. 熵增加原理

孤立系统的可逆过程,其熵不变;孤立系统中的不可逆过程,

其熵要增加;就是说对于一个孤立系统的熵永不减少,即

$$dS \geq 0$$

学习时应注意:

(a)对于一个处于非平衡态的孤立系统,所经历的过程是逐渐向平衡态过渡的,在此过程中熵要增加,达到平衡态时,系统的熵达到最大.因此,熵增加原理可用于进行过程的方向和限度的判定.

(b)熵增加原理只对孤立系统或绝热过程成立.

12.生命系统中的热力学结构

(1)新陈代谢

生物体从环境摄取营养物质并将其转化为自身物质,同时将自身原有组成物质转化为废物排出到环境中的不断更新的过程.

新陈代谢是生物体内全部化学变化的总称,其中的化学变化一般都是在酶的催化作用下进行的,它包括物质代谢和能量代谢两个方面.在新陈代谢中既有同化作用,又有异化作用.

(2)自组织现象

自组织现象是自然界中(或生命过程中)自发形成的宏观有序现象.

(3)耗散结构

一个需要不断消耗外界能量和物质来形成和维持的宏观时空有序结构称为耗散结构,其特征是:

① 存在于开放系统中,依靠与外界的能量和物质交换产生负熵流,使系统的熵减少形成有序结构.

② 保持远离平衡态.

③ 系统内部存在着非线性相互作用.

四、解题要点

1.在利用热力学第一定律解决状态变化过程中的内能、热量和功等问题时,应当注意内能、热量与功的单位,同时注意 ΔU、Q、W 的正负号规定:当系统从外界吸收热量时,$Q > 0$,向外界放热时,$Q < 0$;系统对外界做功时,$W > 0$,外界对系统做功时,$W < 0$;系统内能增加时,$\Delta U > 0$,系统内能减少时,$\Delta U < 0$.为计算方便,要把 p-V 图的定性分析和定量计算结合起来,简化计算过程.

2.在求解热机效率与制冷系数问题时,公式 $\eta = 1 - Q_2/Q_1$ 和 $\omega = Q_2/(Q_1 - Q_2)$ 对所有过程都成立,注意 Q_1 是指循环系统各过程从外界吸收的总热量,Q_2 是系统放出的总热量.若要计算卡诺

循环的热机效率与制冷系数,则利用公式 $\eta = 1 - \dfrac{T_2}{T_1}$ 和 $\omega = \dfrac{T_2}{T_1 - T_2}$,$T_1$ 和 T_2 分别表示高温与低温热源对应的温度.

3. 在进行熵的计算时,注意熵的态函数性质,对于两个确定的状态,无论是通过可逆过程还是不可逆过程,熵的变化相同. 对于不可逆过程,可以设想一个可逆过程把不可逆过程的初态和末态连接起来,由可逆过程中熵变的定义 $S_2 - S_1 = \displaystyle\int_{Q_1}^{Q_2} \dfrac{\mathrm{d}Q}{T}$ 进行求解,其结果就是不可逆过程的熵变.

五、典型例题指导

1. 选择题

(1) 使热力学系统由一状态转换为另一状态,系统内能发生变化,可采用的方法是(　　).

　　A. 对系统加热　　　　　　B. 对系统做功

　　C. 既加热又做功　　　　　D. 加热做功都不行

分析与解答: 要使系统的内能发生改变,通过对系统加热、做功或既加热又做功均可. 故答案为 A、B、C.

(2) 质量为 m 的理想气体,由状态 $A(p_1, V_1, T_1)$ 经过等温过程达到状态 $B(p_2, V_2, T_1)$,所做的功为(　　).

　　A. $p_2 V_2 - p_1 V_1$　　　　B. $\dfrac{1}{2}(p_2 V_2 - p_1 V_1)$

　　C. $\dfrac{m}{M} R T_1$　　　　　D. $\dfrac{m}{M} R T_1 \ln \dfrac{V_2}{V_1}$

分析与解答: 理想气体在等温过程中,当系统从状态 A 变到状态 B 时,系统对外界做功为 $W = \displaystyle\int_{V_1}^{V_2} p\,\mathrm{d}V = \dfrac{m}{M} R T \displaystyle\int_{V_1}^{V_2} \dfrac{\mathrm{d}V}{V} = \dfrac{m}{M} R T_1 \ln \dfrac{V_2}{V_1}$. 故答案为 D.

(3) 在等温、等容、等压三种过程中,将相同的热量传递给物质的量相同的某种理想气体,(　　)中气体对外做功最多.

　　A. 等温过程　　　　　　　B. 等压过程

　　C. 等容过程　　　　　　　D. 三者相同

分析与解答: 在等温、等压与等容过程中,由于等温过程中系统的内能保持不变,因此所吸收的热量全部用来对外做功. 故答案为 A.

(4) 下列说法正确的是(　　).

　　A. 物体的温度越高,热量越多

　　B. 物体的温度越高,内能越多

　　C. 功可以完全变成热,但热不能完全变成功

　　D. 热量只能从高温物体传到低温物体,不能从低温物体传到高温物体

　　E. 可逆过程就是能沿反方向进行的过程,不可逆过程就是不能沿反方向进行的过程

分析与解答: 热量是热传递过程中所传递的能量的量度,是过程量,与一定过程相对应,单一状态的热量无意义. 所以 A 不正确.

内能是组成物体的所有分子的动能与势能的总和,是温度的单值函数,是状态量,只与状态有关. 所以 B 正确.

如果有外界的帮助(如做功等),热能够完全变成功;功也可以完全变成热,但热不能够自动地完全变成功. 所以 C 不正确.

热量可以自动地从高温物体传到低温物体,不能自动地由低温物体传到高温物体,但在外界帮助下,热能从低温物体传到高温物体. 所以 D 不正确.

一个系统由某一状态出发,经历某一过程到达另一状态,如果存在另一过程,它能够消除原过程对外界的一切影响而使系统和外界同时回到原来的状态,这样的过程就是可逆过程. 而用任何方法都不能使系统和外界同时回到原来的状态,这样的过程就是不可逆过程. 有些过程虽能够沿反方向进行,系统能回到原状态,但外界没有同时恢复原状态,还是不可逆过程.

所以 E 不正确.

(5) 如图 6-1 所示,一定质量的理想气体从体积 V_1 膨胀到体积 V_2,分别经历的过程是:$A \to B$ 等压过程,$A \to C$ 等温过程,$A \to D$ 绝热过程,其中吸热最多的过程( ).

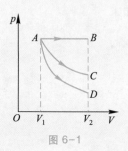

图 6-1

A. 是 $A \to B$

B. 是 $A \to C$

C. 是 $A \to D$

D. 既是 $A \to B$ 也是 $A \to C$,两过程吸热一样多

分析与解答:根据热力学第一定律 $Q = U_2 - U_1 + W$,系统从外界吸收的热量等于内能的增加和系统对外做功之和.

在绝热过程 $A \to D$ 中,理想气体不与外界进行热量交换,即 $Q_{AD} = 0$.

在等压过程 $A \to B$ 中,理想气体吸热的一部分用于增加内能,另一部分用于对外做功.

在等温过程 $A \to C$ 中,理想气体吸热全部用于对外做功,功的大小等于 p-V 图上过程曲线所包围的面积.

显然在 $A \to B$,即等压过程中,气体吸取的热量不仅用于增加内能,还要对外做功,即吸热最多. 故选 A.

(6) 对于室温下的单原子分子理想气体,在等压膨胀情况下,系统对外所做的功与从外界吸收的热量之比 W/Q 等于( ).

A. 2/3   B. 1/2

C. 2/5   D. 2/7

分析与解答:根据等压条件下 $W = \dfrac{m}{M} R \Delta T$,$Q = \dfrac{m}{M} \dfrac{i+2}{2} R \Delta T$,$\dfrac{W}{Q} = \dfrac{2}{i+2} = \dfrac{2}{5}$. 故答案为 C.

(7) 压强、体积、温度都相等的常温下的氧气与氢

气,分别在等压过程中吸收了相等的热量,它们对外做功之比为( ).

A. 1 : 1   B. 5 : 9

C. 5 : 7   D. 9 : 5

分析与解答:根据在等压过程中 $Q_p = \dfrac{m}{M} \dfrac{i+2}{2} R \Delta T$ 与 $pV = \dfrac{m}{M} RT$,可得 $\dfrac{5+2}{2} \Delta T_{O_2} = \dfrac{3+2}{2} \Delta T_{He}$,对外做功之比为 5 : 7. 故答案为 C.

(8) 一台工作于温度分别为 327 ℃ 和 27 ℃ 的高温热源与低温热源之间的卡诺热机,每经历一个循环吸热 2 000 J,则对外做功为( ).

A. 2 000 J   B. 1 000 J

C. 4 000 J   D. 500 J

分析与解答:热机循环效率 $\eta = \dfrac{W}{Q_{吸}}$,卡诺热机效率 $\eta = 1 - \dfrac{T_2}{T_1}$,可得 $W = \left(1 - \dfrac{T_2}{T_1}\right) Q_{吸}$,代入数据可得 $W = \left(1 - \dfrac{300}{600}\right) \times 2\,000 \text{ J} = 1\,000 \text{ J}$. 故答案为 B.

(9) 自然界的一切过程( ).

A. 都是可逆过程

B. 都是不可逆过程

C. 两种过程都有

D. 可逆过程比不可逆过程少

分析与解答:自然界的一切过程都是不可逆过程. 故答案为 B.

(10) 根据热力学第二定律,判断下列说法中正确的是( ).

A. 不可能从单一热源吸收热量使之全部变成有用功

B. 功可以完全变成热,但热不能自动地全部变成功

C. 理想气体自由绝热膨胀过程中熵增加

D. 热量不可能从低温物体传到高温物体

分析与解答:根据热力学第二定律的两种表述,可确定 A、D 是错误的;理想气体自由绝热膨胀过程中,熵值不变,故 C 错. 故答案为 B.

2. 填空题

(1) 热力学中的达到平衡态是指_____.

分析与解答:根据平衡态的定义进行解答,应填

入"在不受外界影响的条件下,系统的宏观性质不随时间改变的状态".

（2）在热力学 $p-V$ 图上,系统的某一平衡态用_____来表示;系统的某一平衡过程用_____来表示;系统的某一循环过程用_____来表示.

分析与解答:在热力学 $p-V$ 图上,某一平衡态可以用图上的一个点来表示,某一过程用图上一条曲线来表示,某一循环过程用一条封闭曲线来表示,题中应分别填入"一个点""一条线""一条封闭曲线".

（3）在压强 $p=1.5\times10^{5}$ Pa 不变的情况下,体积由 0.1 m^{3} 变化到 0.5 m^{3} 时,系统吸收热量为 9.0×10^{4} J,那么系统内能变化为_____.

分析与解答:根据热力学第一定律 $dQ=dU+dW$,将数据代入可得系统内能变化为 3.0×10^{4} J.

（4）如图 6-2 所示,一定量的理想气体,由状态 A 到状态 B,且它们的压强相等,在状态 A 和状态 B 之间,气体无论经过什么过程,气体内能必然_____.

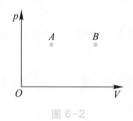

图 6-2

分析与解答:由 $p-V$ 图和 $\dfrac{p_{A}V_{A}}{T_{A}}=\dfrac{p_{B}V_{B}}{T_{B}}$ 可知,$p_{A}V_{A}<p_{B}V_{B}$,即 $T_{A}<T_{B}$,$U_{A}<U_{B}$,说明气体由状态 A 变化到状态 B,内能必然增加.

（5）有两个容积相同的容器,一个盛有氦气,另一个盛有氢气（均视为刚性分子）,它们的压强和温度都相等. 现将 5 J 的热量传给氢气,使氢气的温度升高;如果使氦气也升高同样的温度,则应向氦气传递的热量是_____.

分析与解答:由于体积、压强和温度都相等,根据理想气体物态方程 $pV=\dfrac{m}{M}RT$,故可得 $\dfrac{m_{H_{2}}}{M_{H_{2}}}=\dfrac{m_{He}}{M_{He}}$ 相等.

考虑到 $\Delta Q=\dfrac{m}{M}C_{V,m}\Delta T$,可得 $5=\dfrac{m_{H_{2}}}{M_{H_{2}}}\cdot\dfrac{5}{2}\Delta T$,$\Delta Q_{He}=\dfrac{m_{He}}{M_{He}}\dfrac{3}{2}\Delta T=2\times\dfrac{3}{2}$ J$=3$ J

（6）16 g 的氧气在 400 K 温度下等温压缩,气体放出的热量为 1 152 J,则被压缩后的体积为原体积的_____倍,而压强为原来压强的_____倍.

分析与解答:根据 $\Delta Q=\dfrac{m}{M}RT\ln\dfrac{V_{2}}{V_{1}}$ 可得,$\ln\dfrac{V_{2}}{V_{1}}=$

$-1\ 152\times\dfrac{32}{16}\times\dfrac{1}{8.31\times400}=-0.693$,$V_{2}=0.5V_{1}$,根据 $\dfrac{m}{M}RT$,得 $p_{2}=2p_{1}$.

（7）一定量的氧气,经绝热过程,体积变为原来的五分之一. 若初始温度为 27 ℃,压强为 1×10^{5} Pa,则压缩后的压强为_____Pa,温度为_____K.

分析与解答:将氧气比热容比以及相关数据代入绝热方程 1×10^{5} Pa$\times V^{1.4}=p_{2}\left(\dfrac{V}{5}\right)^{1.4}$,$300$ K$\cdot V^{1.4-1}=$ $T_{2}\left(\dfrac{V}{5}\right)^{1.4-1}$ 可得 $p_{2}=9.52\times10^{5}$ Pa,$T_{2}=571$ K.

（8）以一定量的理想气体为工作物质,在图 6-3 中进行图示的循环过程. 图中 $a\to b$ 及 $c\to d$ 为两个绝热过程,则循环过程为_____循环,其效率为_____.

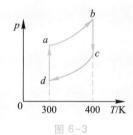

图 6-3

分析与解答:由两个等温过程和两个绝热过程组成的循环为卡诺循环. 根据卡诺循环热机的效率公式可得 $\eta=1-\dfrac{T_{2}}{T_{1}}=1-\dfrac{300}{400}=25\%$.

（9）某热力学系统从状态 1 变化到状态 2. 如果状态 2 的热力学概率是状态 1 的热力学概率的 2 倍,则系统熵的增量为_____.

分析与解答:这是一个利用玻耳兹曼关系 $S=k\ln\Omega$ 计算系统熵变的习题. 因为 $S_{1}=k\ln\Omega_{1}$、$S_{2}=k\ln\Omega_{2}$,则 $\Delta S=S_{2}-S_{1}=k\ln\dfrac{\Omega_{2}}{\Omega_{1}}=k\ln 2=9.57\times10^{-24}$ J·K^{-1}.

（10）2 mol 的理想气体,经历一可逆等温过程,

体积从 V_1 膨胀到 $2V_1$,设温度为 300 K,其熵变为_____.

分析与解答:在等温过程中,$\Delta U = 0$,$\Delta S = \dfrac{\displaystyle\int_{V_1}^{V_2} p\,\mathrm{d}V}{T} =$

$\dfrac{\nu RT \displaystyle\int_{V_1}^{V_2} \dfrac{\mathrm{d}V}{V}}{T} = \nu R \ln 2 = 11.5\ \mathrm{J \cdot K^{-1}}$.

3. 计算题

(1) 一般情况下,许多物质的摩尔定压热容可以表示为 $C_{p,m} = a + 2bT - cT^3$,式中 a、b、c 为常量,试求:①在等压情况下,1 mol 物质的温度从 T_1 上升到 T_2 时吸收的热量;②在温度 T_1 和 T_2 之间的平均摩尔定压热容.

分析:在温度比较低时,可以认为摩尔定压热容是常量,不随温度而变化,实际情况并非如此. 本题作为一个实际应用范例,给出了实际应用中的模型,具有一定的指导意义. 有关等压条件下,系统吸热与平均摩尔定压热容的计算则按其定义进行求解.

解:① $\nu = 1$ mol 物质的温度从 T_1 上升到 T_2 时吸收的热量

$$Q_p = \nu \int_{T_1}^{T_2} C_{p,m}\,\mathrm{d}T = \nu \int_{T_1}^{T_2} (a + 2bT - cT^3)\,\mathrm{d}T$$

$$= \nu \left[a(T_2 - T_1) + b(T_2^2 - T_1^2) - \frac{1}{3}c(T_2^3 - T_1^3) \right]$$

② 在温度 T_1 和 T_2 之间的平均摩尔定压热容

$$\overline{C_{p,m}} = \frac{Q_p}{\nu(T_2 - T_1)} = \frac{\nu \displaystyle\int_{T_1}^{T_2} C_{p,m}\,\mathrm{d}T}{\nu(T_2 - T_1)}$$

$$= a + b(T_2 + T_1) - \frac{1}{3}c(T_2^2 + T_2 T_1 + T_1^2)$$

(2) 在一个密闭的实验室内有 42 名学生,假设每名学生新陈代谢产生热量的功率为 13.0 W,实验室长 17.0 m,宽 9.0 m,高 3.5 m,实验室的初始温度为 15 ℃,压强为 1.013×10^5 Pa. 如果新陈代谢热量全部被吸收,问 140 min 后实验室温度升高多少?(取空气 $C_{V,m} = 5R/2$.)

分析:本题首先是考查学生对新陈代谢所产生的热量的理解,题中每名学生新陈代谢产生热量的功率就是每秒钟人体辐射的热量. 其次在等容条件下,环境吸收的热量也就是所有学生辐射的热量.

解:42 人 140 min 放出的热量

$$Q = 42 \times 140 \times 60 \times 13\ \mathrm{J} = 4.59 \times 10^6\ \mathrm{J}$$

考虑在等容条件下

$$Q_V = \nu C_{V,m} \Delta T = \nu \cdot \frac{5}{2} R \Delta T = \frac{p_0 V_0}{T_0} \cdot \frac{5}{2} \Delta T$$

$$\Delta T = \frac{2 T_0 Q_V}{5 p_0 V_0} = \frac{2 \times 288 \times 4.59 \times 10^6}{5 \times 1.013 \times 10^5 \times 17 \times 9 \times 3.5}\ \mathrm{K} = 9.7\ \mathrm{K}$$

(3) 如图 6-4 所示,系统由 a 沿 acb 到达 b,有 80 J 的热量传入系统,而系统做功 30 J.①沿 adb 时系统做功 10 J,问有多少热量传入系统?②当系统由 b 沿曲线 ba 到达 a 时,外界对系统做功 20 J,试问系统吸热还是放热?其热量为多少?

分析:本题是热力学第一定律、状态量——内能与过程量——热量和功的应用性问题. 利用热力学第一定律中内能、热量与功的计算方法进行求解.

解:① 系统由 a 沿 acb 到达 b 时

$$\Delta U_{ab} = Q_{acb} - W_{acb} = (80 - 30)\ \mathrm{J} = 50\ \mathrm{J}$$

系统沿 adb 到达 b 时

$$Q_{adb} = \Delta U_{ab} + W_{adb} = (50 + 10)\ \mathrm{J} = 60\ \mathrm{J}$$

② 当系统由 b 沿曲线 ba 到达 a 时

$$Q_{ba} = \Delta U_{ba} + W_{ba} = -\Delta U_{ab} + W_{ba} = [-50 + (-20)]\ \mathrm{J} = -70\ \mathrm{J}$$

故系统放热 70 J.

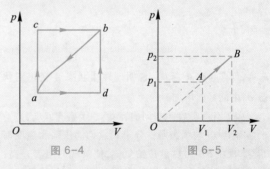

图 6-4　　　　　图 6-5

(4) 如图 6-5 所示,1 mol 的双原子分子理想气体从状态 $A(p_1, V_1)$ 沿 p-V 图所示实线变化到状态 $B(p_2, V_2)$,试求:①气体内能的增量;②气体对外界所做的功;③气体吸收的热量;④此过程的摩尔热容.

分析:此题属于热力学第一定律的应用性问题,涉及系统内能、功、吸热以及热容等内容. 首先利用理想气体物态方程,导出状态 A 与状态 B 两个状态的温度表达式,利用摩尔热容内能公式、功的计算公式、热力学第一定律以及摩尔热容的定义进行求解.

解：① 根据理想气体物态方程 $pV=\dfrac{m}{M}RT$ 可得

$$T_A=\dfrac{M}{mR}p_1V_1,\qquad T_B=\dfrac{M}{mR}p_2V_2,$$

则内能增量为

$$\begin{aligned}\Delta U_{AB}&=\dfrac{m}{M}C_{V,m}\Delta T\\&=\dfrac{m}{M}\left(\dfrac{i}{2}R\right)(T_B-T_A)\\&=\dfrac{5}{2}(p_2V_2-p_1V_1)\end{aligned}$$

② 由体积功的几何性质可得

$$W_{AB}=\dfrac{1}{2}p_BV_B-\dfrac{1}{2}p_AV_A=\dfrac{1}{2}(p_2V_2-p_1V_1)$$

③ 根据热力学第一定律可得

$$\begin{aligned}\Delta Q_{AB}&=\Delta U_{AB}+W_{AB}\\&=3(p_BV_B-p_AV_A)=3\dfrac{m}{M}R\Delta T_{AB}\end{aligned}$$

④ 根据热容的定义得

$$C=\dfrac{\Delta Q_{AB}}{\dfrac{m}{M}\Delta T_{AB}}=3R$$

（5）假设 1 mol 理想气体的过程如图 6-6 所示，求压强 p 与温度 T 的关系式.

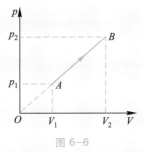

图 6-6

分析：根据图示写出压强与体积的函数关系，再联立理想气体物态方程就可得到 p 与 T 之间的关系式.

解：由图以及理想气体物态方程可得

$$p=\dfrac{p_2-p_1}{V_2-V_1}V,\qquad pV=\dfrac{m}{M}RT$$

两方程联立，消去体积 V，并考虑 $\dfrac{m}{M}=1$ mol，得

$$p^2=\dfrac{p_2-p_1}{V_2-V_1}\dfrac{m}{M}RT$$

即压强 p 与温度 T 的关系式为

$$p^2=\dfrac{p_2-p_1}{V_2-V_1}RT$$

（6）如图 6-7 所示，质量为 2.8 g、温度为 300 K、压强为 1 atm（1 atm $=1.013\times10^5$ Pa）的氮气，先使其等压膨胀到原来体积的 2 倍，再等容变化，使压强加倍，最后等温膨胀，使压强降到 1 atm. 求全过程中：①氮气做的功；②内能的变化；③吸收的热量.

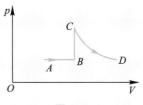

图 6-7

分析：首先利用理想气体物态方程确定温度、压强与体积之间的关系，再利用各过程中，功、内能与热量的关系式进行计算. 对于等压过程，$V_A/T_A=V_B/T_B$，由于 $V_B=2V_A$，可得 $T_B=2T_A$；对于等容过程，$p_B/T_B=p_C/T_C$，由于 $p_A=p_B$，$p_C=2p_A=2$ atm，可得 $T_C=2T_B=4T_A$；对于等温膨胀，$p_CV_C=p_DV_D$，$p_D=1$ atm，可得 $V_D=4V_A$.

解：① 求全过程中氮气做的功. 依据题意，并结合理想气体物态方程，有

$$p_AV_A=\dfrac{m}{M}RT_A,\qquad p_DV_D=\dfrac{m}{M}RT_D$$

$$\begin{aligned}W_{AD}&=p_A\Delta V+\dfrac{m}{M}RT_C\ln\dfrac{p_C}{p_D}\\&=p_AV_A+4p_AV_A\ln 2\\&=\dfrac{m}{M}RT_A(1+4\ln 2)\\&=\dfrac{2.8\times10^{-3}}{28\times10^{-3}}\times8.31\times300(1+4\ln 2)\text{ J}\\&=940.5\text{ J}\end{aligned}$$

② 全过程中氮气内能的变化为

$$\begin{aligned}\Delta U&=\dfrac{m}{M}\left(\dfrac{i}{2}R\right)\Delta T_{AD}\\&=\dfrac{2.8\times10^{-3}}{28\times10^{-3}}\times\dfrac{5}{2}\times8.31\times3\times300\text{ J}\\&=1\,869.8\text{ J}\end{aligned}$$

③ 全过程中氮气吸收的热量为

$$Q_{AD} = \frac{m}{M}\left(\frac{i+2}{2}\right)R\Delta T_{AB} + \frac{m}{M}\left(\frac{i}{2}\right)R\Delta T_{BC} + \frac{m}{M}RT_C\ln\frac{p_C}{p_D}$$

$$= \frac{m}{M}\left(\frac{i+2}{2}\right)RT_A + \frac{m}{M}\left(\frac{i}{2}\right)R\cdot 2T_A + \frac{m}{M}R\cdot(4T_A)\ln\frac{p_C}{p_D}$$

$$= \frac{m}{M}RT_A\left(\frac{5+2}{2} + 2\cdot\frac{5}{2} + 4\ln 2\right)$$

$$= \frac{2.8\times10^{-3}}{28\times10^{-3}}\times 8.31\times 300\times\left(\frac{7}{2} + 5 + 4\ln 2\right) \text{ J}$$

$$= 2\,810.3 \text{ J}$$

(7) 一卡诺热机在 1 000 K 和 300 K 的两个热源之间工作,试计算:①热机效率;②若低温热源不变,要使热机效率提高到 80%,则高温热源温度需提高多少?③若高温热源不变,要使热机效率提高到 80%,则低温热源温度需降低多少?

分析:本题是卡诺循环热机效率应用性问题,对于卡诺循环,热机效率仅与高温热源与低温热源的热力学温度有关,即 $\eta = 1 - T_2/T_1$.

解:① 卡诺热机效率 $\eta = 1 - \frac{T_2}{T_1} = 1 - \frac{300}{1\,000} = 70\%$.

② 低温热源不变,$\eta = 1 - \frac{T_2}{T_1'} = 80\%$,$T_1' = 1\,500$ K,即高温热源温度需提高 500 K.

③ 高温热源不变,$\eta = 1 - \frac{T_2'}{T_1} = 80\%$,$T_2' = 200$ K,即低温热源温度需降低 100 K.

(8) 有一夏季运行的空调,以 2 000 J·s^{-1} 的速度将室内热量排到室外,已知室温为 27 ℃,室外温度为 37 ℃,求空调所需的最小功率.

分析:卡诺循环的制冷机效率最高,即制冷系数最大,该系数仅与两个热源的温度有关. 同时,注意题中给出的排热速度实质上就是排热功率.

解:卡诺制冷机的制冷系数为

$$\omega = \frac{Q_2}{W} = \frac{T_1}{T_1 - T_2}$$

空调需要的最小功率为

$$W = \frac{T_1 - T_2}{T_1}Q_2 = \frac{10}{310}\times 2\,000 \text{ J}\cdot\text{s}^{-1}$$

$$= 64.5 \text{ J}\cdot\text{s}^{-1} = 64.5 \text{ W}$$

(9) 一定质量的气体在某一状态时的热力学概率为 Ω_1,假设气体的温度与压强保持不变,问当气体质量增大 n 倍时的热力学概率 Ω_2 是多少?

分析:质量和熵为广延量,具有可加性,即当 $m\to nm$ 时,$S\to nS$,然后利用玻耳兹曼熵进行求解,就可得到热力学概率.

解:当质量为 m 时

$$S_1 = k\ln\Omega_1$$

当质量为 nm 时

$$S_2 = k\ln\Omega_2 = nS_1$$

两者相比可得

$$\frac{S_2}{S_1} = n = \frac{\ln\Omega_2}{\ln\Omega_1}$$

整理得

$$\Omega_2 = \Omega_1^n$$

(10) 有两个相同体积的容器,均装有 $\nu = 1$ mol 的水. 两容器初始温度分别为 T_1 和 T_2,且 $T_1 > T_2$,令其进行接触,最后达到相同温度 T,求熵的变化.(假设水的摩尔热容为 C_m.)

分析:这是一个热平衡问题中的熵变计算问题,对于均装有 1 mol 的水、体积相同的两个容器,首先计算平衡后的温度,再利用熵的叠加性质计算总熵的变化.

解:由于是两个体积相同的容器,并设平衡后的温度为 T,故有

$$\nu C_m(T - T_2) = \nu C_m(T_1 - T)$$

整理得

$$T = \frac{T_1 + T_2}{2}$$

两个容器中的总熵变

$$\Delta S = \nu\int_{T_1}^{T}\frac{C_m dT}{T} + \nu\int_{T_2}^{T}\frac{C_m dT}{T}$$

$$= \nu C_m\left(\ln\frac{T}{T_1} + \ln\frac{T}{T_2}\right)$$

$$= \nu C_m\ln\frac{T^2}{T_1 T_2}$$

$$= \nu C_m\ln\frac{(T_1 + T_2)^2}{4T_1 T_2}$$

六、习题

1. 选择题

（1）一定量的理想气体，经历某过程后，温度升高了. 则根据热力学定律可以断定（　　）.

　　A. 该理想气体系统在此过程中吸热

　　B. 该理想气体系统的内能增加了

　　C. 在此过程中外界对该理想气体系统做了正功

　　D. 在此过程中理想气体系统既从外界吸收了热量，又对外做了功

（2）一定量的理想气体吸收了一定的热量，则（　　）.

　　A. 内能增大

　　B. 若气体对外不做功，则温度一定升高

　　C. 体积一定增大

　　D. 温度一定升高

（3）图 6-8 为质量一定的某理想气体的状态图，由初态 a 经过两个过程到达末态 c，其中 abc 为等温过程，则（　　）.

　　A. adc 也是一个等温过程

　　B. adc 过程和 abc 过程吸收的热量相等

　　C. adc 过程和 abc 过程做功相同

　　D. adc 过程和 abc 过程气体内能变化相同

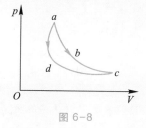

图 6-8

（4）在下列理想气体过程中，哪些过程可能发生？（　　）

　　A. 等容加热时，内能减少，同时压强升高

　　B. 等温压缩时，压强升高，同时内能增加

　　C. 绝热压缩时，压强升高，同时内能增加

　　D. 等压压缩时，内能增加，同时吸热

（5）用公式 $\Delta U = \nu C_{V,m} \Delta T$ 计算理想气体内能增量，此式（　　）.

　　A. 适用于一切始终为平衡态的过程

　　B. 只适用于等容过程

　　C. 适用于一切准静态过程

　　D. 只适用于准静态的等容过程

（6）一定量的某理想气体起始温度为 T，体积为 V，该气体在下面循环过程中经历下列三个平衡过程：①绝热膨胀到体积为 $2V$；②等容变化使温度恢复到 T；③等温压缩到原来的体积 V，则整个循环过程中，气体（　　）.

　　A. 向外界放热　　　　B. 对外界做正功

　　C. 内能增加　　　　D. 内能减少

（7）用下列两种方法：①使系统高温热源温度 T_1 升高 ΔT；②使系统低温热源温度 T_2 减低同样的 ΔT 值，分别可使得卡诺循环的效率升高 $\Delta \eta_1$ 和 $\Delta \eta_2$，两者相比（　　）.

　　A. $\Delta \eta_1 > \Delta \eta_2$　　　　B. $\Delta \eta_2 > \Delta \eta_1$

　　C. $\Delta \eta_1 = \Delta \eta_2$　　　　D. 无法确定哪个大

（8）两个卡诺热机的循环曲线如图 6-9 所示，一个工作在温度 T_1 和 T_3 的两个热源之间，另一个工作在 T_2 和 T_3 的两个热源之间，已知这两个循环曲线所包围的面积相等，由此可知（　　）.

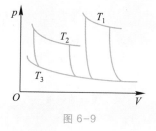

图 6-9

　　A. 两个热机的效率一定相等

　　B. 两个热机从高温热源吸收的热量一定相等

　　C. 两个热机向低温热源放出的热量一定相等

　　D. 两个热机吸收的热量与放出的热量的差值一定相等

（9）关于可逆过程和不可逆过程，正确的是（　　）.

　　A. 可逆过程一定是准静态过程

　　B. 准静态过程一定是可逆过程

　　C. 不可逆过程就是不能向相反方向进行的过程

　　D. 凡有摩擦的过程，一定是不可逆过程

（10）1 mol 单原子理想气体从初态（V_1、p_1、T_1）准

静态绝热压缩到体积为 V_2,其熵( ).

A. 增大   B. 减少

C. 不变   D. 无法确定

2. 填空题

(1) 给一定的气体加热,向其传递 826 J 的热量,气体受热膨胀对外做功 500 J,则该气体内能的变化为_____ J.

(2) 一定量的氢气在保持压强为 $4×10^5$ Pa 不变的情况下,温度由 273 K 升高到 323 K 时吸收了 $6×10^4$ J 的热量,则该氢气的量是_____ mol,内能变化_____ J,对外做功_____ J.

(3) 如图 6-10 所示,一定量的理想气体沿图中直线从状态 a 到状态 b. 则在此过程中,系统对外做功_____ J,内能变化_____ J.

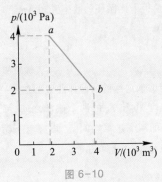
图 6-10

(4) 1 mol 单原子分子理想气体,在 $4.155×10^5$ Pa、27 ℃时体积 $V_1 = 6$ L,经过等压过程,到达末态,体积 $V_2 = 12$ L. 则内能的变化为_____,系统对外界所做的功为_____,系统吸收的热量为_____.

(5) 汽缸内有一种刚性双原子分子理想气体,若绝热膨胀使其压强减少一半,则变化前后气体的内能之比为_____.

(6) 汽缸内有一单原子分子理想气体,若绝热压缩使其体积减小一半,则气体分子的平均速率为原来的_____倍.

(7) 1 mol 单原子分子理想气体进行如图 6-11 所示的循环,则经过一次循环所做的净功为_____.

(8) 两个卡诺热机分别使用同一个低温热源,但高温热源温度不同,且在 p-V 图上,它们的循环曲线包围的面积相等,它们对外所做的净功_____,热循环效率_____.

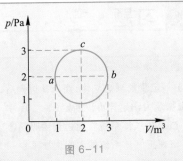
图 6-11

(9) 假定室外温度为 310 K,室内温度为 290 K,每天由室外传向室内的热量为 $2.51×10^8$ J. 为使室温控制在 290 K,则所使用的空调每天耗电_____ J,折合电功_____ kW·h.(假定空调制冷系数为卡诺制冷机制冷系数的 60%.)

(10) 1 mol 单原子分子理想气体,温度从 100 K 加热到 1 000 K 而体积不变,它的熵增加了_____.

3. 计算题

(1) 若一定量的气体吸热 800 J,对外做功 500 J,沿图 6-12 所示路径①,由状态 A 变化到状态 B,问气体的内能改变了多少? 若气体沿路径②,从状态 B 变化到状态 A,外界对气体做功 300 J,那么气体放出了多少热量?

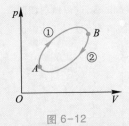
图 6-12

(2) 在寒冷的冬天,人体大量的热量消耗在加热吸入肺部的空气上. ①如果气温为 -20 ℃,每次吸入气体 0.5 L,那么将空气加热到人体温度 36 ℃,需要多少热量?(假设气体的比热容为 1 020 J·kg^{-1}·K^{-1},1 L 气体的质量为 1.293 g.)②如果每分钟呼吸 20 次,那么人体每小时需消耗多少热量?

(3) 64 g 氧气的温度由 273 K 上升到 323 K,在以下过程中:①保持体积不变;②保持压强不变. 分别计算氧气吸收了多少热量、增加了多少内能、对外做了多少功.

(4) 1 mol 的理想气体的 T-V 图如图 6-13 所示,ab 为直线,延长线通过原点 O,求 ab 过程对外做的功.

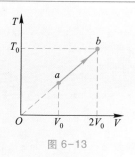

图 6-13

（5）如图 6-14 所示，质量为 0.5 kg 的氧气，从初态 $A(p_1 = 0.3 \text{ atm}, T_1 = 293 \text{ K}, 1 \text{ atm} = 1.013 \times 10^5 \text{ Pa})$ 按照两种不同过程变化到末态 $B(p_2 = 8.1 \text{ atm}, T_2 = 293 \text{ K})$：①等温；②先等容后等压. 试分别计算两个过程中氧气内能的变化、吸收的热量及对外所做的功.

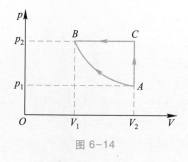

图 6-14

（6）1 mol 的氮气经历一个摩尔热容 $C_m = 2R$ 的准静态过程，从标准状态 (p_0, V_0, T_0) 开始，体积膨胀 4 倍. 求：①该过程满足的方程；②该过程中系统对外做的功；③该过程中系统传递的热量；④从初态到末态内能的改变.

（7）某理想气体的过程方程为 $Vp^{1/2} = a$，其中 a 为常量，求系统气体从体积 V_1 膨胀到体积 V_2 的过程中所做的功.

（8）图 6-15 为一定质量理想气体的一个循环过程的 T-V 图，其中 CA 为绝热过程，状态 $A(T_1, V_1)$ 和 $B(T_2, V_2)$ 为已知，试问：①各分过程是吸热的还是放热的？②状态 C 的温度 T_c 是多少？③这个循环是否为卡诺循环？④这个循环的效率是多少？

（9）把 0 ℃的 0.5 kg 的冰块加热到全部熔化成 0 ℃的水，问：①水的熵变如何？②若热源是温度为 20 ℃的庞大物体，那么热源的熵变为多少？③水和热源的总熵变多大？（水的熔化热 $\lambda = 334 \text{ J} \cdot \text{g}^{-1}$.）

（10）1 mol 的某种理想气体，从状态 $a(p_a, V_a, T_a)$ 变到状态 $b(p_b, V_b, T_b)$，且 $T_a = T_b$. 假设状态变化沿两条不同的可逆路径，一条是等温线，另一条由等容线和等压线组成，如图 6-16 所示. 求两条所给路径的熵变 $S_b - S_a$.

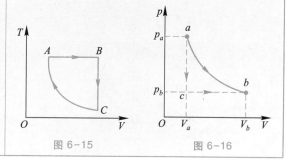

图 6-15　　　　　　　图 6-16

七、习题答案

1. 选择题
（1）B.　（2）B.　（3）D.　（4）C.　（5）A.
（6）A.　（7）B.　（8）D.　（9）AD.　（10）D.

2. 填空题
（1）326.
（2）41.26，4.29×10^4，1.71×10^4.
（3）6×10^6，0.
（4）3 740 J，2 493 J，6 233 J.
（5）1.22.

（6）1.26.
（7）3.14 J.
（8）相等，不相同.
（9）2.89×10^7，8.
（10）28.7 J · K^{-1}.

3. 计算题
（1）300 J；600 J.
（2）①36.9 J；②$4.4 \times 10^4$ J.
（3）①2 077.5 J，2 077.5 J，0 J；

②2 908.5 J,2 077.5 J,831 J.

(4) $\dfrac{RT_0}{2}$.

(5) ①$\Delta U_{AB} = 0$, $Q_{AB} = W_{AB} = -1.254 \times 10^5$ J;

②$Q_{AB} = -9.89 \times 10^5$ J, $\Delta U_{AB} = 0$, $W_{AB} = -9.89 \times 10^5$ J.

(6) ①$pV^3 = p_0 V_0^3$; ②$W = \dfrac{15}{32} p_0 V_0$; ③$Q = -\dfrac{15}{8} RT_0 = -\dfrac{15}{8} p_0 V_0$; ④$\Delta U = -\dfrac{75}{32} p_0 V_0$.

(7) $W = a^2 \left(\dfrac{1}{V_1} - \dfrac{1}{V_2} \right)$.

(8) ①AB 为等温膨胀过程,系统吸热;BC 为等容降温过程,系统放热;CA 为绝热过程,系统不吸收热量;②$T_c = (V_1/V_2)^{\gamma-1} T_1$;③不是卡诺循环;④$\eta = 1 - \dfrac{1}{\gamma-1} \cdot \dfrac{1 - (V_1/V_2)^{\gamma-1}}{\ln(V_1/V_2)}$.

(9) ①$\Delta S_1 = 612$ J·K^{-1};②$\Delta S_1 = -570$ J·K^{-1};③$\Delta S_1 = 42$ J·K^{-1}.

(10) 沿等温线 ab:$S_b - S_a = R\ln \dfrac{V_b}{V_a}$;沿等容线 ac 与等压线 cb:$S_b - S_a = R\ln \dfrac{V_b}{V_a}$. 说明熵变取决于初末状态,与过程无关,是状态量.

第七章 静 电 场

一、基本要求

1. 掌握库仑定律及其适用条件.

2. 掌握用库仑定律和电场叠加原理计算点电荷、电荷体系的电场强度分布的方法.

3. 掌握电场强度、电势及其相互关系与计算.

4. 掌握高斯定理与环路定理,并能熟练运用高斯定理计算典型对称分布情况下的电场强度分布.

5. 掌握静电场与电介质的相互作用规律.

6. 了解心电的产生机制及特征.

二、学习提示

1. 静电场是相对于观测者静止的电荷在其周围空间产生的电场. 本章首先从电荷在电场中受力和电场力对电荷做功两方面入手,引入描述静电场的两个基本物理量——电场强度和电势;然后阐明反映静电场性质的两个基本定理——高斯定理和环路定理;最后研究静电场与电介质的作用并介绍心电知识.

2. 场是一种物质,它的存在性通过其能与其他物质发生相互作用而得到证明. 而反映这种作用强弱的物理量就是场强,它是场的主要特征量. 这里的"作用"其实指的就是作用力,因为力的定义就是物质之间的相互作用. 知道了作用力,还不能用此来描述场的特征. 原因在于:作用力是场和放进场中的物质相互作用的表现,其含有场中物质的特征. 然而,即便是场中没有其他物质,场也是存在的. 也就是说,场的存在性及其特征与放入场中的物质是没有关系的. 因此,往往先获得作用力,然后再将描述场中物质的物理量从中约掉,由此所得到的结果就只含有场本身的特征,称为场强.

3. 电场强度是矢量,其有大小也有方向,满足矢量叠加原理.

当电荷的分布具有一定的对称性时,利用高斯定理计算电场强度会非常方便. 因此在遇到此类问题时,最先想到应该是寻找某些对称性,利用高斯定理处理.

4. 对于具有电荷分布特征的带电体,在计算其电场强度、电势以及电场力做功时,往往需要用到高等数学中的积分和微分方法进行处理. 以电场强度为例,其基本思想是:将带电体分割成微元,利用库仑定律给出每个微元电荷在场点处的电场强度,并将其投影到坐标轴上,再对每个轴上的电场强度表达式进行积分即可.

5. 人体组织是典型的电介质,并且人体生理过程包含许多电学现象,如心电、脑电、眼电、肌电、动作电势等. 掌握电介质与静电场的作用规律,了解生理电学现象的发生机制及其特征,将为以后更深入地学习和研究这些过程创造条件.

三、学习要点

1. 库仑定律

(1) 元电荷

它是通过测量得到的电荷量最小单元,$e \approx 1.602 \times 10^{-19}$ C,任何带电体的电荷量都是这一基本电荷量的整数倍.

(2) 库仑定律

给出了两个点电荷之间的作用力与二者所带电荷量、相对距离之间的关系. 它是根据实验总结出来的,因此称为定律. 其表达式如下:

$$F = \frac{1}{4\pi\varepsilon_0} \frac{q_1 q_2}{r^2} e_r$$

其中 q_1、q_2 分别为两个点电荷的电荷量,$\varepsilon_0 \approx 8.85 \times 10^{-12}$ C^2 · N^{-1} · m^{-2} 为真空介电常量,r 为两点电荷之间的距离,e_r 是力的方向上的单位矢量. 同种电荷间的作用力是斥力,异种电荷间的是引力. 两个电荷分别受到的对方施加的力是一对作用力与反作用力.

学习时应注意:

(a) 库仑定律只适用于真空中的点电荷. 在有些情况下,当带电体的尺寸与二者之间的距离相比很小时,可直接将带电体当成点电荷,库仑定律近似成立.

(b) 若不在真空而在介质中,则 ε_0 需要变为介质的介电常量.

2. 静电力叠加原理

力是矢量,满足矢量叠加原理,静电荷之间的库仑力也不例外.在一个多电荷体系中,要计算某个电荷受到其他电荷的总的库仑力,可以将该电荷与其他电荷逐一配对,利用库仑定律计算出每一电荷对它的作用力,然后利用矢量叠加的方法将其全部叠加起来,就得到该电荷受到其他电荷的总的库仑力,其数学表达式如下:

$$\boldsymbol{F} = \boldsymbol{F}_1 + \boldsymbol{F}_2 + \cdots + \boldsymbol{F}_n = \sum_{i=1}^{n} \boldsymbol{F}_i$$

结合库仑定律得到

$$\boldsymbol{F} = \sum_{i=1}^{n} \frac{1}{4\pi\varepsilon_0} \frac{qq_i}{r_i^2} \boldsymbol{e}_i$$

其中 r_i 为从 q 到 q_i 的距离,$\boldsymbol{e}_i$ 为从 q 指向 q_i 的单位矢量.

学习时应注意:

(a)求和符号不但代表对力的大小求和,同时还代表对力的方向($\boldsymbol{e}_i$)求和.

(b)对于电荷连续分布的带电体,在选定了微元电荷以后,力的求和过程将转化为积分过程.

3.电场

电场是物质存在的一种形式,具有质量、动量和能量,能对放入其中的带电体产生力的作用.电荷之间的作用的实质是通过各自产生的电场相互作用.也可以认为电场是电荷相互作用的介质.但是,电荷在其周围建立这种"介质"需要一个过程.比如,在 $t=0$ 时刻在真空中放入两个相距为 r 的电荷,由于二者周围电场的建立需要一定的时间 $t=t_0>0$,那么在 $t<t_0$ 的时间内,二者之间的库仑相互作用力会发生改变.也就是说,静电相互作用并不是一种超距作用.

4.电场强度

电场强度是描述电场对放入其中的带电体作用能力强弱的物理量,它是电场的主要特征量.在电场中放入电荷量为 q_0 的点电荷,则电场强度和其受到的电场力 $\boldsymbol{F}$ 之间的关系为

$$\boldsymbol{E} = \frac{\boldsymbol{F}}{q_0}$$

利用上式并结合库仑定律得到电荷量为 q 的点电荷在真空中激发出的电场强度公式:

$$\boldsymbol{E} = \frac{q}{4\pi\varepsilon_0 r^2} \boldsymbol{e}_r$$

学习时应注意:

(a)静电场电场强度的定义式具有普遍性,而点电荷电场强度公式只适用于点电荷.

（b）电场强度的大小等于单位电荷受到的电场力,其方向与该点处正电荷受力方向一致.

5. 电场强度叠加原理

电场强度是矢量,满足矢量叠加原理. 利用电场强度的定义,并结合力的叠加原理得到

$$\boldsymbol{E} = \frac{\boldsymbol{F}}{q_0} = \frac{\boldsymbol{F}_1 + \boldsymbol{F}_2 + \cdots + \boldsymbol{F}_n}{q_0} = \boldsymbol{E}_1 + \boldsymbol{E}_2 + \cdots + \boldsymbol{E}_n = \sum_{i=1}^{n} \boldsymbol{E}_i$$

对于具有连续分布特征的电荷体系,

$$\boldsymbol{E} = \int \mathrm{d}\boldsymbol{E} = \frac{\int \mathrm{d}\boldsymbol{F}}{q_0} = \int \frac{\mathrm{d}q}{4\pi\varepsilon_0 r} \boldsymbol{e}_r$$

学习时应注意:

（a）电场强度是矢量,在对其求和（或积分）过程中,方向也需要求和.

（b）对于具有连续分布特征的电荷体系,应根据其分布特征选取相应的坐标系及微元电荷,从而使得积分过程大大简化. 比如,对于半径为 R 的一维（或近一维）环形带电体,可选用极坐标系,则微元电荷 $\mathrm{d}q = \rho\mathrm{d}s = \rho R \mathrm{d}\theta$,其中 ρ 为电荷线密度,s 为弧长,θ 为极角.

6. 电场强度通量

在电场中穿过任意曲面 S 的电场线条数称为穿过该面的电场强度通量,

$$\Phi_e = \int \boldsymbol{E} \cdot \mathrm{d}\boldsymbol{S}$$

上式表明:只有垂直穿过曲面的电场线才对电场强度通量有贡献.

7. 高斯定理

真空中的静电场中,穿过任意闭合曲面的电场强度通量在数值上等于该曲面内包围的电荷量的代数和的 $1/\varepsilon_0$.

对于电荷离散分布的体系:

$$\Phi_e = \oint_S \boldsymbol{E} \cdot \mathrm{d}\boldsymbol{S} = \frac{1}{\varepsilon_0} \sum q_i$$

对于电荷连续分布的体系:

$$\Phi_e = \oint_S \boldsymbol{E} \cdot \mathrm{d}\boldsymbol{S} = \frac{1}{\varepsilon_0} \int_V \rho \mathrm{d}V$$

学习时应注意:

（a）高斯定理是严格的数学结论,其结果清楚地表明静电场是有源场.

（b）对于对称分布的电荷体系,选取相应的坐标系,利用高

斯定理求解电场强度将使得求解过程变得非常方便.

（c）公式表明,穿过闭合曲面的电场强度通量只与其内部的净电荷有关. 但是,并不能说曲面上的电场强度也只与其内部的净电荷有关. 电场强度是曲面内外电荷共同作用的结果.

8. 典型静电场

对于总电荷量为 q 的均匀带电球面,

$$\begin{cases} \boldsymbol{E} = 0 & \text{球面内}(r<R) \\ \boldsymbol{E} = \dfrac{q}{4\pi\varepsilon_0 r^2}\boldsymbol{e}_r & \text{球面外}(r>R) \end{cases}$$

对于总电荷量为 q 的均匀带电球体,

$$\begin{cases} \boldsymbol{E} = \dfrac{qr}{4\pi\varepsilon_0 R^3}\boldsymbol{e}_r & \text{球内}(r<R) \\ \boldsymbol{E} = \dfrac{q}{4\pi\varepsilon_0 r^2}\boldsymbol{e}_r & \text{球外}(r>R) \end{cases}$$

对于无限长均匀带电直线,

$$E = \frac{\lambda}{2\pi\varepsilon_0 r} \quad \text{（方向垂直于带电直线）}$$

对于无限大均匀带电平面,

$$E = \frac{\sigma}{2\varepsilon_0} \quad \text{（方向垂直于带电体）}$$

9. 电势与电势能

（1）静电场的环路定理:在静电场中,电场强度沿任一闭合路径的线积分恒为零,说明静电场是保守场.

$$\oint_L \boldsymbol{E} \cdot \mathrm{d}\boldsymbol{l} = 0$$

（2）电势能:电荷在电场中某点的电势能,在数值上等于把电荷从该点移到电势能零点 P_0 时,静电力所做的功

$$W_P = \int_P^{P_0} q_0 \boldsymbol{E} \cdot \mathrm{d}\boldsymbol{l}$$

（3）电势:电场中某点的电势,在数值上等于单位正电荷在该点所具有的电势能.

$$U_P = \frac{W_P}{q_0} = \int_P^{P_0} \boldsymbol{E} \cdot \mathrm{d}\boldsymbol{l}$$

（4）电场强度与电势的微分关系

$$\boldsymbol{E} = -\nabla U$$

（5）电势差

$$U_1 - U_2 = \int_{l_1}^{l_2} \boldsymbol{E} \cdot \mathrm{d}\boldsymbol{l}$$

（6）电势叠加原理

$$U = \sum U_i$$

（7）点电荷的电势

$$U = \frac{q}{4\pi\varepsilon_0 r}$$

（8）任意带电体的电势

$$U = \int \frac{\mathrm{d}q}{4\pi\varepsilon_0 r}$$

学习时应注意：

（a）静电场是保守场，在计算电场力做功时，其结果只与始末位置有关，与积分路径的选择无关，因此可选择便于计算的路径进行．一般选择与电场线平行或垂直的方向作为积分路径的方向．

（b）对于有限大的带电体，一般选择无穷远处或者大地为电势零点．对于无限大的带电体，比如无限长均匀带电直导线，电势零点一般选择在便于计算的位置．

（c）电场强度是电势的负梯度，其方向是电势变化最快的方向，也是电场线的切线方向．

（d）对于一个带电体系，每个点电荷都处于其他电荷产生的电场中，因此每个电荷都具有电势能．整个体系的电势能也称为电场能，其等于在体系电场力作用下将每个点电荷移动到无穷远处所做的功，也等于将点电荷从无穷远处聚集到带电体系位置时，外力所做的功．

10. 静电场中的电介质

电介质的极化包括无机分子位移极化和有机分子取向极化．本质是分子电矩在外电场方向的有序排列，即处于电场中的电介质，其表面或内部会出现正、负束缚电荷．这种现象称为电介质的极化．定义电位移矢量

$$\boldsymbol{D} = \varepsilon_0\varepsilon_r \boldsymbol{E} = \varepsilon \boldsymbol{E}$$

有电介质时的高斯定理：通过任意闭合曲面的电位移通量等于曲面内部自由电荷的代数和，

$$\oint \boldsymbol{D} \cdot \mathrm{d}\boldsymbol{S} = \sum q_0$$

通常自由电荷的分布已知，可先求得电位移矢量，然后再算得电场强度．

学习时应注意：

对于多层电介质，电位移矢量在垂直介质分界面的方向上连续，电场强度在平行分界面的方向上连续．

11. 心电知识

（1）心电偶：心肌细胞在除极和复极过程中可等效为一个电偶极子.

（2）心电图：根据人体表面两点间的电压检出一条曲线的图像称为心电图.

四、解题要点

1. 求解电场强度或者电势时,对于离散分布的电荷体系,可利用库仑定律或者直接利用点电荷的电场强度和电势计算公式叠加得到. 对于连续分布的电荷体系,首先观察其是否具有对称性若具有对称性,可利用高斯定理求解;若不具有对称性,则需要选定适当的坐标系,给出微元电荷与相应坐标系中的几何微元量之间的关系,然后利用叠加原理积分得到.

2. 在处理电场力做功问题时,首先要注意到电场强度与积分路径是点积的关系. 其次,由于静电场是保守场,因此可选择便于计算的积分路径简化计算.

3. 对于电介质中的静电场问题,首先求得电位移矢量,再利用电位移与电场的关系,求得电场强度.

五、典型例题指导

1. 选择题

（1）真空中有三个点电荷 q_1、q_2、q_3,当 q_3 从远处向 q_1 和 q_2 移近时,q_1 和 q_2 之间的作用力（　　）.

A. 增大　　　　　　B. 减小

C. 不变　　　　　　D. q_3 为正电荷时增大

分析与解答：由库仑定律,两点电荷之间的作用力只与其所带电荷量及距离有关. 故答案选 C.

（2）如果通过任意闭合曲面的电场强度通量为零,一般情况下,在封闭曲面上（　　）.

A. 各点的电场强度均为零

B. 各点的电场强度均相等

C. 各点的电场强度均不相等

D. 各点的电场强度不容易确定

分析与解答：通过闭合曲面的电场强度通量为零只能说明闭合曲面内电荷代数和为零,但不能确定曲面上各点的电场强度. 故答案选 D.

（3）两个点电荷相距一定的距离,已知这两个点电荷连线的中点处电场强度为零,则这两个点电荷（　　）.

A. 电荷量相等,符号相反

B. 电荷量不等,符号相同

C. 电荷量相等,符号相同

D. 电荷量不等,符号相反

分析与解答：若电荷量相等,符号相同,则在中点产生的合力为零. 故答案选 C.

（4）在以一点电荷为中心、r 为半径的球面上,各处的电场强度（　　）.

A. 一定相同　　　　　　B. 完全不相同

C. 方向一定相同   D. 大小一定相等

分析与解答：以点电荷为中心、r 为半径的球面上,各处的电场强度大小相等,方向不同. 故答案选 D.

(5) 在一对等量异号电荷连线的中垂线上,下列说法正确的是(   ).

A. 电场强度和电势都为零

B. 电场强度方向一定,电势不一定

C. 电场强度大小一定,电势不一定

D. 电场强度和电势大小方向不一定

分析与解答：利用作图法可得二者中垂线上任意一点电场方向始终平行指向负电荷一侧,因此电场强度方向一定. 对于电势,根据电势叠加原理,电势大小与到点电荷的距离有关,故电势不一定.故答案选 B.

(6) 在匀强电场中,下面四种说法中(   )是错误的.

A. 各点电场强度相等

B. 各点电势梯度相等

C. 各点电势相等

D. 各处电场能量密度相等

分析与解答：匀强电场,电势不一定相等. 故答案选 C.

(7) 一个球形细胞内均匀分布有一定浓度的 K^+ 溶液,细胞外均匀分布有相同浓度的 Ca^{2+} 溶液,细胞膜不带电,则下列关于细胞膜内外两侧电势高低的说法正确的是(   ).

A. 细胞膜外侧电势高

B. 细胞膜内侧电势高

C. 细胞膜内外两侧电势相等

D. 无法确定细胞膜内外两侧电势高低

分析与解答：在浓度一定的条件下,由于 Ca^{2+} 带两个正电荷,因此细胞外的电荷密度更大. 但是不能就此判断细胞外电势就更高. 判断电势高低最简单的办法是利用电场线的走向. 在细胞膜膜体内选取球形高斯面,再考虑到细胞外成球形分布的 Ca^{2+} 对细胞膜膜体内电场强度贡献为零,可得:细胞膜膜体内,电场始终由内侧指向外侧,因此内侧电势高. 故答案选 B.

(8) 某电场的电场线分布情况如图 7-1 所示,一个负电荷从点 A 移到点 B,在下列根据图作出的结论中,正确的是(   ).

A. 电场强度 $E_A < E_B$ B. 电势能 $W_A < W_B$

C. 电势 $U_A < U_B$ D. 电场力的功 $W > 0$

分析与解答：由图 7-1 可知 A 处比 B 处电场线密度大,可得出 $E_A > E_B$;考虑电场线的方向由 A 指向 B,则可得出 $U_A > U_B$;又因为电势能 $W = -q\Delta U$,由此可知 $W_A < W_B$. 故答案选 B.

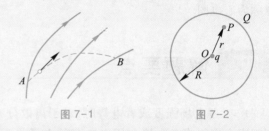

图 7-1   图 7-2

(9) 真空中一半径为 R 的球面均匀带电 Q,在球心 O 处有一电荷量为 q 的点电荷,如图 7-2 所示,设无穷远处为电势零点,则在球内与球心 O 距离为 r 的点 P 处的电势为(   ).

A. $\dfrac{q}{4\pi\varepsilon_0 r}$ B. $\dfrac{q+Q}{4\pi\varepsilon_0 r}$

C. $\dfrac{1}{4\pi\varepsilon_0}\left(\dfrac{q}{r}+\dfrac{Q}{R}\right)$ D. $\dfrac{1}{4\pi\varepsilon_0}\left(\dfrac{q}{r}+\dfrac{Q-q}{R}\right)$

分析与解答：由高斯定理可得电场分布为

$$E = \begin{cases} \dfrac{q}{4\pi\varepsilon_0 r^2} & (r<R) \\ \dfrac{q+Q}{4\pi\varepsilon_0 r^2} & (r>R) \end{cases}$$

根据电势的定义,点 P 的电势为

$$U_P = \int_P^\infty \boldsymbol{E}\cdot\mathrm{d}l = \int_r^R \frac{q}{4\pi\varepsilon_0 r^2}\mathrm{d}r + \int_R^\infty \frac{q+Q}{4\pi\varepsilon_0 r^2}\mathrm{d}r$$

$$= \frac{1}{4\pi\varepsilon_0}\left(\frac{q}{r}+\frac{Q}{R}\right)$$

故答案选 C.

(10) 在电荷量为 $-Q$ 的点电荷 P 的静电场中,将另一电荷量为 $+q$ 的点电荷从点 a 移到点 b,a、b 两点与点电荷 P 的距离分别为 l_1 和 l_2,如图 7-3 所示,则移动过程中电场力做的功为(   ).

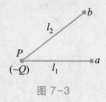

图 7-3

A. $\dfrac{-Q}{4\pi\varepsilon_0}\left(\dfrac{1}{l_1}-\dfrac{1}{l_2}\right)$ B. $\dfrac{qQ}{4\pi\varepsilon_0}\left(\dfrac{1}{l_1}-\dfrac{1}{l_2}\right)$

C. $\dfrac{-qQ}{4\pi\varepsilon_0(l_2-l_1)}$ D. $\dfrac{-qQ}{4\pi\varepsilon_0}\left(\dfrac{1}{l_1}-\dfrac{1}{l_2}\right)$

分析与解答：$-Q$ 在 a、b 两点产生的电势分别为

$$U_a = \frac{-Q}{4\pi\varepsilon_0 l_1}, \quad U_b = \frac{-Q}{4\pi\varepsilon_0 l_2}（令无穷远处为电势零点）$$

移动$+q$时,电场力做的功为

$$W_{ab} = q(U_a - U_b) = \frac{-qQ}{4\pi\varepsilon_0}\left(\frac{1}{l_1} - \frac{1}{l_2}\right)$$

故答案选 D.

2. 填空题

（1）分子的正负电荷中心重合的电介质称为_____电介质,在外电场作用下,分子的正负电荷中心发生相对位移,形成_____.

分析与解答：无极分子,极化电荷.

（2）电介质在电容中的作用：①_____;
②_____.

分析与解答：$C = \dfrac{\varepsilon_0\varepsilon_r S}{d}$,$U = \dfrac{Q}{C}$. 故作用为增大电容、提高耐压能力.

（3）平行板电容器极板间的距离为d,保持极板两端电压不变,在其间充入相对介电常量为ε_r的电介质,则电容器所带电荷量将变为无介质时的_____倍.

分析与解答：在极板和电介质接触的界面处,选取一柱形高斯面,将界面包含在内. 利用有电介质时的高斯定理$\oint \boldsymbol{D}\cdot\mathrm{d}\boldsymbol{S} = \oint \varepsilon_r\varepsilon_0\boldsymbol{E}\cdot\mathrm{d}\boldsymbol{S} = \sum q$,再考虑到极板间电压和距离都不变时,电场强度$\boldsymbol{E}$也不改变. 因此,有电介质时极板上的电荷量将增加为原来的ε_r倍.

（4）把电荷Q分成q和$Q-q$两部分,并相隔一定的距离. 若使两部分电荷间有最大的斥力,则Q/q比值为_____,最大斥力的大小为_____.

分析与解答：$F = \dfrac{q(Q-q)}{4\pi\varepsilon_0 r^2}$,将$F$当成以$q$为变量的函数,求其极值点的方法为：令$\dfrac{\mathrm{d}F}{\mathrm{d}q} = 0$,得到$q = Q/2$时$F$的最大值$F_{\max} = \dfrac{Q^2}{16\pi\varepsilon_0 r^2}$,此时$Q/q = 2$.

（5）点电荷q和$4q$相距为l,在两电荷的连线上放一电荷,使三电荷的受力平衡,则第三个电荷量为_____.

分析与解答：对此电荷Q,

$$\frac{qQ}{4\pi\varepsilon_0 x^2} = \frac{4qQ}{4\pi\varepsilon_0(l-x)^2}$$

对点电荷q,

$$\frac{qQ}{4\pi\varepsilon_0 x^2} + \frac{q(4q)}{4\pi\varepsilon_0 l^2} = 0$$

联立求解得到$Q = -\dfrac{4}{9}q$.

（6）一平面细胞膜,两侧带有等量的正负离子,且电荷均匀分布,电荷面密度为8.9×10^{-5} C · cm^{-2},膜中的平均场强大小为_____. （细胞膜的相对介电常量为 5.）

分析与解答：$E = \dfrac{\sigma}{\varepsilon_r\varepsilon_0} = \dfrac{8.9\times10^{-5}}{8.85\times10^{-12}\times5}$ N · C^{-1} = 2.01×10^6 N · C^{-1}.

（7）有电介质时的高斯定理是_____.

分析与解答：通过任意闭合曲面的电位移通量等于该闭合曲面所包围的自由电荷的代数和.

（8）如图7-4所示在真空中半径分别为R和$2R$的两个同心球面,其上分别均匀地带有电荷量$+q$和$-3q$. 现将一电荷量为$+Q$的带电粒子从内球面处由静止释放,则该粒子达到外球面时的动能为_____.

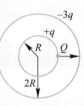

图 7-4

分析与解答：由电势叠加原理有内球面和外球面的电势分别为

$$U_{内} = \frac{q}{4\pi\varepsilon_0 R} + \frac{-3q}{4\pi\varepsilon_0(2R)} = -\frac{1}{2}\frac{q}{4\pi\varepsilon_0 R} \quad (U_\infty = 0)$$

$$U_{外} = \frac{q-3q}{4\pi\varepsilon_0(2R)} = -\frac{q}{4\pi\varepsilon_0 R}$$

电场力将$+Q$从内球面移到外球面的过程中做功为

$$W = Q(U_{内} - U_{外}) = \frac{Qq}{8\pi\varepsilon_0 R}$$

由功能原理知粒子达到外球面时的动能

$$E_k = W = \frac{Qq}{8\pi\varepsilon_0 R}$$

（9）一平行板电容器,板面积为S,相距为d,分别带有电荷$+Q$和$-Q$,则两板间的作用力为_____.

分析与解答:$F = QE = Q \cdot \dfrac{\sigma}{2\varepsilon_0} = Q \cdot \dfrac{Q}{2\varepsilon_0 S}$.

(10) 一质量为 m、电荷量为 q 的小球,在电场力作用下,从电势为 U 的点 a,移动到电势为零的点 b,若已知小球在点 b 的速率为 v_b,则小球在点 a 的速率 v_a 为_____.

分析与解答:由质点的动能定理有

$$W = \Delta E_k = q(U-0) = \frac{1}{2}mv_b^2 - \frac{1}{2}mv_a^2$$

可得小球在点 a 的速率为

$$v_a = \sqrt{v_b^2 - \frac{2qU}{m}}$$

3. 计算题

(1) 在一个边长为 r 的等边三角形的 3 个顶点处各放置电荷量为 $-q$ 的点电荷,若三角形的重心处电荷为 Q,①求此三角形重心上的电势;②为使每个负电荷受力为零,Q 应为多大?

分析与解答:① 重心上的电势为

$$U_0 = \frac{-3q}{4\pi\varepsilon_0 l} = \frac{-3\sqrt{3}q}{4\pi\varepsilon_0 r}$$

② Q 受其他三个电荷的合力为零,与 Q 的大小无关. 一个 $-q$ 受其他三个电荷的合力的大小为

$$2F_1\cos 30° - F_3 = 2 \cdot \frac{q^2}{4\pi\varepsilon_0 r^2} \cdot \frac{\sqrt{3}}{2} - \frac{qQ}{4\pi\varepsilon_0 l^2}$$

$$= \frac{q}{4\pi\varepsilon_0 r^2}(\sqrt{3}q - 3Q)$$

此合力为零,则

$$Q = \frac{\sqrt{3}}{3}q$$

(2) 一个电偶极子的电矩为 $p = ql$,证明此电偶极子轴线上距其中心为 $r(r \gg l)$ 处的一点的电场强度大小为 $E = \dfrac{p}{2\pi\varepsilon_0 r^3}$.

证明:电偶极子的 $+q$ 和 $-q$ 两个电荷在轴线上距中心为 r 处的合电场强度为

$$E = E_+ + E_- = \frac{q}{4\pi\varepsilon_0\left(r - \dfrac{l}{2}\right)^2} - \frac{q}{4\pi\varepsilon_0\left(r + \dfrac{l}{2}\right)^2}$$

$$= \frac{p}{2\pi\varepsilon_0 r^3\left[1 - (l/2r)^2\right]^2}$$

由于 $r \gg l$,令 $l/2r = x$,得 $E = E(x) = \dfrac{p}{2\pi\varepsilon_0 r^3(1-x^2)^2}$,考虑到 x 很小,因此将 $E = E(x)$ 在 $x = 0$ 处利用泰勒级数展开,得到 $E = E(x) = \dfrac{p}{2\pi\varepsilon_0 r^3} + O(x)$,其中 $O(x)$ 为高阶项.

(3) 人体的某些细胞膜两侧带有等量的异号电荷. 设细胞膜厚为 5.2×10^{-9} m,两表面所带电荷的电荷面密度为 $\pm 0.52\times10^{-3}$ C·m^{-2},内表面为正电荷. 如果细胞膜物质的相对介电常量为 6.0,求:①细胞膜内的电场强度;②细胞膜两侧的电势差.

分析与解答:① 细胞膜内的电场强度

$$E = \frac{\sigma}{\varepsilon_0\varepsilon_r} = \frac{0.52\times10^{-3}}{8.85\times10^{-12}\times6.0}\ \text{V}\cdot\text{m}^{-1} = 9.8\times10^6\ \text{V}\cdot\text{m}^{-1}$$

方向指向细胞外.

② 细胞膜两侧的电势差

$$U = Ed = 9.8\times10^6\times5.2\times10^{-9}\ \text{V} = 5.1\times10^{-2}\ \text{V} = 51\ \text{mV}$$

(4) 如图 7-5 所示,半径为 R 的带电圆盘,其电荷面密度沿圆盘半径成线性变化,为 $\sigma = \sigma_0\left(1 - \dfrac{r}{R}\right)$. 试求在圆盘轴线上与圆盘中心 O 距离为 x 处的电场强度.

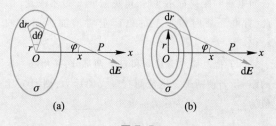

图 7-5

解法 1:取圆心 O 为坐标原点,垂直圆盘指向点 P 的方向为 x 轴正方向.

将圆盘分为许多扇形,再把每一个扇形分为许多弧状带,如图 7-5(a) 所示. 有一与原点 O 相距 r 的弧状带,带宽为 dr,扇形的圆心角为 $d\theta$,其上所带的电荷量为

$$dq = \sigma dS = \sigma r d\theta dr$$

dq 在点 P 产生的电场强度 $d\boldsymbol{E}$. 将 $d\boldsymbol{E}$ 分解为平行于 x 轴的分量 dE_x 和垂直于 x 轴的分量 $dE_\perp$, 由圆盘的对称性可知, 点 P 的电场强度只有沿 x 方向的分量. 因此, 只需对全部电荷元在点 P 的电场强度 $d\boldsymbol{E}$ 的 x 分量 dE_x 积分, 即可求得圆盘上全部电荷在点 P 产生的电场强度.

$$dE_x = \frac{1}{4\pi\varepsilon_0}\frac{\sigma dS}{x^2+r^2}\cos\varphi$$

$$E = E_x = \int dE_x$$

$$= \int \frac{1}{4\pi\varepsilon_0}\cdot\frac{\sigma_0\left(1-\dfrac{r}{R}\right)}{x^2+r^2}\cdot\frac{x}{\sqrt{x^2+r^2}}r dr d\theta$$

$$= \frac{\sigma_0 x}{4\pi\varepsilon_0}\int_0^{2\pi}d\theta\int_0^R\frac{r\left(1-\dfrac{r}{R}\right)}{(x^2+r^2)^{3/2}}dr$$

$$= \frac{\sigma_0}{2\varepsilon_0}\left(1-\frac{x}{R}\ln\frac{R+\sqrt{R^2+x^2}}{x}\right)$$

解法 2: 把圆盘分为许多同轴圆环带, 如图 7-5 (b) 所示, 取一与原点 O 距离为 r、带宽为 dr 的圆环带, 其上所带电荷量为

$$dq = \sigma dS = \sigma\cdot 2\pi r dr$$

已知一均匀带电圆环, 电荷量为 Q, 半径为 r, 在轴线上产生的电场强度为

$$E = \frac{Qx}{4\pi\varepsilon_0(r^2+x^2)^{3/2}}$$

因此, 所取的圆环带在轴线上点 P 产生的电场强度为

$$dE_x = \frac{x dq}{4\pi\varepsilon_0(x^2+r^2)^{3/2}} = \frac{\sigma\cdot 2\pi r dr\cdot x}{4\pi\varepsilon_0(x^2+r^2)^{3/2}}$$

$$= \frac{\sigma_0\left(1-\dfrac{r}{R}\right)2\pi r\cdot dr\cdot x}{4\pi\varepsilon_0(r^2+x^2)^{3/2}}$$

对于整个带电圆盘来说, 有

$$E = E_x = \int dE_x = \frac{\sigma_0 x}{2\varepsilon_0}\int_0^R\frac{\left(1-\dfrac{r}{R}\right)r dr}{(r^2+x^2)^{3/2}}$$

$$= \frac{\sigma_0}{2\varepsilon_0}\left(1-\frac{x}{R}\ln\frac{R+\sqrt{R^2+x^2}}{x}\right)$$

(5) 真空中一均匀带电线形状如图 7-6(a) 所示, $AB=DE=R$, 电荷线密度为 λ, 求圆心点 O 的电势及电场强度.

分析与解答: 根据电势叠加原理, 点 O 的电势可视

为线段 AB、DE 和半圆周 BCD 所带电荷在点 O 产生电势的叠加. 由于

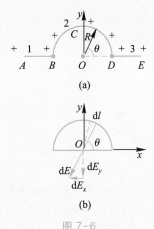

图 7-6

$$U_1 = U_3 = \int\frac{dq}{4\pi\varepsilon_0 x} = \int_R^{2R}\frac{\lambda dx}{4\pi\varepsilon_0 x} = \frac{\lambda}{4\pi\varepsilon_0}\ln 2$$

$$U_2 = \int_{半圆}\frac{dq}{4\pi\varepsilon_0 R} = \frac{\pi R\lambda}{4\pi\varepsilon_0 R} = \frac{\lambda}{4\varepsilon_0}$$

$$U_O = U_1 + U_2 + U_3 = \frac{\lambda}{4\pi\varepsilon_0}(2\ln 2 + \pi)$$

由于对称性, 有

$$\boldsymbol{E}_1 = -\boldsymbol{E}_3$$

所以

$$\boldsymbol{E}_1 + \boldsymbol{E}_3 = 0$$

建立如图 7-6(b) 所示的坐标系, 半圆周在点 O 产生的电场强度, 在 x 轴的分量为零, 在 y 轴的分量沿负向,

$$dE_y = dE\sin\theta$$

$$dE = \frac{\lambda dl}{4\pi\varepsilon_0 R^2} = \frac{\lambda R d\theta}{4\pi\varepsilon_0 R^2}$$

$$E_y = \int dE_y = \int_0^\pi\frac{\lambda d\theta}{4\pi\varepsilon_0 R}\sin\theta = \frac{\lambda}{2\pi\varepsilon_0 R}$$

所以

$$\boldsymbol{E}_O = -\frac{\lambda}{2\pi\varepsilon_0 R}\boldsymbol{j}$$

(6) 如图 7-7 所示, 棱长为 $a=10$ cm 的立方体所在的空间内, 电场强度分布为 $E_x = bx^{1/2}$, $E_y = E_z = 0$, 其中 $b=800$ N·C^{-1}·$m^{-1/2}$, 求: ①通过立方体的电场强度通量; ②立方体内总的净自由电荷.

分析与解答: ①通过立方体的电场强度通量

$$\Phi_e = -E_a a^2 + E_{2a} a^2$$

$$= -ba^{1/2}a^2 + b(2a)^{1/2}a^2$$

$$= (\sqrt{2}-1)ba^{5/2}$$

$$= (\sqrt{2}-1) \times 800 \times 0.1^{5/2} \text{ V} \cdot \text{m}$$

$$= 1.05 \text{ V} \cdot \text{m}$$

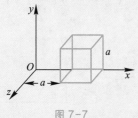

图 7-7

② 由高斯定理可得立方体内的总电荷为

$$Q = \varepsilon_0 \Phi_e = 8.85 \times 10^{-12} \times 1.05 \text{ C} = 9.29 \times 10^{-12} \text{ C}$$

（7）真空中一半径为 R 的均匀带电球面,所带电荷量为 Q,求此球体所具有的电场能.

分析与解答:带电体系的电场能等于在体系电场力作用下将每个点电荷移动到无穷远处所做的功. 第一次,先假设将 Δq 移动到无穷远处,体系电场力做的功就等于 Δq 在体系中所具有的电势能

$$\Delta A_1 = \frac{(Q - \Delta q) \Delta q}{4\pi\varepsilon_0 R}$$

第二次再移动一个 Δq 到无穷远处

$$\Delta A_2 = \frac{(Q - 2\Delta q)\Delta q}{4\pi\varepsilon_0 R}$$

以此类推,第 n 次时

$$\Delta A_n = \frac{(Q - n\Delta q)\Delta q}{4\pi\varepsilon_0 R}$$

将 Q 分成 m 份,则总共需要 $m-1$ 次移动,总的电场能

$$A = \sum_{n=1}^{m-1} \Delta A_n = \sum_{n=1}^{m-1} \frac{(Q - n\Delta q)\Delta q}{4\pi\varepsilon_0 R}$$

$$= \frac{\left[(m-1)Q - \Delta q \sum_{n}^{m-1} n\right]\Delta q}{4\pi\varepsilon_0 R}$$

$$= \frac{(m-1)\left(Q - \Delta q \dfrac{m}{2}\right)\Delta q}{4\pi\varepsilon_0 R}$$

利用 $Q = mq$,并考虑到 m 很大,得到

$$A = \frac{Q^2}{8\pi\varepsilon_0 R} \cdot \frac{m-1}{m} \approx \frac{Q^2}{8\pi\varepsilon_0 R}$$

（8）相对介电常量为 ε_r、厚度为 d 的平面细胞膜两侧均匀分布有等量异号电荷,电荷面密度为 σ,求细胞膜两侧的电势差以及膜体内的电位移大小.

分析与解答:在细胞膜的一侧取一柱形高斯面,底面积为 S,将细胞膜的侧面包含在内,利用有电介质时的高斯定理

$$2\oint_S \boldsymbol{D} \cdot \mathrm{d}\boldsymbol{S} = \sigma S$$

求得电位移及电场强度

$$D = \frac{\sigma}{2}, \quad E = \frac{D}{\varepsilon_r \varepsilon_0} = \frac{\sigma}{2\varepsilon_r \varepsilon_0}$$

两侧电势差

$$\Delta U = Ed = \frac{\sigma d}{2\varepsilon_r \varepsilon_0}$$

（9）如图 7-8 所示,半径为 R 的无限长圆柱,柱内电荷体密度 $\rho = ar - br^2$,r 为某点到圆柱轴线的距离,a、b 为常量. 试求带电圆柱内外的电场分布.

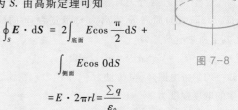

图 7-8

分析与解答:选取长为 l,半径为 r,与带电圆柱同轴的柱形高斯面,面积为 S. 由高斯定理可知

$$\oint_S \boldsymbol{E} \cdot \mathrm{d}\boldsymbol{S} = 2\int_{\text{底面}} E\cos\frac{\pi}{2}\mathrm{d}S + \int_{\text{侧面}} E\cos 0\mathrm{d}S$$

$$= E \cdot 2\pi r l = \frac{\sum q}{\varepsilon_0}$$

在柱体内部

$$\sum q = \int \rho \mathrm{d}V = \int_0^r (ax - bx^2) 2\pi x l \mathrm{d}x$$

$$= 2\pi l \left(\frac{a}{3}r^3 - \frac{b}{4}r^4\right)$$

所以

$$E_{\text{内}} = \frac{4ar^2 - 3br^3}{12\varepsilon_0}$$

在柱体外部

$$\sum q = \int \rho \mathrm{d}V = \int_0^R (ar - br^2) 2\pi r l \mathrm{d}r$$

$$= 2\pi l \left(\frac{a}{3}R^3 - \frac{b}{4}R^4\right)$$

$$E_{\text{外}} = \frac{4aR^2 - 3bR^3}{12\varepsilon_0 r}$$

（10）一半径为 R 的球形带电体,介电常量为 ε_0,电荷体密度满足 $\rho = \lambda r^2$,其中 λ 为一常量,r 为与球心的距离.求球体内外电场强度及电势的分布.

分析与解答：在球体内,取半径为 r 的高斯球面,得

$$\oint E_{内} dS = \frac{\sum q}{\varepsilon}$$

其中

$$\sum q = \int \rho dV = \int_0^r 4\rho \pi x^2 dx$$

$$= \int_0^r 4\lambda \pi x^4 dx = \frac{4}{5}\lambda \pi r^5$$

由以上两式得到

$$E_{内} = \frac{\lambda r^3}{5\varepsilon}$$

同理,在球体外

$$\oint E_{外} dS = \frac{\sum q}{4\pi\varepsilon}$$

其中 $\sum q$ 为总的电荷量,

$$\sum q = \int \rho dV = \int_0^R 4\rho \pi x^2 dx = \frac{4}{5}\lambda \pi R^5$$

$$E_{外} = \frac{\lambda R^5}{5\varepsilon r^2}$$

现在求电势分布:

$$U_{外} = \int_r^\infty E_{外} dr = \int_r^\infty \frac{\lambda R^5}{5\varepsilon x^2} dx = \frac{\lambda R^5}{5\varepsilon r}$$

$$U_{内} = \int_r^R E_{内} dr + \int_R^\infty E_{外} dr$$

$$= \int_r^R \frac{\lambda r^3}{5\varepsilon} dx + \frac{\lambda R^4}{5\varepsilon}$$

$$= \frac{\lambda(5R^4 - r^4)}{20\varepsilon}$$

六、习题

1. 选择题

（1）在以一点电荷为中心、r 为半径的球面上各处的电场强度（　　）.

A. 一定相同　　　　　B. 完全不相同

C. 方向一定相同　　　D. 大小一定相同

（2）关于静电场中某点电势的正负,下列说法中正确的是（　　）.

A. 电势的正负取决于置于该点的试验电荷的正负

B. 电势的正负取决于电场力对试验电荷做功的正负

C. 电势的正负取决于产生电场的电荷的正负

D. 电势的正负取决于电势零点的选取

（3）有 N 个电荷量为 q 的点电荷,以两种方式分布在相同半径的圆周上,一种是无规则的分布,另一种是均匀分布,比较在这两种情况下在通过圆心 O 并垂直于圆面的 z 轴上任意点 P 的电场强度与电势,则有（　　）.

A. 电场强度相等,电势相等

B. 电场强度不相等,电势不相等

C. 电场强度分量 E_z 相等,电势相等

D. 电场强度分量 E_z 相等,电势不相等

（4）一个半径为 R 的圆环,其上均匀带电,电荷线密度为 λ,圆环中心处的电场强度大小为（　　）.

A. $E = \infty$　　　　　B. $E = 0$

C. $E = k\dfrac{\lambda}{R}$ 　　D. $E = k\dfrac{\lambda^2}{R}$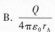

（5）如图 7-9 所示,电荷量为 Q,半径为 r_A 的金属球 A,放在内外半径分别为 r_B 和 r_B' 的金属球壳内,若用导线连接 A 和 B,设无穷远处 $U_\infty = 0$,则球 A 的电势为（　　）.

A. $\dfrac{Q}{4\pi\varepsilon_0 r_B'}$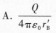

B. $\dfrac{Q}{4\pi\varepsilon_0 r_A}$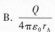

C. $\dfrac{Q}{4\pi\varepsilon_0 r_B}$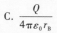

D. $\dfrac{Q}{4\pi\varepsilon_0}\left(\dfrac{1}{r_B} - \dfrac{1}{r_B'}\right)$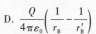

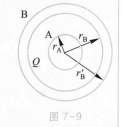

图 7-9

（6）将一带电的金属球,浸入相对介电常量为 2 的电介质中,此球上所带的电荷量将（　　）.

A. 减为原来的一半　　B. 减为零

C. 增为原来的 2 倍　　　D. 不改变

(7) 将同一电荷 Q 分别放入半径为 R 的球中和边长为 R 的立方体中,则下列说法正确的是(　　).

A. 通过球面的电场强度通量大

B. 通过立方体表面的电场强度通量大

C. 两种情况的电场强度通量相等

D. 难以判断

(8) 如图 7-10 所示,真空中有一电荷量为 Q 的点电荷,在与它相距为 r 的点 A 处有一试验电荷 q,现使试验电荷 q 从点 A 沿半圆弧轨道运动到点 B,则电场力做功为(　　).

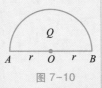

图 7-10

A. $\dfrac{Q}{4\pi\varepsilon_0 r^2}\cdot\dfrac{\pi r^2}{2}\cdot q$　　　B. $\dfrac{Q}{4\pi\varepsilon_0 r^2}\cdot 2rq$

C. $\dfrac{Q}{4\pi\varepsilon_0 r^2}\cdot\pi rq$　　　D. 0

(9) 真空中有一半径为 R 的带电细圆环,电荷线密度为 λ,其电场总能量为(　　).

A. $\dfrac{\lambda\pi R}{2\varepsilon_0}$　　　B. $\dfrac{\lambda^2\pi R}{2\varepsilon_0}$

C. $\dfrac{\lambda^3\pi R}{2\varepsilon_0}$　　　D. $\dfrac{\lambda^4\pi R}{2\varepsilon_0}$

(10) 两个平行均匀带电平板,相距为 d,分别带有电荷面密度为 σ 的异号电荷,现在两极板间充入电介质,则下列说法正确的是(　　).

A. 两极板间的电势差减小,极板上的电荷面密度不变

B. 两极板间的电势差增大,极板上的电荷面密度减小

C. 两极板间的电势差减小,极板上的电荷面密度增大

D. 两极板间的电势差不变,极板上的电荷面密度不变

2. 填空题

(1) 4 个电荷量都为 q 的点电荷处于边长为 L 的正方形的 4 个角上,正方形中心的电场强度大小为_____.

(2) 在点电荷 $+q$、$-q$ 的静电场中,作如图 7-11 所示的三个闭合面 S_1、S_2、S_3,则通过这些闭合面的电场强度通量分别是 $\Phi_1 =$ _____,$\Phi_2 =$ _____,$\Phi_3 =$ _____.

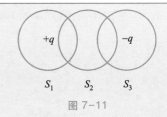

图 7-11

(3) 两个半径为 R 和 r 的球形细胞处于相对介电常量为 ε_r 的溶液中,其细胞膜上分别带有 $+Q$ 和 $-q$ 的异号电荷. 大细胞将小细胞吞噬后,两个细胞融合为一个更大的球形细胞. 若融合前后细胞膜总的面积不变,则融合后的细胞外表面的电势大小为_____.

(4) 一介电常量为 ε、半径为 R 的球形带电体,电荷体密度满足 $\rho = \lambda r$,其中 λ 为一常量,r 为距球心的距离,球心处电势 $U =$ _____.

(5) 细胞膜厚 10^{-8} m,细胞内的电势为 0.1 V,低于外部,1 m^2 的膜的电容是 10^{-2} F,一个带电荷量 1.6 $\times 10^{-19}$ C 的离子,逆着电场力的方向从细胞内到细胞外做功为_____(设膜外电势为零).

(6) 将一个带正电的导体 A 移近一个不带电的导体 B,则导体 B 的电势_____.

(7) AC 为一根长为 $2l$ 的带电细棒,左半部均匀带有负电荷,右半部均匀带有正电荷. 电荷线密度分别为 $-\lambda$ 和 $+\lambda$,如图 7-12 所示. 点 O 在棒的延长线上,与 A 端的距离为 l,点 P 在棒的垂直平分线上,到棒的垂直距离为 l. 以棒的中点 B 为电势的零点,则点 O 电势 $U_O =$ _____,点 P 电势 $U_P =$ _____.

(8) 如图 7-13 所示,设细圆环的半径为 R,电荷线密度为 $\lambda < 0$,缝隙长为 l,则有小缝隙的均匀带电圆环中心的电场强度为_____.

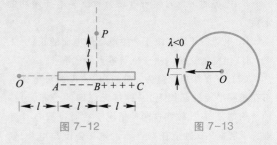

图 7-12　　　　图 7-13

(9) 一半径为 R 的均匀带电圆盘,其电荷面密度为 σ,设无穷远处为电势零点,则圆盘中心 O 的电势 $U =$ _____.

3. 计算题

（1）设某带电体周围电势分布为 $U = \dfrac{Q}{4\pi\varepsilon_0 r} + \dfrac{Q}{4\pi\varepsilon_0 r_0^2}r$，其中 r 为任一点与场源间的距离，r_0 为一常量，求电场强度 E 为零的位置.

（2）三个电荷量都为 q 的点电荷处于一个边长为 L 的等边三角形的三个顶点上，求：①三角形中心点的电势；②体系的总电势能.

（3）真空中一个半径为 R 的无限长均匀带电圆柱体，柱体相对介电常量为 ε_r，电荷体密度为 $\rho = \lambda r$，其中 λ 为常量，r 为到柱体轴线的距离.求柱体内外的电场强度分布.

（4）如图 7-14 所示，一质量为 m、电荷线密度为 λ、长为 L 的均匀带电直杆处于竖直向上的匀强电场中，电场强度大小为 E. 杆的一端铰接于点 O，可以在竖直平面内无摩擦地绕点 O 转动. 求平衡时杆与水平方向的夹角 α.

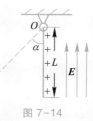

图 7-14

（5）有一球形细胞处于离子溶液中，细胞膜厚度为 d，细胞内壁半径为 R，细胞内外 Na^+ 和 K^+ 的浓度差会导致细胞内外产生电势差. 假设细胞内外离子浓度分别为 ρ_1 和 ρ_2 且分布均匀，整个体系的相对介电常量为 ε_r，取与细胞中心距离为 $R_0(R_0 \gg R)$ 处为电势零点，求：①细胞膜两侧的电势差大小；②细胞膜外侧电势.

（6）如图 7-15 所示，半径为 R 的球体的相对介电常量为 ε_r，与球心距离为 d 处挖去一个半径为 r 的球形空腔，剩余部分带分布均匀的正电荷，电荷体密度为 ρ，求空腔中一点 P 处的电场强度.

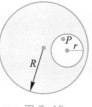

图 7-15

（7）半径为 R、均匀带电的球形细胞，所带电荷量为 Q，处于相对介电常量为 ε_r 的溶液中，求其电场能.

（8）相对介电常量为 ε_r 的溶液中有一半径为 R 球形细胞，其上均匀分布有正电荷，所带电荷量为 $+Q$. 有一质量为 m、电荷量为 $-q$ 的纳米颗粒（可视为点电荷），在距细胞中心 $L(L > R)$ 处由静止释放，不考虑重力和阻力，求：①纳米颗粒接触到细胞膜时的速率大小；②纳米颗粒接触到细胞后被黏附在细胞膜上，并会中和掉一部分细胞电荷，剩余电荷重新均匀分布，问二者接触前后，细胞的电场能改变了多少？

（9）如图 7-16 所示，一个均匀带电的球壳，其电荷体密度为 ρ，球壳内表面半径为 R_1，外表面半径为 R_2，设无穷远处为电势零点，求空腔内任一点的电势.

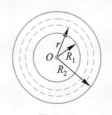

图 7-16

（10）平板电容器两极板相距 d，面积为 S，其中放有一层厚度为 l、相对介电常量为 ε_r 的均匀电介质，电介质两边都是空气（见图 7-17），设两极板间电势差大小为 U，略去边缘效应，求电介质中的电场强度 E_0、电位移 D 和极化强度 P.

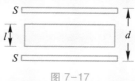

图 7-17

七、习题答案

1. 选择题

（1）D.　（2）D.　（3）C.　（4）B.　（5）A.　（6）D.　（7）C.　（8）D.　（9）C.　（10）A.

2. 填空题

（1）0.

（2）$\dfrac{q}{\varepsilon_0}, 0, \dfrac{-q}{\varepsilon_0}$.

（3）$\dfrac{Q-q}{4\pi\varepsilon_r\varepsilon_0}\dfrac{1}{\sqrt{R^2+r^2}}$.

（4）$\dfrac{\lambda}{3\varepsilon}R^3$.

（5）1.6×10^{-20} J.

（6）升高.

（7）$\dfrac{\lambda}{4\pi\varepsilon_0}\ln\dfrac{3}{4}, 0$.

（8）$-\dfrac{\lambda l}{4\pi\varepsilon_0 R^2}$.

（9）$\dfrac{\sigma R}{2\varepsilon_0}$.

3. 计算题

（1）$r=r_0$.

（2）①$U=\dfrac{3\sqrt{3}q}{4\pi\varepsilon_0 L}$；②$W=\dfrac{3q^2}{4\pi\varepsilon_0 L}$.

（3）$E_{内}=\dfrac{\lambda r^2}{3\varepsilon_r\varepsilon_0}, E_{外}=\dfrac{\lambda R^2}{3\varepsilon_r\varepsilon_0}$（沿 r 方向向外）.

（4）$\alpha=\arccos\left(\dfrac{mg}{E\lambda L}\right)$.

（5）①$\Delta U=\dfrac{\rho_1 R^3}{3\varepsilon_r\varepsilon_0}\left(\dfrac{1}{R}-\dfrac{1}{R+d}\right)$；

②$U_{外}=\dfrac{\rho_1 R^3-\rho_2(R+d)^3}{3\varepsilon_r\varepsilon_0}\left(\dfrac{1}{R+d}-\dfrac{1}{R_0}\right)+\dfrac{\rho_2}{3\varepsilon_r\varepsilon_0}[R_0^2-(R+d)^2]$.

（6）$E_P=\dfrac{\rho d}{3\varepsilon_r\varepsilon_0}$，方向由大球球心指向空腔球心.

（7）$W=\dfrac{Q^2}{8\pi\varepsilon_r\varepsilon_0 R}$.

（8）①$v=\sqrt{\dfrac{Qq}{2m\pi\varepsilon_r\varepsilon_0}\left(\dfrac{1}{R}-\dfrac{1}{L}\right)}$；②$\Delta W=\dfrac{2Qq-q^2}{8\pi\varepsilon_r\varepsilon_0 R}$

（9）$U=\dfrac{\rho}{2\varepsilon_0}(R_2^2-R_1^2)$.

（10）$E_0=\varepsilon_r E$，$D=\dfrac{\varepsilon_0\varepsilon_r U}{\varepsilon_r(d-l)+l}$，$P=\dfrac{\varepsilon_0(\varepsilon_r-1)U}{\varepsilon_r(d-l)+l}$.

第八章 直 流 电

一、基本要求

1. 掌握基尔霍夫第一定律、基尔霍夫第二定律.

2. 理解电流密度、电源电动势的概念,理解欧姆定律的微分形式和电容器充放电特性.

3. 了解生物膜电势及神经传导过程,了解直流电在医学中的应用.

二、学习提示

1. 基尔霍夫定律是本章学习的重点. 基尔霍夫第一定律的实质是恒定电流的连续性原理,即节点电流代数和为零. 基尔霍夫第二定律的实质是恒定电场中电势是一势函数,即沿任意闭合回路绕行一周,电势降落的代数和为零. 这两条定律是解决复杂电路问题的基本定律,应加强练习,达到熟能生巧的程度.

2. 电容器的充放电规律是本章的难点. 通常说电容器有"隔直流通交流"的作用,是指电容器在充电开始时刻(电容器电荷为零)和充电结束时刻(电容器电荷量饱和),从零到饱和(或相反)的过程,电容器电荷量按指数规律变化,由此导致充(放)电回路电流及电容器充(放)电电压均按指数规律变化.

3. 建议学员采取比较法学习本章内容. 电流密度能逐点细致描述非均匀导体中电流的分布,欧姆定律的微分形式阐述了产生电流的原因是电场,与中学所学的电流及欧姆定律积分形式相比,具有更深刻的意义和更大的应用价值. 基尔霍夫定律能求解复杂电路的电流、电压,而用欧姆定律求解的局限性很大.

三、学习要点

1. 电流密度

电流密度为垂直通过导体某点单位面积的电流强度.

$$J = \lim_{\Delta S \to 0} \frac{\Delta I}{\Delta S} = \frac{dI}{dS}$$

电流密度是一矢量,其方向与该点电场强度的方向一致.

2. 欧姆定律的微分形式

$$J = \gamma E$$

它表明电流密度只与导体材料的性质以及给定点的电场强度有关,而与导体形状和大小无关. 欧姆定律的微分形式是大导体中的电场和电流分布之间的逐点细致描述,具有更深刻的意义.

3. 基尔霍夫定律

(1)基尔霍夫第一定律

基尔霍夫第一定律又被称为节点电流定律,其表述为:任一时刻流入某一节点的电流强度代数和为零,即

$$\sum I_i = 0$$

学习时应注意:

通常规定,流入节点的电流为正,流出节点的电流为负.

(2)基尔霍夫第二定律

基尔霍夫第二定律也称为回路电压定律,其表述为:沿任一闭合回路绕行一周电势降落的代数和为零,即

$$\sum I_i R_i + \sum \mathscr{E}_i = 0$$

学习时应注意:

(a)一定要假定并标出回路绕行方向.

(b)应明确电源及电动势正向. 通常规定,对于任意选取的回路绕行方向,当电动势正方向(由负极经电源内部到正极)与绕行方向相同时,电势降落为$-\mathscr{E}$,反之电势降落为$+\mathscr{E}$. 当假设的电流方向与绕行方向一致时,经过电阻后电势降落为$+IR$,反之电势降落为$-IR$.

(c)仔细写出每一个电源及电阻的电势降落,特别是电源内阻上的电势降落.

4. 电容器的充电与放电特性

(1)电容器的充电特性

电容器两端充电电压

$$u_C = \mathscr{E}\left(1 - e^{-\frac{t}{RC}}\right)$$

回路充电电流

$$i = C\frac{\mathrm{d}u_c}{\mathrm{d}t} = \frac{\mathscr{E}}{R}\mathrm{e}^{-\frac{t}{RC}}$$

电容器上的电荷量

$$q_c = Cu_c = C\mathscr{E}(1 - \mathrm{e}^{-\frac{t}{RC}})$$

（2）电容器的放电特性

电容器两端放电电压

$$u_c = \mathscr{E}\mathrm{e}^{-\frac{t}{RC}}$$

回路放电电流

$$i = \frac{\mathscr{E}}{R}\mathrm{e}^{-\frac{t}{RC}}$$

电容器上的电荷量

$$q_c = \mathscr{E}C\mathrm{e}^{-\frac{t}{RC}}$$

（3）充放电时间常量 τ

时间常量的大小决定了充电（放电）的快慢，即 $\tau = RC$. 充电快慢完全取决于电路参量（R、C 之积），与电源电动势大小无关. τ 值越小，充电（放电）越快.

5. 直流电的医学应用

（1）生物膜电势

能斯特方程

$$\mathscr{E} = V_1 - V_2 = -2.3\frac{kT}{Ze}\lg\frac{C_1}{C_2}$$

（2）电泳

悬浮或溶解在电解质溶液中的带电微粒在外加电场作用下迁移的现象.

（3）迁移率

单位电场强度的迁移速度，即

$$\mu = \frac{v}{E} = \frac{q}{6\pi\eta r}$$

在实际测量中，迁移率与驱动电压 U、测量时间 t、漂移距离 D 及支持物的长度 L 间的关系为

$$\mu = \frac{v}{E} = \frac{D/t}{U/L} = \frac{DL}{Ut}$$

四、解题要点

1. 求解复杂电路问题的主要步骤

（1）化简电路. 可以用简单串、并联处理的电路先行处理，以

减少回路,使问题更简单.

(2)假定方向. 假定并标出各支路电流的正方向和回路绕行方向.

(3)列方程. 若电路有 n 个节点,1 个独立回路,可列 $n-1$ 个独立节点电流方程,列 1 个独立回路电压方程.

(4)解方程. 对 n 个方程联立求解.

(5)判定电流实际方向. 根据所得电流值的正负,判断各支路电流的实际方向.

2. 电容器充放电问题求解关键是把握好三个阶段

(1)充电开始时刻. 电容器视为短路,充电电流最大,$i = \dfrac{\mathscr{E}}{R}$,电容器电荷量为零,电容器电压为零.

(2)充电过程. 充电电流从最大值逐渐减小,$i = \dfrac{\mathscr{E}}{R} \mathrm{e}^{-\frac{t}{RC}}$,电容器电荷量按指数规律增加,$q_C = C\mathscr{E}(1-\mathrm{e}^{-\frac{t}{RC}})$,电容器电压按指数规律增加,$u_C = \mathscr{E}(1-\mathrm{e}^{-\frac{t}{RC}})$.

(3)充电结束. 电流为零,电容器电荷量最大,$q_C = C\mathscr{E}$,电容器两端电压最大,$u_C = \mathscr{E}$. 放电规律与充电规律略有差异,对比理解记忆.

五、典型例题指导

1. 选择题

(1)通过导体任意一点的电流密度( ).

A. 只与该点的电场强度有关

B. 只与该点的导体性质有关

C. 与该点的电场强度及导体性质有关

D. 与导体长度有关

分析与解答:分析这类题关键是理解表达式 $J = \gamma E$ 中,电流密度只与导体材料的性质以及给定点的电场强度有关,而与导体形状和大小无关. 故答案选 C.

(2)将截面积和长度均相同的铜丝和钨丝串联接在电压为 U 的电源上,已知铜和钨的电导率分别为 γ_1 和 γ_2,且 $\gamma_1 > \gamma_2$,则铜、钨的电流密度 J_1、J_2 和电压 U_1、U_2 的关系为( ).

A. $J_1 = J_2, U_1 > U_2$　　 B. $J_1 = J_2, U_1 < U_2$

C. $J_1 > J_2, U_1 = U_2$　　 D. $J_1 < J_2, U_1 = U_2$

分析与解答:分析这类题关键是理解串联电路电流处处相等的特点,当铜丝和钨丝截面积相同时,电流密度相同;再根据 $J = \dfrac{I}{S} = \dfrac{U}{RS} = \dfrac{U}{\rho \dfrac{l}{S} S} = \dfrac{U}{\rho l} = \gamma \dfrac{U}{l}$

可知电压与电导率成反比. 故答案选 B.

(3)RC 放电电路中,欲使放电速度加快,则必须( ).

A. 增大 C 值　　　　　 B. 增大 R 值

C. 减小 C 值增大 R 值　 D. 减小 C 与 R 值

分析与解答:分析这类题关键是理解决定充电(放电)速度快慢的物理量是时间常量 $\tau = RC$,τ 值越小,充电(放电)越快. 故答案选 D.

(4)将 $R_1 = 2$ kΩ 的电阻与 $C_1 = 100$ μF 的电容串联,然后接在 $\mathscr{E} = 100$ V 的直流理想电源上. 在电容上并联一个 100 μF 的电容器,R 上也并联一个 2 kΩ 的电阻,则充电时间常量 τ 及最大充电电流 $I_{\max}$ 为( ).

A. $\tau = 0.2$ s, $I_{\max} = 100$ mA

B. $\tau = 0.4$ s, $I_{\max} = 1.0$ mA

C. $\tau = 0.2$ s, $I_{\max} = 25$ mA

D. $\tau = 0.1$ s, $I_{\max} = 0.5$ mA

分析与解答:并联总电容 $C = C_1 + C_2 = 200$ μF,并联总电阻 $R = \dfrac{R_1 R_2}{R_1 + R_2} = 1$ kΩ,故 $\tau = RC = 0.2$ s,最大充电电流 $I_{\max} = \dfrac{\mathscr{E}}{R} = 100$ mA. 故答案选 A.

(5) 当半透膜两侧浓度之比保持一定时,跨膜电势值( ).

A. 为 0

B. 与浓度比值的对数成正比

C. 与浓度的比值成正比

D. 与温度成正比

分析与解答:根据能斯特方程 $\mathscr{E} = V_1 - V_2 = -2.3 \dfrac{kT}{Ze} \lg \dfrac{C_1}{C_2}$,当半透膜两侧浓度之比保持一定时,跨膜电势值与温度成正比. 故答案选 D.

2. 填空题

(1) 铜线的截面积为 2.0×10^{-5} m²,电流 $I = 6.0$ A,如果铜线中每立方米有 10^{29} 个电子,则通过导线的自由电子的平均漂移速度是_____.

分析与解答:由题意可知,铜线中的电流密度

$$J = \frac{I}{S} = \frac{6.0}{2 \times 10^{-5}} \text{ A} \cdot \text{m}^{-2} = 3 \times 10^5 \text{ A} \cdot \text{m}^{-2}$$

由 $J = -en\bar{v}$ 知,通过导线的自由电子的平均漂移速度大小为

$$\bar{v} = \frac{J}{-en} = \frac{3 \times 10^5}{1.60 \times 10^{-19} \times 10^{29}} \text{ m} \cdot \text{s}^{-1} = 1.9 \times 10^{-5} \text{ m} \cdot \text{s}^{-1}$$

(2) 铜线直径为 0.15 cm,钨线直径为 0.10 cm,现将铜线与钨线两端分别焊接在一起,当此组合导线载有 10 A 恒定电流时,铜线中的电流密度与钨线中的电流密度之比为_____.

分析与解答:因 $J = \dfrac{I}{S}$,即电流密度与截面积成反比,所以电流密度与导线半径(直径)的平方成反比,所以铜线中的电流密度与钨线中的电流密度之比为 4:9.

(3) 由于大气中存在少量的自由电子和正离子,因此大气具有微弱的导电性. 若在地表附近,晴天时大气平均电场强度约为 120 V·m⁻¹,大气中的平均电流密度约为 4×10^{-12} A·m⁻². 则大气的电阻率是_____.

分析与解答:大气的电阻率 $\rho = \dfrac{E}{J} = \dfrac{120}{4 \times 10^{-12}}$ Ω·m = 3×10^{13} Ω·m,注意电阻率与电导率的区别.

(4) 在粗细均匀的一导体两端加上电压 U,设导体长度为 L,横截面的直径为 d,则当 L、d 不变,U 增至 2 倍时,导体中电子漂移速度 v 增至_____倍.

分析与解答:因电子漂移速度 $v = \dfrac{J}{-en} = \dfrac{I}{-enS} = \dfrac{U}{-enRS}$,故当 L、d 不变时,导体电阻 R 与截面积 S 不变,v 与 U 成正比,即 U 增至 2 倍时,v 增至 2 倍.

(5) 某直流电源电动势为 $\mathscr{E}$,通过 R 给电容器 C 充电,当充电时间为 $t = RC$ 时,充电电流为_____.

分析与解答:RC 电路充电电流 $i = \dfrac{\mathscr{E}}{R} e^{-\frac{t}{RC}}$,当 $t = RC$ 时,$i = 0.37 \dfrac{\mathscr{E}}{R}$.

3. 计算题

(1) 把大地视为电导率为 γ 的均匀电介质,如图 8-1(a)所示. 将一个半径为 a 的球形电极与大地表面相接,半个球体埋在地面下,电极本身的电阻可忽略. 求:①电极的接地电阻;②若雷电发生时,有 $I = 10^4$ A 的电流通过此电极流入大地,估算离电极 $r = 20$ m 处的跨步电压(设 $a = 20$ cm,$\gamma = 10^{-2}$ S·m⁻¹).

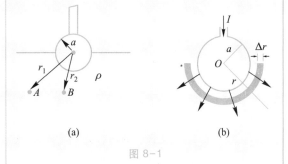

(a) (b)

图 8-1

分析与解答:① 当有电流从球形电极流入大地时,电流在大地中将沿径向流动,如图 8-1(b)所示,以球形电极的球心为原点,与原点距离为 r 处的电流密度为

$$J = \frac{I}{2\pi r^2}$$

电场强度为

$$E = \frac{J}{\gamma} = \frac{I}{2\pi\gamma r^2}$$

电极表面与无穷远处的电势差为

$$U_a - U_\infty = \int_a^\infty \boldsymbol{E} \cdot d\boldsymbol{r} = \int_a^\infty \frac{I}{2\pi\gamma r^2} dr = \frac{I}{2\pi\gamma a}$$

所以电极的接地电阻为

$$R = \frac{U_a - U_\infty}{I} = \frac{1}{2\pi\gamma a} = 79.6\ \Omega$$

② 若与球形电极球心距离为 r 处一薄层厚度为 Δr 的径向电阻为 ΔR，由电阻定律得

$$\Delta R = \frac{\Delta r}{2\pi\gamma r^2}$$

设人的跨步长度为 0.8 m，相应的跨步电阻为

$$\Delta R = \frac{\Delta r}{2\pi\gamma r^2} = 0.032\ \Omega$$

跨步电压为

$$U = I\Delta R = I\frac{\Delta r}{2\pi\gamma r^2} = 320\ V$$

（2）一同轴电缆，长 $L = 1\ 500$ m，内导体外半径 $a = 1.0$ mm，外导体内半径 $b = 5.0$ mm，中间填充绝缘介质，由于电缆受潮，测得绝缘介质的电阻率降低到 $6.4 \times 10^5\ \Omega \cdot m$。若信号源是电动势 $\mathscr{E} = 24$ V，内阻 $R' = 3.0\ \Omega$ 的直流电源。问在电缆末端负载电阻 $R_0 = 1.0$ kΩ 上的信号电压为多大？

分析与解答：电路连接如图 8-2 所示。

绝缘介质的电阻率降低后，会有一定的电流从绝缘层流过。绝缘层的电阻为

$$R = \int_a^b \rho\frac{dr}{2\pi r L} = \frac{\rho}{2\pi L}\int_a^b \frac{dr}{r}$$

代入数据得

$$R = \frac{6.4\times10^5}{2\times3.14\times1\ 500}\times\ln 5\ \Omega = 109.3\ \Omega$$

与电缆末端负载电阻并联后的电阻为

$$R_{并} = \frac{R_0 R}{R_0 + R} = \frac{109.3\times10^3}{109.3 + 1\times10^3}\ \Omega = 98.5\ \Omega$$

在电缆末端负载电阻上的信号电压为

$$U = \frac{\mathscr{E}}{R_{并} + R'} \cdot R_{并} = \frac{24}{98.5 + 3}\times98.5\ V = 23.3\ V$$

（3）如图 8-3 所示是惠斯通电桥电路，设电源电

动势 $\mathscr{E}$ 为已知，电源内阻可忽略。求：①通过检流计的电流强度与 $\mathscr{E}$ 及各臂电阻的关系；②电桥的平衡条件。

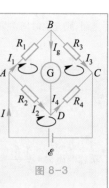

图 8-3

分析与解答：① 假定各支路电流方向和回路绕行方向如图所示，根据基尔霍夫定律得下列等式。

节点 A 的电流方程

$$I - I_1 - I_2 = 0$$

节点 B 的电流方程

$$I_1 - I_3 - I_g = 0$$

节点 C 的电流方程

$$I_3 + I_4 - I = 0$$

回路 $ABDA$ 的电压方程

$$I_1 R_1 + I_g R_g - I_2 R_2 = 0$$

回路 $BCDB$ 的电压方程

$$I_3 R_3 - I_4 R_4 - I_g R_g = 0$$

回路 $ADCA$ 的电压方程

$$I_2 R_2 + I_4 R_4 - \mathscr{E} = 0$$

解方程组得

$$I_g = \frac{(R_2 R_3 - R_1 R_4)\mathscr{E}}{R_1 R_3 (R_2 + R_4) + R_2 R_4 (R_1 + R_3) + R_g (R_1 + R_3)(R_2 + R_4)}$$

② 当 $I_g = 0$ 时电桥平衡，由上式得电桥平衡时，电阻应满足

$$R_2 R_3 - R_1 R_4 = 0$$

（4）试计算如图 8-4（a）所示电路的各支路电流

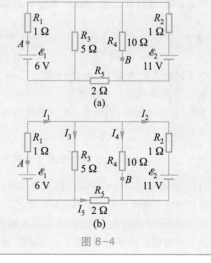

(a)

(b)

图 8-4

及电路中 A、B 两点之间的电压.

分析与解答：标出各支路电流及其方向，如图 8-4(b) 所示. 根据基尔霍夫第一定律，

$$I_1 = I_2 + I_3 + I_4$$
$$I_1 + I_5 = I_3$$

根据基尔霍夫第二定律，

$$I_1 R_1 + I_3 R_3 - \mathscr{E}_1 = 0$$
$$I_4 R_4 - I_5 R_5 - I_3 R_3 = 0$$
$$I_2 R_2 - I_4 R_4 + \mathscr{E}_2 = 0$$

联立上述各式，解方程组可得

$$I_1 = -0.1 \text{ A}, \quad I_2 = -2.2 \text{ A}, \quad I_3 = 1.22 \text{ A},$$
$$I_4 = 0.88 \text{ A}, \quad I_5 = 1.32 \text{ A}$$
$$U_{AB} = \mathscr{E}_1 + I_5 R_5 = 8.64 \text{ V}$$

（5）如图 8-5(a) 所示的电路中，$\mathscr{E} = 1\,200$ V，$C = 6.5$ μF，$R_1 = R_2 = R_3 = 7.3 \times 10^5$ Ω. 让电容器完全不带电后，突然合上开关 S($t=0$). ①试对 $t=0$ 和 $t=\infty$，确定通过每个电阻的电流；②定性画出从 $t=0$ 到 $t=\infty$ 时 R_2 两端的电压 U_2 随时间变化的图像，$t=0$ 和 $t=\infty$ 时 U_2 的数值是多少？

分析与解答：① 当 $t=0$（S 刚合上，电容器相当于短路）

$$I_2 = I_3 = \frac{1}{2} \cdot \frac{\mathscr{E}}{R_1 + \dfrac{R_2 R_3}{R_2 + R_3}}$$

$$= \frac{1}{2} \times \frac{1\,200}{7.3 \times 10^5 + \dfrac{7.3 \times 10^5}{2}} \text{ A}$$

$$= 5.48 \times 10^{-4} \text{ A}$$
$$I_1 = 2I_2 = 2 \times 5.48 \times 10^{-4} \text{ A} = 1.096 \times 10^{-3} \text{ A}$$

当 $t=\infty$ 时，电容器充电结束，

$$I_2 = 0, \quad I_1 = I_3 = \frac{1\,200}{2 \times 7.3 \times 10^5} \text{ A} = 8.22 \times 10^{-4} \text{ A}$$

② R_2 两端电压为 U_2.

当 $t=0$ 时，$U_2 = I_2 R_2 = 400$ V.

当 $t=\infty$ 时，$I_2 = 0$，所以 $U_2 = 0$ V.

U_2 随时间变化如图 8-5(b) 所示.

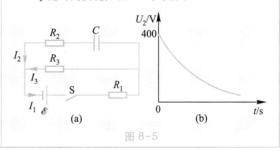

图 8-5

六、习题

1. 选择题

（1）已知导线中的电流按 $I = t^2 - 0.5t + 6$ 的规律随时间 t 变化，式中电流和时间的单位分别为 A 和 s，在 $t = 1$ s 到 $t = 3$ s 内通过导线截面的电荷量为（　　）.

    A. 17.5 C   B. 19.5 C

    C. 20.6 C   D. 18.7 C

（2）截面积之比为 2∶1 的两根铜导线中电流之比为 3∶2，则二导线中自由电子平均漂移速度之比为（　　）.

    A. 3∶4   B. 4∶3

    C. 1∶3   D. 3∶1

（3）截面积之比为 3∶2∶1 的三根铜导线串联在一起，则三导线中电场强度之比为（　　）.

    A. 3∶2∶1   B. 9∶4∶1

    C. 1∶2∶3   D. 无法确定

（4）将 $R = 2$ kΩ 的电阻和 $C = 600$ μF 的电容器串联，然后接在 $\mathscr{E} = 30$ V 的直流理想电源上. 在电容器上串联一个 300 μF 的电容器，R 上也串联一个 1 kΩ 的电阻，则充电时间常量 τ 及最大充电电流 I_{max} 为（　　）.

    A. $\tau = 0.6$ s，$I_{max} = 15$ mA

    B. $\tau = 1.2$ s，$I_{max} = 30$ mA

    C. $\tau = 0.6$ s，$I_{max} = 10$ mA

    D. $\tau = 0.3$ s，$I_{max} = 10$ mA

（5）温度一定时，半透膜的跨膜电势值（　　）.

    A. 为 0

B. 与浓度比值的对数成正比

C. 与浓度的比值成正比

D. 与温度成正比

（6）如图 8-6 所示的电路中，$U_A - U_B$ 为（　　）.

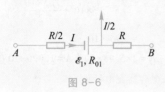

图 8-6

A. $-\mathscr{E}_1 + I(2R + R_{01})$　　　B. $-\mathscr{E}_1 + I(R + R_{01})$

C. $\mathscr{E}_1 - I(2R + R_{01})$　　　D. $\mathscr{E}_1 - I(R + R_{01})$

（7）一个神经纤维（轴索）可视为一个圆管，它的直径是 10^{-5} m，电阻率为 2 $\Omega \cdot$ m，一个 0.3 m 长的纤维电阻值为（　　）.

A. 7.64 Ω　　　B. 7.64×10^9 Ω

C. 9.00 Ω　　　D. 9.00×10^9 Ω

（8）电容分别为 $C_1 = 3$ μF、$C_2 = 6$ μF 的电容器和阻值 $R = 5$ Ω 的电阻串联后，接在内阻 $R_0 = 1$ Ω 的电源上，此电路的时间常量为（　　）.

A. 12 μs　　　B. 18 μs

C. 30 μs　　　D. 45 μs

（9）在电泳技术中，能分离的粒子一定是（　　）.

A. 带电粒子　　　B. 带负电的粒子

C. 带正电的粒子　　　D. 所有微粒

（10）在电泳技术中，粒子的分离速度取决于（　　）.

A. 粒子所带电荷量　　　B. 粒子大小

C. 粒子形状　　　D. 外加电场强度

（11）某一导体中点 A 的电场强度比点 B 的大，则这两处的电流密度和自由电子速度的关系为（　　）.

A. $J_A = J_B$，$\bar{v}_A = \bar{v}_B$　　　B. $J_A > J_B$，$\bar{v}_A > \bar{v}_B$

C. $J_A < J_B$，$\bar{v}_A < \bar{v}_B$　　　D. $J_A > J_B$，$\bar{v}_A < \bar{v}_B$

（12）跨膜电势的大小与下列哪些因素有关？（　　）

A. 膜两侧的浓度 C_1、C_2　　　B. 离子的种类

C. 系统的温度　　　D. 半透膜的厚度

2. 填空题

（1）在长为 2 m、截面积为 20 mm×80 mm 的铜棒两端加电压 50 mV，棒中某点的电场强度为_____.

（2）一蓄电池，在充电时通过的电流为 3.0 A，此时蓄电池两极间的电势差为 4.25 V，当该蓄电池在放电时，通过的电流为 4.0 A，此时两极间的电势差为 3.90 V，则该蓄电池的电动势为_____，内电阻为_____.

（3）电容器充电到 20 V 后与内阻为 1.0 MΩ 的电压表相连，经过 5 s 后电压表的读数为 10 V，则电容器电容 C 为_____.

（4）电路如图 8-7 所示，$R_1 = R_2 = 1$ kΩ，$C = 1$ μF，待电容器充电完毕后，将开关置于位置 2，欲使电容器上的电压为 $\mathscr{E}/e^3$，需要的时间为_____.

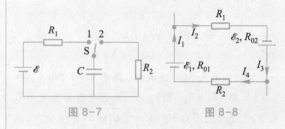

图 8-7　　　　　　图 8-8

（5）如果每个离子所带的电荷量为 $+1.6 \times 10^{-19}$ C，在轴突内外这种离子的浓度分别为 10 mol $\cdot$ m^{-3} 及 160 mol $\cdot$ m^{-3}，在 37 ℃ 时离子的平衡电势是_____.

（6）如图 8-8 所示为某复杂电路中的一个回路，所设电流方向及回路中的电阻、电源如图所示，则利用基尔霍夫定律列出的回路电压方程为_____.

（7）有两个相同的电源和两个相同的电阻，按图 8-9（a）和图 8-9（b）所示两种方式连接. 在图 8-9（a）中 $I = $ _____，$U_{AB} = $ _____；在图 8-9（b）中 $I = $ _____，$U_{AB} = $ _____.

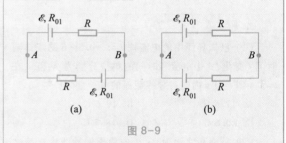

(a)　　　　　　(b)

图 8-9

（8）将 1 000 Ω 的电阻和 1 μF 的电容器串联到 100 V 的电源上，电容器上最后的电荷量是_____，电路接通 2.3 ms 后电容器上的电荷量是_____.

（9）在直流电疗时，通过人体的电流为 2.0 mA，如果电疗电极的面积为 8 cm^2，则通过电极的电流密度为_____.

（10）某闪光灯上电容器的电容为 1 000 μF，在放电过程中，经过 0.001 s 时间，电容器上的电荷量是其最大值的 37/100，该放电回路的放电电阻为_____.

（11）室温下，铜导线内自由电子数密度 $n = 8.85 \times 10^{28}$ m^{-3}，导线内电流密度 $J = 2 \times 10^{6}$ A·m^{-2}，则电子平均漂移速度为_____.

3. 计算题

（1）一铜棒的截面积为 20 mm×80 mm，长为 2 m，两端的电势差为 50 mV．已知铜的电导率为 $\sigma = 5.7 \times 10^{7}$ S·m^{-1}，铜棒内自由电子的电荷密度为 1.36×10^{10} C·m^{-3}．求：①它的电阻；②电流；③电流密度；④棒内的电场强度；⑤所消耗的功率；⑥棒内自由电子的平均漂移速度．

（2）电缆的芯线是半径为 $r_1 = 0.5$ cm 的铜线，在铜线外面包一层同轴的绝缘层，绝缘层的外半径为 $r_2 = 2$ cm，电阻率 $\rho = 1 \times 10^{12}$ Ω·m．在绝缘层外面又用铜层保护起来，如图 8-10 所示．求：①长 $L = 1\,000$ m 的这种电缆沿径向的电阻；②当芯线与铜层间的电势差为 100 V 时，在该电缆中沿径向的漏电流是多大？

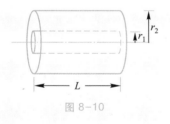

图 8-10

（3）一铁制水管，内外直径分别为 2.0 cm 和 2.5 cm，该水管常用来使电气设备接地．如果从电气设备流入到水管中的电流是 20 A，那么电流在管壁中和水中各是多少？假设水的电阻率是 0.01 Ω·m，铁的电阻率为 8.7×10^{-8} Ω·m．

（4）电路参量如图 8-11 所示，试求：①a 支路中电流的大小及方向；②U_{ab} 及 U_{ac} 的大小．

（5）如图 8-12 所示，设 $\mathscr{E}_1 = 20$ V，$R_{01} = R_{02} = R_{03} = 1$ Ω，$R_1 = 6$ Ω，$R_2 = 4$ Ω，$R_3 = 2$ Ω，$I_1 = 1$ A，$I_2 = 2$ A，求 $\mathscr{E}_2$、$\mathscr{E}_3$ 及 U_{ab}．

（6）如图 8-13 所示，求：①开关接通时间 t 后，$\mathscr{E}$ 的输出电流是多少？②S 刚闭合的瞬间，$\mathscr{E}$ 的输出电流是多少？③当 S 接通足够长的时间后，$\mathscr{E}$ 的输出电流又是多少？

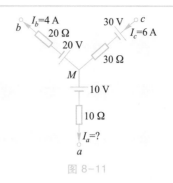

图 8-11

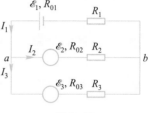

图 8-12

（7）图 8-14 是加法器的原理图，加法器是一种运算电路，在计算机技术、自动控制技术中应用非常广泛．试证明：①当 $R_i = R$ 时，$U = \frac{1}{4}(\mathscr{E}_1 + \mathscr{E}_2 + \mathscr{E}_3)$；②当 $R_i \ll R$ 时，$U = \frac{R_i}{R}(\mathscr{E}_1 + \mathscr{E}_2 + \mathscr{E}_3)$（其中 U 是 R_i 两端的电压）.

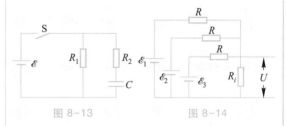

图 8-13　　　　图 8-14

（8）在如图 8-15 所示的电路中，已知 $\mathscr{E}_1 = 8.0$ V，$\mathscr{E}_2 = 2.0$ V，$R_1 = 20$ Ω，$R_2 = 40$ Ω，$R_3 = 60$ Ω．问开关 S 合上前后（电路已达稳态）点 A 的电势 U_A 变化（升高还是降低）了多少？

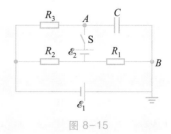

图 8-15

（9）电路如图 8-16 所示,求 *ab* 支路中的电流,其中 $\mathscr{E}$ = 24 V,R = 10 Ω.

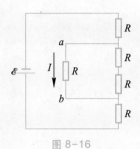

图 8-16

（10）已知如图 8-17(a)所示的电路中,电压 U_2 和 U_3 的波形图如图 8-17(b)和图 8-17(c)所示,画出电压 U_1 的变化规律图.

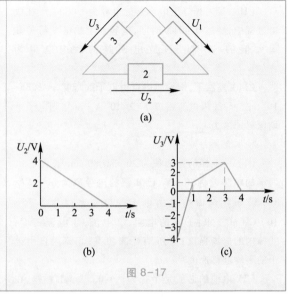

图 8-17

七、习题答案

1. 选择题

（1）D. （2）A. （3）C. （4）C. （5）B.

（6）B. （7）B. （8）A. （9）A. （10）ABD.

（11）B. （12）ABC.

2. 填空题

（1）2.5×10^{-2} V·m^{-1}.

（2）4.1 V,0.05 Ω.

（3）7.2 μF.

（4）3 ms.

（5）+74 mV.

（6）$-\mathscr{E}_1 + I_1 R_{01} + I_2 R_1 - \mathscr{E}_2 + I_3 R_{02} + I_4 R_2 = 0$.

（7）$\dfrac{\mathscr{E}}{R + R_{01}}$,0,0,$\mathscr{E}$.

（8）10^{-4} C,9×10^{-5} C.

（9）0.25 mA·cm^{-2}.

（10）1 Ω.

（11）1.41×10^{-4} m·s^{-1}.

3. 计算题

（1）① 2.2×10^{-5} Ω;② 2.3×10^3 A;

③ 1.4×10^6 A·m^{-2};④ 2.5×10^{-2} V·m^{-1};

⑤ 1.2×10^2 W;⑥ 1.0×10^{-4} m·s^{-1}.

（2）① 2.2×10^8 Ω;② 4.5×10^{-7} A.

（3）$I_1 \approx 20$ A,$I_2 \approx 0$.

（4）① $I_a = 2$ A,电流方向与图示方向相同;

② $U_{ab} = 70$ V,$U_{ac} = -240$ V.

（5）$\mathscr{E}_2 = 23$ V(与点 *a* 相连的一端电势高),$\mathscr{E}_3 = 4$ V(与点 *a* 相连的一端电势高),$U_{ab} = 13$ V.

（6）① $\mathscr{E}\left(\dfrac{1}{R_1} + \dfrac{1}{R_2} e^{-t/R_2 C}\right)$;② $\mathscr{E}\left(\dfrac{1}{R_1} + \dfrac{1}{R_2}\right)$;

③ $\mathscr{E}/R_1$.

（7）略.

（8）点 *A* 的电势 U_A 升高了 6 V.

（9）$I_{ab} = -0.6$ A,负号表示电流方向与图示方向相反.

（10）

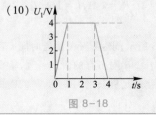

图 8-18

第九章 恒定磁场

一、基本要求

1. 理解磁场的来源及磁现象的本质.

2. 理解磁感应强度 B 的物理意义.

3. 理解毕奥-萨伐尔定律是磁场的基本规律,掌握用毕奥-萨伐尔定律求解电流的磁场分布的方法.

4. 理解高斯定理和安培环路定理的物理意义,掌握用安培环路定理计算磁感应强度的条件和方法.

5. 了解磁介质的分类,理解三种磁介质磁化的微观机制.

6. 了解磁场强度 H 的定义、各向同性介质中 H 和 B 之间的区别与联系以及磁介质中的安培环路定理.

二、学习提示

1. 对恒定磁场的研究与对静电场的研究有许多相似之处. 首先,从内容上,它们研究的都是场. 场是物质存在的一种形式,磁场与电场一样都具有能量、动量等物理属性. 其次,从研究方法上,恒定磁场与静电场一样,都需要引入"通量"与"环流"两个概念,才能得到描述恒定磁场的基本定理——高斯定理和安培环路定理;同时,静电场的"微元法"及"挖补法"都可以应用到恒定磁场中. 在学习时,注意这两部分内容的类比思考,这将有助于加深对它们的理解和认识.

2. 对本章的学习应主要抓住磁现象的本质:运动的电荷在其周围产生磁场,磁场给场中的运动电荷以作用力. 磁现象的本质涵盖了本章的一个定律与两个定理. 一个定律是指毕奥-萨伐尔定律,该定律指出了恒定磁场的来源——恒定电流(运动电荷的一种形式);同时,该定律给出了求解不同形状导线中的电流产生的磁场分布的方法. 两个定理是指磁场中的高斯定理与安培环路定理. 其中,高斯定理告诉我们通过任意闭合曲面的磁通量为零,该定理揭示了磁场是无源场的本质;而安培环路定理表明磁感应强度沿任意闭合环路的积分只与环路所包围的电流代数和有关,该定理揭示了磁场是涡旋场、非保守场的特性.这一个定律和两个定理既反映了磁场与场源之间的依赖关系,也表明了空间中各点磁场之间的内在联系,同时还揭示了磁场的本质特性.磁场对场中运动电荷的作用表现为洛伦兹力,该原理可以拓展到计算磁场中载流线圈所受到的力以及力矩等.对于这些概念及其对应的物理思维和物理本质,应在学习过程中深刻体会.

3. 磁介质的磁化机理和磁场强度是本章学习的两个难点.磁化机理反映了磁场与磁介质之间的相互作用.根据磁介质种类的不同,其磁化机理也不相同,本质上都是磁介质内的分子磁矩、附加磁矩或磁畴受到外部磁场力矩作用后重新排列,进而增强或减弱原磁场的过程,这部分内容以了解物理过程为主.在对磁场强度的学习中,应着重了解引入该量的目的及其本质含义.在有磁介质的情况下,任何一点的磁感应强度为原磁感应强度与附加磁场的磁感应强度的矢量和,由于磁介质与原磁场之间既相互联系又相互影响,此时难以直接求解磁感应强度,所以才引入磁场强度这个辅助矢量,该辅助矢量代表了原磁场受磁介质的附加磁场影响后的磁场(严格来讲,磁场强度并不能算作一个具有特定物理意义的物理量).引入磁场强度这个辅助矢量,将有助于在磁介质条件下对空间中各点的磁场分布进行分析和计算.

三、学习要点

1. 磁场的来源

一切电磁现象都起源于电荷及其运动,磁场来源于运动的电荷.磁场是一种特殊物质.

2. 磁现象的物理本质

运动的电荷在其周围产生磁场,磁场给场中的运动电荷以作用力,这就是磁现象的物理本质.

3. 磁感应强度

磁感应强度 B 是描述磁场性质的物理量,它可由运动电荷在磁场中某点所受的磁场力来定义.

$$B\ \text{矢量}\begin{cases} \text{大小} & B=\dfrac{F_{max}}{qv} \\ \text{方向} & F\times v \end{cases}$$

式中,B 为磁感应强度,q 是带正电的试验电荷,v 是电荷的运动速度,F_{max} 为运动电荷受到的最大磁场力.

学习时应注意:

（a）磁感应强度 **B** 的定义是根据带电粒子在磁场中运动所受洛伦兹力来定义的. 当 **v** 和 **B** 同向时,它们的矢积为零,**v×B = 0**,于是 **F = 0**,这时 **v** 的方向就是磁感应强度 **B** 的方向. 按照矢积定义,在 **F = qv×B** 中,**v**、**B** 和 **F** 三个矢量遵循右手螺旋定则,即右手四指从 **v** 的指向经小于 π 的角转向 **B** 指向,此时大拇指所指的方向为 **F** 的方向.

（b）磁感应强度 **B** 满足矢量叠加原理,即若干电流元在某一位置共同产生的磁感应强度 **B**,等于各电流元单独存在时在该位置产生的磁感应强度的矢量和.

（c）为了形象地描述磁场,人们引入了磁感应线,它与电场线有起点、有终点的特点不同,磁感应线是无起点也无终点的闭合曲线.

4. 磁通量

通过磁场中某一曲面的磁感应线条数称为通过此面的磁通量,用 Φ 表示.

学习时应注意:

（a）通过任意有限曲面 S,磁通量为

$$\Phi = \oint_S \mathrm{d}\Phi = \oint_S B\cos\theta\,\mathrm{d}S$$

式中,θ 为 **B** 与 d**S** 的法线方向的夹角.

（b）通过任意闭合曲面的磁通量必等于零.

5. 毕奥-萨伐尔定律

电流元 $I\mathrm{d}\boldsymbol{l}$ 在空间某点激发的磁场的磁感应强度 d**B** 为

$$\mathrm{d}\boldsymbol{B}\ 矢量 \begin{cases} 大小 & \mathrm{d}B = \dfrac{\mu_0}{4\pi}\dfrac{I\mathrm{d}l\sin\theta}{r^2} \\[2mm] 方向 & \mathrm{d}\boldsymbol{l}\times\boldsymbol{r} \end{cases}$$

式中,**r** 为电流元到该点的位矢,θ 为 $I\mathrm{d}\boldsymbol{l}$ 与 **r** 之间的夹角,$\mu_0 = 4\pi\times10^{-7}\mathrm{N}\cdot\mathrm{A}^2$,为真空磁导率.

学习时应注意:

（a）**r** 是场点相对电流元 $I\mathrm{d}\boldsymbol{l}$ 的位矢,即由电流元指向场点的矢量.

（b）电流 I 是标量,电流元 $I\mathrm{d}\boldsymbol{l}$ 为矢量,在电路中电流只能取两个方向,而电流元却不同,理论与实验都表明取向不同的电流元,即使大小相同,在同一位置激发的磁感应强度 **B** 大小和方向都不同.

6. 磁场的高斯定理

在磁场中通过任意闭合曲面的磁通量必等于零,数学表达式为

$$\oint_S \boldsymbol{B} \cdot \mathrm{d}\boldsymbol{S} = 0$$

磁场的高斯定理反映了磁场是无源场的本质,磁感应线是无头无尾的闭合曲线.

7. 真空中磁场的安培环路定理

在真空的恒定磁场中,磁感应强度沿任意闭合路径的线积分等于此闭合路径所包围的电流的代数和与真空磁导率的乘积,即

$$\oint_L \boldsymbol{B} \cdot \mathrm{d}\boldsymbol{l} = \mu_0 \sum_{i=1}^{n} I_i$$

该定理为电流与磁场间的基本规律之一,它反映了磁场的涡旋场特性,属于非保守场.

学习时应注意:

(a) 式中,$\sum_{i=1}^{n} I_i$ 是闭合路径内包围的电流的代数和,当电流方向与闭合路径的绕行方向满足右手螺旋定则时,电流取正值,反之取负值.

(b) 若 $\oint_L \boldsymbol{B} \cdot \mathrm{d}\boldsymbol{l} = 0$,即 $\boldsymbol{B}$ 的环流为零,并不意味着闭合路径上每一点的 $\boldsymbol{B}$ 都为零. 闭合路径上任意一点的 $\boldsymbol{B}$ 都是闭合路径内外电流共同作用的结果.

8. 洛伦兹力

带电粒子在磁场中运动时受到的磁场力,称为洛伦兹力 $\boldsymbol{F}_\mathrm{L}$.

$$\boldsymbol{F}_\mathrm{L} = q\boldsymbol{v} \times \boldsymbol{B}$$

学习时应注意:

(a) 洛伦兹力的方向由 $\boldsymbol{v} \times \boldsymbol{B}$ 的方向和 q 的正负决定,右手四指由 $\boldsymbol{v}$ 经小于 π 的角弯向 $\boldsymbol{B}$,这时拇指的指向就是正电荷的受力方向,负电荷所受洛伦兹力的方向与正电荷受力方向相反. 可以看到洛伦兹力方向一定垂直于 $\boldsymbol{v}$ 和 $\boldsymbol{B}$,$\boldsymbol{v}$ 和 $\boldsymbol{B}$ 之间可以是任意角度,当 $\boldsymbol{v}$ 和 $\boldsymbol{B}$ 间的夹角成 0° 或 180° 时受到的洛伦兹力为零.

(b) 洛伦兹力总与运动电荷的速度 $\boldsymbol{v}$ 垂直,所以洛伦兹力对运动电荷不做功,不改变电荷的速率,只改变电荷在磁场中的运动方向.

(c) 带电粒子在均匀磁场中运动,当粒子的初速度 $\boldsymbol{v}_0$ 与磁感应强度 $\boldsymbol{B}$ 平行时,粒子以速率 v_0 做匀速直线运动;当粒子的初

速度 $\boldsymbol{v}_0$ 与磁感应强度 $\boldsymbol{B}$ 垂直时,粒子以速率 v_0 做匀速圆周运动;当粒子的初速度 $\boldsymbol{v}_0$ 与磁感应强度 $\boldsymbol{B}$ 之间有一夹角 θ 时,粒子沿螺旋线向前运动.

（d）带电粒子在电磁场中的运动有很多应用.例如,荷质比 (e/m) 的测定、速度选择器、质谱仪、回旋加速器等.只要理解了洛伦兹力的物理本质,就能熟练地运用洛伦兹力公式,计算力的大小,判断力的方向,分析以上提到的各种实际问题.

9. 安培力

安培力是电流元 $I\mathrm{d}\boldsymbol{l}$（大量的电荷）在磁场中所受的磁场力,可表示为

$$\mathrm{d}\boldsymbol{F} = I\mathrm{d}\boldsymbol{l}\times\boldsymbol{B}$$

式中,$\boldsymbol{B}$ 为电流元所在位置的磁感应强度,$\mathrm{d}\boldsymbol{F}$ 方向垂直于 $I\mathrm{d}\boldsymbol{l}$ 和 $\boldsymbol{B}$ 组成的平面,这个规律称为安培定律.

学习时应注意:

（a）注意安培力与洛伦兹力的联系与区别.本质上讲,安培力与洛伦兹力都是磁场对场中运动电荷施加的力的作用.其主要区别在于,运动电荷的形式（属性）不同.洛伦兹力中,受力的对象是带电粒子（微观属性）,而安培力中,受力的对象是电流元或带电的导线（宏观属性）.因此,可以认为安培力是洛伦兹力的一种拓展.

（b）注意安培定律与安培环路定理的区别.安培定律与安培环路定理都是反映电流与磁场间关系的基本规律,但是二者又有本质区别,其中安培定律描述的是电流在磁场中受力的规律,本质上反映的是磁场对电流的力的作用;而安培环路定理描述的是磁感应强度的环路积分与电流之间的关系,本质上反映的是电流产生磁场.

10. 磁介质对磁场的影响

一切能够磁化的物质称为磁介质,大家主要需要了解各种磁介质的磁化机理.广义上讲,一切物质都可以称为磁介质.按照磁介质在磁场中产生的效果不同,可将磁介质分为顺磁质、抗磁质和铁磁质三大类.在顺磁质中,介质磁化后产生的附加磁场与原磁场方向相同,对原磁场有增强作用;而抗磁质中,介质磁化后产生的附加磁场与原磁场方向相反,对原磁场有减弱作用.铁磁质具有顺磁质的一些特性,但又有明显的不同.铁磁质的内部有许多自发磁化小区（磁畴）,在没有磁场时,由于热运动,它们杂乱无章地分布,介质在宏观上不显示磁性;当放入磁场中时,大量的磁畴的磁化方向都转向外磁场方向,从而产生很大的附加磁场,介质被磁化后显示较强的磁性.

11. 磁场强度

磁场强度 H 是为了方便地处理有磁介质时的磁场问题,引入的一个辅助矢量,可表示为

$$H = \frac{B}{\mu_0} - M$$

磁介质内的总磁场 B 是传导电流与束缚电流(磁化产生的电流)共同产生的. 为了便于在磁介质中应用安培环路定理,引入了辅助矢量 H,这样磁介质中的安培环路定理就可以归结为 H 与 $\sum I$ 之间的关系,M 为磁化强度矢量.

学习时应注意:

(a) 磁场强度与磁感应强度的区别. 磁场强度是一个辅助矢量,而磁感应强度是具有特定物理意义的物理量.

(b) 引入磁场强度的作用. 利用磁场强度这个辅助矢量可以方便地求解存在磁介质时的磁感应强度.

12. 磁介质中的安培环路定理

磁场强度沿任意闭合回路的线积分,等于该回路所包围的传导电流的代数和,而与磁化电流无关,表达式为

$$\oint_L H \cdot \mathrm{d}l = \sum I$$

在各向同性介质中磁场强度 H 与磁感应强度 B 的关系为

$$B = \mu H = \mu_0 \mu_r H$$

式中,μ 为磁介质的磁导率,μ_r 为相对磁导率,对顺磁质 $\mu_r > 1$,对抗磁质 $\mu_r < 1$,对铁磁质 $\mu_r \gg 1$.

四、解题要点

1. 求磁感应强度 B 时,可以有以下三种方法:一是从定义出发;二是利用毕奥-萨伐尔定律;三是利用安培环路定理. 其中,毕奥-萨伐尔定律与电场中的库仑定律的地位与作用相似,它是计算磁感应强度最基本、最常用的方法. 在解题时,首先,根据题意画好示意图,在载流导线上取电流元 $I\mathrm{d}l$,由毕奥-萨伐尔定律写出该电流元在所在点的 $\mathrm{d}B$ 的表达式,并在图中标出 $\mathrm{d}B$ 的方向;然后分析磁场的分布情况,建立坐标系,写出 $\mathrm{d}B$ 的分量;最后,列出积分式,求解积分,确定总磁场的大小和方向.

2. 利用安培环路定理解题时,首先画出示意图,分析磁场分布情况,确定 B 的方向,分析磁场是否具有对称性;然后,选取适当的积分回路,以使在回路上各点 B 值相等,求解积分;接下来,

求回路所包围的各电流代数和 $\sum I_i$;最后,列方程求解.

3. 求解磁场对运动电荷或电流的作用力时,首先要理解这两类问题的联系与区别. 磁场对电流的作用力的微观本质是磁场对运动电荷的作用力,前者称为安培力,后者称为洛伦兹力. 解题时,首先画出示意图,确定磁场的分布情况,画出 $\boldsymbol{B}$ 的方向;然后在所求受力导线上任取电流元 $I\mathrm{d}\boldsymbol{l}$,由安培定律写出电流元受到的作用力 $\mathrm{d}\boldsymbol{F}$ 的大小,并标出 $\mathrm{d}\boldsymbol{F}$ 方向;最后,建立坐标系,写出 $\mathrm{d}\boldsymbol{F}$ 分量式,列积分求解.

五、典型例题指导

1. 选择题

(1) 对于磁场,下列说法正确的是( ).

A. 磁场来源于电荷,是无源场

B. 磁场来源于运动电荷,是有源场

C. 磁场来源于电荷,是保守场

D. 磁场来源于运动电荷,是非保守场

分析与解答:磁现象的本质是磁场来源于运动电荷,并对场中的电荷施以作用力. 根据磁场中的高斯定理表明,磁场是无源场;磁场中的安培环路定理揭示了磁场是非保守场. 故答案选 D.

(2) 对安培环路定理理解正确的是(在恒定磁场中)( ).

A. 若 $\oint_L \boldsymbol{H} \cdot \mathrm{d}\boldsymbol{l} = 0$,则在回路 L 上必定 $\boldsymbol{H}$ 处处为零

B. 若 $\oint_L \boldsymbol{H} \cdot \mathrm{d}\boldsymbol{l} = 0$,则在回路 L 上必定不包围电流

C. 若 $\oint_L \boldsymbol{H} \cdot \mathrm{d}\boldsymbol{l} = 0$,则在回路 L 所包围传导电流的代数和为零

D. 回路 L 上各点的 $\boldsymbol{H}$ 仅与回路 L 所包围的电流有关

分析与解答:积分为零不表示积分函数为零. 由矢量叠加原理可知 L 上各点的 $\boldsymbol{H}$ 不仅与回路 L 所包围的电流有关,还和回路外的电流有关. 故答案选 C.

(3) 如图 9-1 所示,若圆

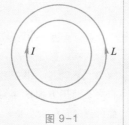

图 9-1

形回路和圆电流同心共面,则沿环流的磁场强度为( ).

A. $\oint_L \boldsymbol{H} \cdot \mathrm{d}\boldsymbol{l} = 0$,因为 L 上 $\boldsymbol{H}$ 处处为零

B. $\oint_L \boldsymbol{H} \cdot \mathrm{d}\boldsymbol{l} = 0$,因为 L 上 $\boldsymbol{H}$ 处处与 $\mathrm{d}\boldsymbol{l}$ 垂直

C. $\oint_L \boldsymbol{H} \cdot \mathrm{d}\boldsymbol{l} = I$,因为 L 包围电流 I

D. $\oint_L \boldsymbol{H} \cdot \mathrm{d}\boldsymbol{l} = -I$,因为 L 包围电流 I 且绕向与 I 相反

分析与解答:由右手螺旋定则可知,圆电流在环路 L 处产生的磁场处处与环路垂直. 故答案选 B.

(4) 真空中电流元 $I_1\mathrm{d}\boldsymbol{l}_1$ 与电流元 $I_2\mathrm{d}\boldsymbol{l}_2$ 之间的相互作用是这样进行的:( ).

A. $I_1\mathrm{d}\boldsymbol{l}_1$ 与 $I_2\mathrm{d}\boldsymbol{l}_2$ 直接进行作用,且服从牛顿第三定律

B. 由 $I_1\mathrm{d}\boldsymbol{l}_1$ 产生的磁场与 $I_2\mathrm{d}\boldsymbol{l}_2$ 产生的磁场之间相互作用,且服从牛顿第三定律

C. 由 $I_1\mathrm{d}\boldsymbol{l}_1$ 产生的磁场与 $I_2\mathrm{d}\boldsymbol{l}_2$ 产生的磁场之间相互作用,但不服从牛顿第三定律

D. 由 $I_1\mathrm{d}\boldsymbol{l}_1$ 产生的磁场与 $I_2\mathrm{d}\boldsymbol{l}_2$ 进行作用,或由 $I_2\mathrm{d}\boldsymbol{l}_2$ 产生的磁场与 $I_1\mathrm{d}\boldsymbol{l}_1$ 进行作用,且不服从牛顿第三定律

分析与解答:两个电流之间的相互作用是通过磁场进行的,不服从牛顿第三定律. 由安培定律,一个电流元所受的力取决于另一个电流元在该电流元处产生的磁场及电流元本身,即 $\mathrm{d}\boldsymbol{F}_{12} = I_1\mathrm{d}\boldsymbol{l}_1 \times \boldsymbol{B}_2$ 或 $\mathrm{d}\boldsymbol{F}_{21} =$

$I_2 dl_2 \times B_1$. 故答案选 D.

（5）如图 9-2 所示，一环形电流 I 和一回路 L，则积分 $\oint_L B \cdot dl$ 应等于（　）.

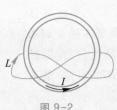

A. 0　　　　B. $2I$

C. $-2\mu_0 I$　　D. $2\mu_0 I$

图 9-2

分析与解答：由安培环路定理可知 $\oint_L B \cdot dl = \mu_0 \sum I$，环形电流 I 和回路 L 都符合右手螺旋定则，所以都为正. 故答案选 D.

（6）如图 9-3（a）所示，一无限长载流导线与正三角形载流线圈在同一平面内，若长直导线固定不动，则载流三角形线圈将（　）.

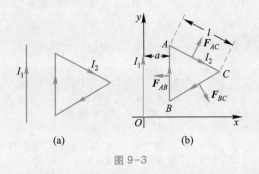

（a）　　　　　（b）

图 9-3

A. 向着长直导线平移

B. 不动

C. 转动

D. 背离长直导线平移

分析与解答：建立如图 9-3（b）所示的坐标轴，无限长的直电流在 $x>0$ 处产生的磁感应强度为 $B = \dfrac{\mu_0 I_1}{2\pi x}$，方向垂直纸面向里.

由安培定律，可得三角形线圈的三条边受力大小分别为

$$F_{AB} = \frac{\mu_0 I_1 I_2}{2\pi a} AB = \frac{\mu_0 I_1 I_2}{2\pi a} l$$

$$F_{AC} = F_{BC} = \int_A^C BI_2 dl = \int_a^{a+l\cos 30°} \frac{\mu_0 I_1 I_2}{2\pi x} \cdot \frac{dx}{\cos 30°}$$

$$= \frac{\mu_0 I_1 I_2}{\sqrt{3}\pi} \ln\left(1 + \frac{\sqrt{3}}{2} \frac{l}{a}\right)$$

式中 l 为三角形边长，各力方向如图 9-3（b）所示，合力为

$$\sum F_y = F_{AC}\sin 60° - F_{BC}\sin 60° = 0$$

$$\sum F_x = -F_{AB} + 2F_{AC}\cos 60°$$

$$= \frac{\mu_0 I_1 I_2}{2\pi}\left[\frac{2\sqrt{3}}{3}\ln\left(1 + \frac{\sqrt{3}}{2} \cdot \frac{l}{a}\right) - \frac{l}{a}\right]$$

令 $\dfrac{l}{a} = \lambda (\lambda > 0)$，有

$$\frac{d(\sum F_x)}{d\lambda} = -\frac{\mu_0 I_1 I_2}{2\pi}\left(1 - \frac{2\sqrt{3}}{3} \times \frac{\frac{\sqrt{3}}{2}}{1 + \frac{\sqrt{3}}{2}\lambda}\right)$$

$$= -\frac{\mu_0 I_1 I_2}{2\pi}\left(1 - \frac{1}{1 + \frac{\sqrt{3}}{2}\lambda}\right) < 0$$

又 $\sum F_x |_{\lambda = 0} = 0$，所以载流线圈所受合力始终向着长直导线，故载流线圈只能向着长直导线平移. 故答案选 A.

（7）载流的圆形线圈（半径为 a_1）与正方形线圈（边长为 a_2）拥有相同的电流，若两个线圈中心处的磁感应强度相同，则半径 a_1 与边长 a_2 之比 $a_1 : a_2$ 为（　）.

A. $1 : 1$　　　　B. $\sqrt{2}\pi : 1$

C. $\sqrt{2}\pi : 4$　　D. $\sqrt{2}\pi : 8$

分析与解答：圆形线圈电流在其中心产生的磁感应强度

$$B_1 = \frac{\mu_0 I}{2a_1}$$

正方形线圈在其中心产生的磁感应强度

$$B_2 = 4\frac{\mu_0 I}{4\pi \frac{a_2}{2}}(\cos 45° - \cos 135°) = 2\sqrt{2}\frac{\mu_0 I}{\pi a_2}$$

两处磁感应强度大小相同，所以 $B_1 = B_2$，则

$$\frac{\mu_0 I}{2a_1} = 2\sqrt{2}\frac{\mu_0 I}{\pi a_2}$$

所以 $a_1 : a_2$ 为

$$\frac{a_1}{a_2} = \frac{\sqrt{2}\pi}{8}$$

故答案选 D.

（8）如图 9-4 所示，一磁场的磁感应强度为 $B = a i + b j + c k$（T），则通过一半径为 R、开口向 z 轴正方向的半球壳表面的磁通量的大小是（　）.

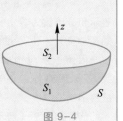

图 9-4

A. $\pi R^2 a$　　　　B. $\pi R^2 b$

C. $\pi R^2 c$　　　　D. $\pi R^2 abc$

分析与解答：如图 9-4 所示，半径为 R 的半球面 S_1 和半径为 R 的圆平面 S_2 组成一个封闭曲面 S. 由磁场的高斯定理 $\oint_S \boldsymbol{B} \cdot \mathrm{d}\boldsymbol{S} = 0$ 可知

$$\Phi = \oint_{S_1} \boldsymbol{B} \cdot \mathrm{d}\boldsymbol{S} = -\oint_{S_2} \boldsymbol{B} \cdot \mathrm{d}\boldsymbol{S} = -\int_{S_2} (a\boldsymbol{i} + b\boldsymbol{j} + c\boldsymbol{k}) \cdot \mathrm{d}S\boldsymbol{k}$$

$$= -S_2 c = -\pi R^2 c$$

故答案选 C.

（9）如图 9-5 所示，长直电缆由一个圆柱导体和一共轴圆筒状导体组成，两导体中有等值反向的均匀电流 I 通过，其间充满磁导率为 μ 的均匀磁介质. 则介质中离中心轴距离为 r 的某点处的磁场强度大小 H 等于（　　）.

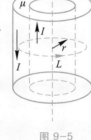

图 9-5

A. $\dfrac{I}{2r}$　　　　B. $\dfrac{I}{2\pi r}$

C. $\dfrac{\mu I}{2\pi r}$　　　　D. $\dfrac{2I}{\pi r}$

分析与解答：以轴线为圆心，r 为半径作一圆形回路，由有磁介质时的安培环路定理得

$$\oint_L \boldsymbol{H} \cdot \mathrm{d}\boldsymbol{l} = \sum I$$

$$\oint_L \boldsymbol{H} \cdot \mathrm{d}\boldsymbol{l} = H \cdot 2\pi r = I$$

则 r 处磁场强度大小为 $H = \dfrac{I}{2\pi r}$. 故答案选 B.

（10）一铁质材料的螺绕环，其平均圆周长 $L = 30$ cm，截面积为 1.0 cm^2，在环上均匀绕以 300 匝导线，当绕组内的电流为 0.032 A 时，环内的磁通量为 2.0×10^{-6} Wb，那么环内的平均磁通量密度和圆环截面中心处的磁场强度分别为（　　）.

A. 2×10^{-2} T，32 A·m^{-1}

B. 4×10^{-2} T，16 A·m^{-1}

C. 3×10^{-2} T，48 A·m^{-1}

D. 1×10^{-2} T，56 A·m^{-1}

分析与解答：环内的平均磁通量密度为

$$\frac{\Phi}{S} = 2 \times 10^{-2}\ \text{T}$$

圆环截面中心处的磁场强度为

$$\oint H \cdot \mathrm{d}l = NI$$

$$H = \frac{NI}{L} = 32\ \text{A} \cdot \text{m}^{-1}$$

故答案选 A.

2. 填空题

（1）如果一个电子在通过空间某一区域时不偏转，_____（填"能"或"不能"）肯定这个区域中没有磁场；如果该电子发生偏转，_____（填"能"或"不能"）肯定该区域中存在磁场.

分析与解答：如果一个电子在通过区域时不偏转，不能肯定这个区域中没有磁场，也可能存在相互垂直的电场和磁场，电子受到的电场力与磁场力抵消所致. 如果它发生偏转，也不能肯定那个区域存在磁场，因为仅有电场也可以使电子偏转.

（2）按玻尔模型，在基态的氢原子中，电子绕原子核做半径为 0.53×10^{-10} m 的圆周运动，速度为 2.2×10^6 m·s^{-1}. 则此运动的电子在该处产生的磁感应强度的大小为_____.

分析与解答：运动电荷 q 在空间中产生的磁感应强度为

$$B = \frac{\mu_0}{4\pi} \frac{qv}{r^2}$$

由于电子电荷量绝对值为 e，所以有

$$|B| = \left| \frac{\mu_0}{4\pi} \frac{(-e)v}{r^2} \right| = \frac{4\pi \times 10^{-7}}{4\pi} \frac{1.6 \times 10^{-19} \times 2.2 \times 10^6}{(0.53 \times 10^{-10})^2}\ \text{T} = 12.5\ \text{T}$$

（3）一电子以速率 v 绕原子核旋转，若电子旋转的等效轨道半径为 r_0，则在等效轨道中心处产生的磁感应强度大小为_____；如果将电子绕原子核运动等效为圆电流，则等效电流 $I = $_____.

分析与解答：已知运动电荷在空间产生的磁场为

$$B = \frac{\mu_0}{4\pi} \frac{q\boldsymbol{v} \times \boldsymbol{r}}{r^3}$$

电子绕核做圆周运动，所以在等效轨道中心产生的磁感应强度大小为

$$B = \frac{\mu_0 qv}{4\pi r_0^2}$$

等效电流为

$$I = \frac{\mathrm{d}q}{\mathrm{d}t} = \frac{e}{T} = \frac{ve}{2\pi r_0}$$

（4）如图 9-6 所示，两平行长直导线 A、B 的电流均为 I，电流方向垂直纸面向外，两导线相距 a，则点 P

（两平行长直导线垂直距离的中点处）的磁感应强度 B_P 为_____；磁感应强度 $\boldsymbol{B}$ 沿图中环路 L 的线积分 $\oint_L \boldsymbol{B} \cdot \mathrm{d}\boldsymbol{l}$ 为_____；

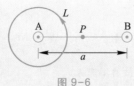

图 9-6

环路积分 $\oint_L \boldsymbol{B} \cdot \mathrm{d}\boldsymbol{l}$ 中的 $\boldsymbol{B}$ 是由导线_____中的电流所决定的.

分析与解答：根据导线 A、B 的对称性，利用毕奥-萨伐尔定律可知导线 A 与导线 B 在点 P 处产生的磁感应强度大小相同，但方向相反，所以点 P 处的磁感应强度为零；根据安培环路定理得 $\oint_L \boldsymbol{B} \cdot \mathrm{d}\boldsymbol{l} = \mu_0 I$，环路外的电流对沿这一闭合路径的环路积分无贡献；空间中任意位置的磁感应强度 $\boldsymbol{B}$ 都是由空间中所有电流决定的，即磁感应强度 $\boldsymbol{B}$ 由导线 A 和 B 中的电流共同决定.

（5）已知地面上空某处的磁感应强度为 $B = 4 \times 10^{-5}$ T，方向向北. 若宇宙射线中有一速率为 $v = 5.0 \times 10^7$ m·s^{-1} 的质子垂直地通过该处，则该质子受到的洛伦兹力与万有引力之比为_____.

分析与解答：由于 $\boldsymbol{v} \perp \boldsymbol{B}$，质子所受的洛伦兹力

$$F_L = qvB = 3.2 \times 10^{-16} \text{ N}$$

质子在地球表面的万有引力为

$$G = mg = 1.64 \times 10^{-26} \text{ N}$$

所以，有 $F_L/G = 1.95 \times 10^{10}$，质子所受洛伦兹力远大于重力.

（6）一根无限长直导线载有电流 I，折成图 9-7 中所示的形状，圆弧部分的半径为 R，则圆心处磁感应强度 $\boldsymbol{B}$ 的大小为_____，方向为_____.

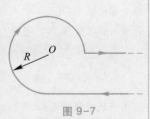

图 9-7

分析与解答：如图所示，点 O 磁场可以视为由三段载流导线的磁场叠加而成. 载流无限长直导线在空间的磁场为

$$B = \frac{\mu_0 I}{2\pi R}$$

则

$$B_1 = 0, B_3 = \frac{\mu_0 I}{2\pi R}$$

一个半径为 R 的载流圆线圈在圆心处产生的磁场为 $B = \frac{\mu_0 I}{2R}$，图中电流通过 3/4 个圆，则为 $B_2 = \frac{3}{4}\frac{\mu_0 I}{2R}$，所以圆心处磁感应强度为

$$B = B_1 + B_2 + B_3 = \frac{3}{4}\frac{\mu_0 I}{2R} + \frac{\mu_0 I}{2\pi R} = \frac{3}{8}\frac{\mu_0 I}{R} + \frac{\mu_0 I}{2\pi R}$$

由右手螺旋定则可知，磁感应强度的方向垂直于纸面向里.

（7）一个半径为 0.2 m、阻值为 200 Ω 的圆形电流回路连着 12 V 的电压，圆形电流回路中心的磁感应强度为_____T.

分析与解答：根据安培环路定理，回路中心的磁感应强度为

$$B = \frac{\mu_0 I}{2r} = \frac{4\pi \times 10^{-7} \times \frac{12}{200}}{0.2 \times 2} \text{ T} = 1.9 \times 10^{-7} \text{ T}$$

（8）如图 9-8 所示，两根直导线 ab 和 cd 沿半径方向被接到一个截面处处相等的铁环上，恒定电流 I 从 a 端流入而从 d 端流出，则磁感应强度 $\boldsymbol{B}$ 沿图中闭合路径 L 的积分 $\oint_L \boldsymbol{B} \cdot \mathrm{d}\boldsymbol{l}$ 等于_____.

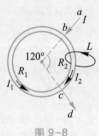

图 9-8

分析与解答：电流 I 从 b 端分流，$I = I_1 + I_2$. 设铁环总电阻为 R，由电阻公式有

$$R = \rho\frac{l}{S}, R_1 = \frac{2}{3}R, R_2 = \frac{1}{3}R$$

又因 $U_b = U_c$，即 $\frac{2}{3}RI_1 = \frac{1}{3}RI_2$，得 $I_2 = \frac{2}{3}I$. 所以 $\oint_L \boldsymbol{B} \cdot \mathrm{d}\boldsymbol{l} = \frac{2}{3}\mu_0 I$.

（9）如图 9-9 所示，一个动量为 $\boldsymbol{p}$ 的电子，沿如图所示方向入射并穿过一宽度为 D、磁感应强度为 B 的均匀磁场区域，则该电子出射方向与入射方向的夹角为_____.

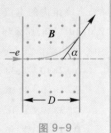

图 9-9

分析与解答：电子进入磁场区域后在洛伦兹力作用下做匀速圆周运动的半径为

$$R = \frac{p}{eB}$$

由几何关系知

$$\sin \alpha = \frac{D}{R}$$

所以夹角

$$\alpha = \arcsin \frac{eBD}{p}$$

（10）一半径为 R 的圆盘，其电荷面密度为 σ，设圆盘以角速度 ω 绕通过盘心、垂直于盘面的轴转动，圆盘中心的磁感应强度为＿＿＿＿＿＿＿．

分析与解答：在圆盘上取一环带，电荷量为

$$dq = \sigma dS = 2\pi r\sigma dr$$

周期

$$T = \frac{2\pi}{\omega}$$

环带上的圆电流为

$$dI = \frac{dq}{T} = \frac{2\pi r\sigma dr}{2\pi/\omega} = \sigma\omega r dr$$

圆电流在圆心处的磁感应强度为

$$B = \mu_0 \frac{I}{2r}$$

圆盘中心的磁感应强度为

$$B = \int_0^R dB = \int_0^R \frac{\mu_0 dI}{2r} = \int_0^R \frac{\mu_0}{2r}\sigma\omega r dr = \frac{\mu_0\sigma\omega R}{2}$$

3. 计算题

（1）如图 9-10 所示，内外半径分别为 R_1、R_2，电荷面密度为 σ 的均匀带电非导体平面圆环，绕轴线以匀角速度 ω 旋转时，求圆环中心的磁感应强度．

分析：利用圆环面绕中心轴旋转可知产生电流大小，再利用安培环路定理求解圆环中心的磁感应强度．

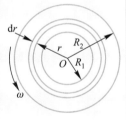

图 9-10

解：旋转时，细圆环上的电流为

$$dI = \sigma \cdot 2\pi r dr \cdot \frac{\omega}{2\pi} = \sigma\omega r dr$$

因 dr 非常小，可将其视为线电流，该线电流在环心 O 产生的磁感应强度

$$dB = \frac{\mu_0}{2r}dI = \frac{\mu_0\sigma\omega}{2}dr$$

因为半径不同的细圆环在 O 处产生的磁感应强度方向相同，则 O 处总磁感应强度为

$$B = \int dB = \frac{\mu_0\sigma\omega}{2}\int_{R_1}^{R_2}dr = \frac{1}{2}\mu_0\sigma\omega(R_2 - R_1)$$

圆盘在纸面内做逆时针旋转，在圆盘带正电时，点 O 处 $\boldsymbol{B}$ 垂直纸面向外，当圆盘带负电时，点 O 处 $\boldsymbol{B}$ 垂直纸面向里．

（2）求圆形载流导线中心处的磁感应强度，如图 9-11 所示．

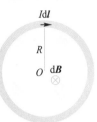

图 9-11

分析：在圆形载流导线上取一电流元，利用毕奥-萨伐尔定律可求得导线中心的磁感应强度．

解：在圆形载流导线上取一电流元 $Id\boldsymbol{l}$，该电流元在导线中心产生的磁感应强度为

$$d\boldsymbol{B} = \frac{\mu_0}{4\pi}\frac{Id\boldsymbol{l}\times\boldsymbol{e}_r}{r^2} = \frac{\mu_0}{4\pi}\frac{Idl}{R^2}$$

$$B = \frac{\mu_0 I}{4\pi R^2}\int_0^{2\pi R}dl = \frac{\mu_0 I}{2R}$$

（3）同轴电缆由一导体圆柱和一同轴导体圆筒构成，使用时电流 I 从一导体流出，从另一导体流回，电流都是均匀地分布在横截面上，设圆柱的半径为 R_1，圆筒的内外半径分别为 R_2 和 R_3（见图 9-12），以 r 代表场点到轴线的距离，求 r 从 0 到无穷远的范围内的磁感应强度 $\boldsymbol{B}$．

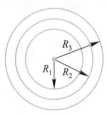

图 9-12

分析：对于对称的同轴电缆，利用安培环路定理可方便地求出电缆在空间任意一处产生的磁感应强度．

解：根据安培环路定理

$$\oint_L \boldsymbol{B}\cdot d\boldsymbol{l} = \mu_0\sum_{i=1}^n I_i$$

$$B\cdot 2\pi r = \mu_0\sum_{i=1}^n I_i$$

$$B = \frac{\mu_0\sum I_i}{2\pi r}$$

当 $0 < r < R_1$ 时

$$B = \frac{\mu_0}{2\pi r}\cdot\frac{I}{\pi R_1^2}\cdot\pi r^2 = \frac{\mu_0 I}{2\pi R_1^2}r$$

当 $R_1 < r < R_2$ 时

$$B = \frac{\mu_0 I}{2\pi r}$$

当 $R_2 < r < R_3$ 时

$$B = \frac{\mu_0}{2\pi r}\left[I - \frac{I}{\pi(R_3^2 - R_2^2)} \cdot \pi(r^2 - R_2^2)\right] = \frac{\mu_0 I}{2\pi r} \cdot \frac{R_3^2 - r^2}{R_3^2 - R_2^2}$$

当 $r > R_3$ 时

$$B = \frac{\mu_0 I}{2\pi r}(I - I) = 0$$

（4）如图 9-13 所示，求半圆形电流 I 在半圆的轴线上与圆心距离为 x 处的磁感应强度 $\boldsymbol{B}$.

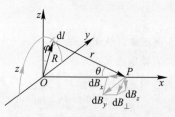

图 9-13

分析：对于半圆形电流，其每一个电流元都会在空间中某一点产生不同磁场（大小和方向），根据毕奥-萨伐尔定律和叠加原理，可求得整个半圆形电流在离圆心距离 x 处的磁感应强度.

解：电流元 $I\mathrm{d}l$ 在点 P 产生的磁场 $\mathrm{d}\boldsymbol{B}$ 的大小为 $\mathrm{d}B = \mu_0 I\mathrm{d}l/(4\pi r^2)$. 将 $\mathrm{d}B$ 分解为 $\mathrm{d}B_x$ 和垂直于 x 轴的分量 $\mathrm{d}B_\perp$

$$\mathrm{d}B_x = -\mathrm{d}B\sin\theta$$
$$\mathrm{d}B_\perp = \mathrm{d}B\cos\theta$$

$\mathrm{d}B_\perp$ 与 R 方向相反，再将 $\mathrm{d}B_\perp$ 分解为 $\mathrm{d}B_y$ 和 $\mathrm{d}B_z$，其中 $\mathrm{d}B_z = -\mathrm{d}B_\perp\cos\varphi = -\mathrm{d}B\cos\theta\cos\varphi$. 由半圆电流对轴的对称性，可得

$$B_y = \int\mathrm{d}B_y = 0$$

而

$$B_x = \int\mathrm{d}B_x = -\int\mathrm{d}B\sin\theta = -\int_0^{\pi R}\frac{\mu_0 I}{4\pi r^2}\mathrm{d}l\sin\theta$$

$$= -\frac{\mu_0 I\sin\theta}{4\pi r^2}\int_0^{\pi R}\mathrm{d}l = -\frac{\mu_0 IR^2}{4(x^2 + R^2)^{3/2}}$$

$$B_z = \int\mathrm{d}B_z = -\int\mathrm{d}B\cos\theta\cos\varphi = -\int_0^{\pi R}\frac{\mu_0 I\mathrm{d}l}{4\pi r^2}\cos\theta\cos\varphi$$

$$= -\frac{\mu_0 I}{4\pi r^2}\cos\theta\int_{-\pi/2}^{\pi/2}R\mathrm{d}\varphi\cos\varphi = -\frac{\mu_0 IRx}{2\pi(x^2 + R^2)^{3/2}}$$

由此可得半圆电流在点 P 产生的磁场为

$$\boldsymbol{B} = -\frac{\mu_0 IR}{4\pi(x^2 + R^2)^{3/2}}(\pi R\boldsymbol{i} + 2x\boldsymbol{k})$$

（5）真空中直线长电流 I 的磁场中有一等边三角形回路，如图 9-14 所示，求三角形回路内的磁通量.

分析：根据安培环路定理，得到长直导线的电流 I 产生的磁场，而穿过三角形回路面积的磁通量可由积分得到.

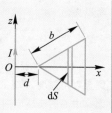

图 9-14

解：

$$B = \frac{\mu_0 I}{2\pi r}$$

穿过三角形回路面积的磁通量为

$$\Phi = \int_S \boldsymbol{B}\cdot\mathrm{d}\boldsymbol{S} = \frac{\mu_0 I}{\pi}\int_d^{d+\sqrt{3}b/2}\frac{z}{x}\mathrm{d}x$$

由图可知

$$z = (x - d)\tan\frac{\pi}{6} = \frac{x - d}{\sqrt{3}}$$

故得到

$$\Phi = \frac{\mu_0 I}{\sqrt{3}\pi}\int_d^{d+\sqrt{3}b/2}\frac{x - d}{x}\mathrm{d}x = \frac{\mu_0 I}{\pi}\left[\frac{b}{2} - \frac{d}{\sqrt{3}}\ln\left(1 + \frac{\sqrt{3}b}{2d}\right)\right]$$

（6）求载流直导线 A_1A_2 在点 P 处（与导线的垂直距离为 r_0）产生的磁感应强度，电流为 I，如图 9-15 所示.

分析：利用毕奥-萨伐尔定律可以得到导线中任意电流元在点 P 处产生的磁感应强度，再通过积分可求得载流直导线 A_1A_2 在点 P 产生的磁感应强度.

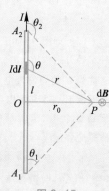

图 9-15

解：在直导线 A_1A_2 上任意选取电流元 $I\mathrm{d}l$，该电流元在点 P 处产生的磁感应强度的大小为

$$\mathrm{d}B = \frac{\mu_0 I}{4\pi}\frac{\mathrm{d}l\sin\theta}{r^2}（方向垂直纸面向里）$$

$$r = \frac{r_0}{\sin(\pi - \theta)} = \frac{r_0}{\sin\theta}$$

$$l = r_0\cot(\pi - \theta) = -r_0\cot\theta$$

所以

$$\mathrm{d}l = \frac{r_0\,\mathrm{d}\theta}{\sin^2\theta}$$

$$\mathrm{d}B = \frac{\mu_0 I}{4\pi r_0}\sin\theta\,\mathrm{d}\theta$$

载流直导线 A_1A_2 在点 P 产生的磁感应强度为

$$B = \frac{\mu_0 I}{4\pi r_0}\int_{\theta_1}^{\theta_2}\sin\theta\,\mathrm{d}\theta$$

$$= \frac{\mu_0 I}{4\pi r_0}(\cos\theta_1 - \cos\theta_2)$$

（7）一长直电流 I 在平面内被弯成如图 9-16 所示的形状，求场点 O 处的磁感应强度 $\boldsymbol{B}$.

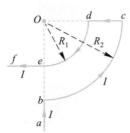

图 9-16

分析：由毕奥-萨伐尔定律得到各电流产生的磁感应强度，场点 O 处的磁感应强度由五段特殊形状电流产生的场的叠加形成.

解：$\boldsymbol{B} = \boldsymbol{B}_{ab} + \boldsymbol{B}_{bc} + \boldsymbol{B}_{cd} + \boldsymbol{B}_{de} + \boldsymbol{B}_{ef}$

各电流产生的磁感应强度分别为

$$B_{ab} = 0, \quad B_{cd} = 0$$

$$B_{bc} = \frac{1}{4}\frac{\mu_0 I}{2R_2}\text{（方向垂直纸面向外）}$$

$$B_{de} = \frac{1}{4}\frac{\mu_0 I}{2R_1}\text{（方向垂直纸面向里）}$$

$$B_{ef} = \frac{1}{2}\frac{\mu_0 I}{2\pi R_1}\text{（方向垂直纸面向里）}$$

$$B = \frac{\mu_0 I}{8R_1} + \frac{\mu_0 I}{4\pi R_1} - \frac{\mu_0 I}{8R_2}\text{（方向垂直纸面向里）}$$

（8）如图 9-17 所示，矩形线圈与载流无限长直导线共面，直导线电流为 I，求通过线圈的磁通量.

分析：根据安培环路定理，可得无限长直导线的电流 I 产生的磁场，而穿过矩形线圈的磁通量可由积分求得.

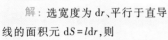

图 9-17

解：选宽度为 $\mathrm{d}r$、平行于直导线的面积元 $\mathrm{d}S = l\mathrm{d}r$，则

$$\mathrm{d}\Phi = Bl\mathrm{d}r$$

无限长直导线在空间一点产生的磁感应强度为

$$B = \frac{\mu_0 I}{2\pi r}$$

所以，通过线圈的磁通量为

$$\Phi = \int_a^{a+b}\frac{\mu_0 I}{2\pi r}l\mathrm{d}r$$

$$= \frac{\mu_0 Il}{2\pi}\ln\left(\frac{a+b}{a}\right)$$

（9）一长直载流圆柱形导体，半径为 R，通有电流 I，电流在导体内均匀分布. 在该导体内有一半径为 r 的圆柱形空腔，腔的轴线与导体的轴线平行，两者中心间距离为 d，如图 9-18 所示. 求：① 空腔内任意一点 P（P 到空腔轴线的距离为 a）的磁感应强度；② 圆柱形导体轴线上任一点的磁感应强度.

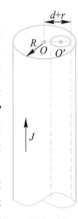

图 9-18

分析：电流均匀分布在导体内，在使用安培环路定理时要首先求出导体的电流密度，然后才求得电流在空间某一位置产生的磁感应强度. 导体内的空腔，可以假设为电流大小相同、但方向相反的电流导体，最后由磁场叠加原理，可得任意一点的总磁感应强度.

解：① 设大圆柱载流导体在点 P 的磁场磁感应强度为 $\boldsymbol{B}_1$. 由题意可知，圆柱导体内的电流密度为

$$J = \frac{I}{\pi R^2 - \pi r^2}$$

选过点 P 的一条磁感应线为积分回路，则可得 $\boldsymbol{B}_1$ 对该回路的环流为

$$\oint_L \boldsymbol{B}_1 \cdot \mathrm{d}\boldsymbol{l} = B_1\oint_L \mathrm{d}l = 2\pi(d+a)B_1$$

回路内包围的电流为

$$\sum I = JS = J\pi(d+a)^2$$

由安培环路定理得

$$B_1 \cdot 2\pi(d+a) = \mu_0 \cdot J\pi(d+a)^2$$

则

$$B_1 = \frac{\mu_0}{2}(d+a)J$$

$\boldsymbol{B}_1$ 的方向为沿以 O 为圆心、OP 为半径的圆周的逆时针切向.

同理可得小圆柱（空腔）在点 P 的磁场的磁感应强度 $\boldsymbol{B}_2$ 为

$$B_2 = \frac{\mu_0}{2} aJ$$

B_2 的方向与 B_1 的方向相反.

由磁场叠加原理,可得点 P 的总磁感应强度为

$$B = B_1 - B_2 = \frac{\mu_0}{2}(d+a)J - \frac{\mu_0}{2}aJ = \frac{\mu_0}{2}dJ = \frac{\mu_0}{2\pi}\frac{Id}{R^2 - r^2}$$

B 的方向为沿以 O 为圆心、OP 为半径的圆周的逆时针切向.

② 由安培环路定理,可得大载流体在自己轴线上任一点的磁感应强度为

$$B_1 = 0$$

小圆柱电流(空腔)在大圆柱轴线上任一点的磁感应强度为

$$B_2 = \frac{\mu_0}{2\pi} \cdot \frac{I}{d} = \frac{\mu_0}{2\pi d}J\pi r^2 = \frac{\mu_0 J r^2}{2d}$$

由磁场叠加原理得圆柱导体轴线上任一点的磁感应强度为

$$B = B_2 = \frac{\mu_0 J r^2}{2d} = \frac{\mu_0 I r^2}{2\pi d(R^2 - r^2)}$$

B 的方向即 B_2 的方向,沿以 O' 为圆心、OO' 为半径的圆周的顺时针切向.

(10) 一段导线弯成图 9-19 所示的形状,它的质量为 m,上面水平的一段长为 l,处在均匀磁场中,磁感应强度为 B,与导线垂直;导线下面两段分别插在两个浅水银槽里,两槽水银与一带开关 S 的外电源连接. 当 S 接通时,导线便从水银槽里跳起来.①设跳起来的高度为 h,求通过导线的电荷量 q;②当 $m=10$ g、

$l=20$ cm、$h=3.0$ m、$B=0.1$ T 时,求 q 的值.

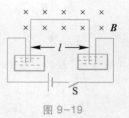

图 9-19

分析:导线跳起的高度与其在开关接通瞬间受到的安培力有关,跳起高度一定时,可求得导线跳起瞬间的速度,此时,利用冲量定理可以建立导线受到的安培力与速度之间的关系. 而导线受到的安培力,在磁场与导线长度一定的情况下,主要由通过导线的电流决定.

解:① 令 $I=I(t)$,导线受的安培力为

$$F = IBl$$

由冲量定理,

$$\int_0^{\Delta t} F\Delta t = mv - mv_0 = mv - 0$$

$$\int_0^{\Delta t} IBl\mathrm{d}t = m\sqrt{2gh}$$

$$Bl\int I\mathrm{d}t = m\sqrt{2gh}$$

$$q = \frac{m\sqrt{2gh}}{Bl}$$

② 将数据代入上式,求得

$$q = \frac{10\times10^{-3}\sqrt{2\times9.8\times3}}{0.1\times20\times10^{-2}}\,\text{C} = 3.8\,\text{C}$$

<h1 style="text-align:center">六、习题</h1>

1. 选择题

(1) 下面对磁感应线叙述正确的是(　　).

A. 一根给定的磁感应线上各点的 B 的大小一定相等

B. 均匀磁场内的磁感应线是一组平行直线

C. 磁感应线的切线方向与运动正电荷在该处受力方向相同

D. 在两个叠加的磁场中,磁感应线可以相交

(2) 磁场的高斯定理 $\oint_S B \cdot \mathrm{d}S = 0$,说明了恒定磁场有这样的性质(　　).

A. 磁感应线是闭合曲线

B. 磁场是无源场

C. 将电荷在磁场中沿闭合路线环绕一周磁力不做功

D. 磁场是有旋场

（3）一个电荷元在它周围任一点能产生电场，一个电流元 $I\mathrm{d}l$ 在它周围任一点（　　）.

　　A. 都能产生磁场

　　B. 在垂直于 $I\mathrm{d}l$ 的沿线上不能产生磁场

　　C. 只在 $I\mathrm{d}l$ 的沿线上不能产生磁场

　　D. 在平行于 $I\mathrm{d}l$ 的沿线上不能产生磁场

（4）安培环路定理 $\oint_L \boldsymbol{B} \cdot \mathrm{d}l = \mu_0 \sum I$，说明磁场有以下这些性质（　　）.

　　A. 磁感应线是闭合曲线

　　B. 将电荷沿 L 环绕一周磁力不做功

　　C. 磁场是有旋场

　　D. 磁场是无源场

（5）根据安培环路定理，下面正确的结论是（　　）.

　　A. 如果没有电流穿过环路 L，则环路 L 上 $\boldsymbol{B}$ 处处为零

　　B. 如果环路 L 上 $\boldsymbol{B}$ 处处为零，就没有净电流穿过环路 L

　　C. 如果环路 L 上 $\boldsymbol{B}$ 处处不为零，穿过环路的净电流必不为零

　　D. 如果穿过环路的净电流不为零，环路 L 上 $\boldsymbol{B}$ 必然不会处处为零

（6）洛伦兹力的特点是下述中的（　　）.

　　A. 洛伦兹力始终与运动电荷的运动方向相垂直

　　B. 洛伦兹力不改变运动电荷的动量

　　C. 洛伦兹力始终与磁感应强度相垂直

　　D. 洛伦兹力不对运动电荷做功

（7）如图 9-20 所示，两个半径为 R 的相同的金属环在 a、b 两点接触（ab 边线为环直径），并相互垂直放置，电流 I 沿 ab 边线方向由 a 端流入 b 端流出，则环中心 O 点的磁感应强度为（　　）.

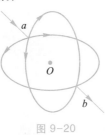

图 9-20

　　A. 0　　　　　　　B. $\dfrac{U_0 I}{4R}$

　　C. $\dfrac{\sqrt{2} U_0 I}{4R}$　　　　D. $\dfrac{\sqrt{2} U_0 I}{8R}$

（8）一匀强磁场，其磁感应强度方向垂直于纸面，两带电粒子在该磁场中的运动轨迹如图 9-21 所示，则（　　）.

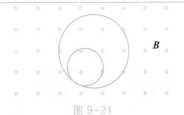

图 9-21

　　A. 两粒子的电荷必然同号

　　B. 两粒子的电荷必然异号

　　C. 粒子的电荷可以同号也可以异号

　　D. 两粒子的质量必然相等

（9）电流由长直导线 1 沿半径径向向点 a 流入电阻均匀分布的圆环，再由点 b 沿切向从圆环流出，经长导线 2 返回电源（如图 9-22 所示），已知直导线上电流为 I，圆环的半径为 R，且 a、b 与圆心 O 三点在同一直线上，设直线电流 1、2 及圆环电流在点 O 产生的磁感应强度分别为 $\boldsymbol{B}_1$、$\boldsymbol{B}_2$ 及 $\boldsymbol{B}_3$，则点 O 的磁感应强度大小（　　）.

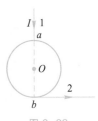

图 9-22

　　A. B 为零，因为 $B_1 = B_2 = B_3 = 0$

　　B. B 为零，因为 $B_1 + B_2 = 0, B_3 = 0$

　　C. B 不等于 0，因为虽然 $B_1 = B_3 = 0$，但 B_2 不等于 0

　　D. B 不等于 0，因为虽然 $B_1 = B_2 = 0$，但 B_3 不等于 0

（10）半径为 R 的圆柱形无限长载流直导体置于均匀无限大磁介质中，若导体中流过的恒定电流为 I，磁介质的相对磁导率为 μ_r（$\mu_r < 1$），则磁介质内的磁化强度为（　　）.

　　A. $-(\mu_r - 1)I/(2\pi r)$　　　B. $(\mu_r - 1)I/(2\pi r)$

　　C. $\mu_r I/(2\pi r)$　　　　　　D. $I/(2\pi \mu_r r)$

2. 填空题

（1）在国际单位制中，磁场强度 H 的单位是_____，磁导率 μ_0 的单位是_____.

（2）在各向同性非铁磁质中一点的 $\boldsymbol{B}$、$\boldsymbol{H}$ 之间的关系为 $\boldsymbol{B} =$ _____，$\boldsymbol{B}$ 与 $\boldsymbol{M}$ 的关系为 $\boldsymbol{M} =$ _____.

（3）如图 9-23 所示为三种不同的磁介质的 B-H 关系曲线，其中虚线表示的是 $B = \mu_0 H$ 的关系. 试说明

a、b、c 各代表哪一类磁介质的 $B-H$ 关系曲线：a 代表_____的 $B-H$ 关系曲线；b 代表_____的 $B-H$ 关系曲线；c 代表_____的 $B-H$ 关系曲线.

（4）长直电流 I_2 与圆形电流 I_1 共面，并与其一直径相重合，如图 9-24 所示（两者间绝缘），设长直电流不动，则圆形电流将向_____运动.

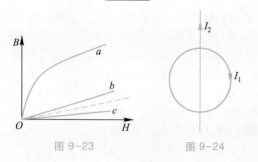

图 9-23　　　　图 9-24

（5）若已知铁磁质中某处的 B 与 M，则该点处的磁场强度 H 必须满足的关系是_____.

（6）在恒定磁场中，有磁介质存在时的安培环路定理的积分形式是_____.

（7）一弯曲的载流导线在同一平面内，形状如图 9-25 所示（点 O 是半径为 R_1 和 R_2 的半圆圆心），则圆心 O 处的磁感应强度 $B=$_____，方向_____.

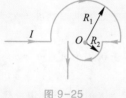

图 9-25

（8）电流由长直导线 1 沿半径方向经点 a 流入一电阻均匀分布的圆环，再由点 b 沿半径方向流出，经长直导线 2 返回电源（如图 9-26 所示），已知长直导线上的电流为 I，圆环的半径为 R，且 a、b 和圆心 O 在同一直线上，则 O 处的磁感应强度 B 的大小为_____.

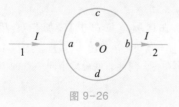

图 9-26

（9）同轴的两筒状导线通有等值反向的电流 I，导线的半径分别为 R_1 和 R_2（如图 9-27 所示），r 为空间中一点到轴线的垂直距离，当 $r<R_1$ 时，$B=$_____；当 $R_1<r<R_2$ 时，$B=$_____；当 $r>R_2$ 时，$B=$_____.

（10）一个单位长上密绕有 n 匝线圈的长直螺线管，每匝线圈中通有电流 I，管内充满相对磁导率为 μ_r 的磁介质，则管内中部附近磁感应强度 $B=$_____，磁场强度 $H=$_____.

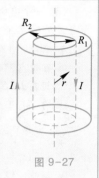

图 9-27

3. 计算题

（1）如图 9-28 所示，载有电流 I 的导线，由三部分组成，AB 部分为 1/4 圆周，圆心为 O，半径为 a，导线其余部分为伸向无限远的直线，求点 O 的磁感应强度 B.

（2）将通有电流 I 的导线弯成如图 9-29 所示的形状，组成半径为 a 的 3/4 圆，和边长为 b 的 3/4 正方形. 求圆心 O 处的磁感应强度 B.

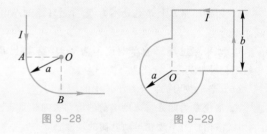

图 9-28　　　　图 9-29

（3）四条互相平行的载流长直导线的电流均为 I，如图 9-30 所示放置，正方形边长为 a，求正方形中心 O 处的磁感应强度 B.

（4）两个载有相等电流 I 的圆线圈，半径均为 R，一个处于水平位置，一个处于竖直位置，如图 9-31 所示，求圆心 O 处的磁感应强度 B.

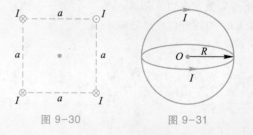

图 9-30　　　　图 9-31

（5）如图 9-32 所示，半径为 R 的圆柱形长导线，电流 I 在其横截面上均匀分布. 试导出离导线中心为 r（$r<R$）处的 B 的表达式.

（6）如图 9-33 所示,在半径为 5 m 的无限长金属圆柱内部挖去一半径为 $r=1.5$ m 的无限长圆柱体. 两柱体轴线平行,轴间距离 $a=2.5$ m. 今在此空心导体上通以电流 5 A,电流沿截面均匀分布. 求此导体空心部分轴线上任一点的 **B**.

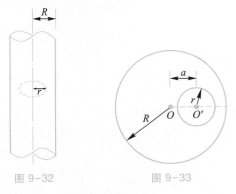

图 9-32　　　　　图 9-33

（7）一个动能为 10 eV 的电子,在垂直于匀强磁场的平面上做圆周运动,磁感应强度为 1.0×10^{-4} T. 求:①电子运动轨道半径;②电子的回旋频率.

（8）一直流变电站将电压为 500 kV 的直流电通过两条截面不计的平行输电线输向远方. 已知两输电导线间单位长度的电容为 3.0×10^{-11} F·m^{-1},若导线间的静电力与安培力正好抵消,求:①通过输电线的电流;②输送的功率.

（9）如图 9-34 所示,长直电流 I_1 附近有一等腰直角三角形线框,通有电流 I_2,二者在同一平面上. 求 $\triangle ABC$ 的各边所受的磁力.

（10）两平行长直导线相距 $d=40$ cm,每根导线通有电流 $I_1=I_2=20$ A,如图 9-35 所示. 求:①两导线所在平面内与该两导线等距的一点 A 处的磁感应强度;②通过图中方框的磁通量($r_1=r_3=10$ cm,$l=25$ cm).

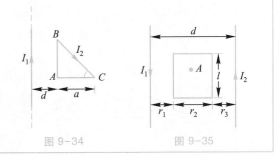

图 9-34　　　　　图 9-35

七、习题答案

1. 选择题

（1）B. （2）B. （3）C. （4）AC. （5）BD.

（6）CD. （7）A. （8）C. （9）C. （10）B.

2. 填空题

（1）A·m^{-1},T·m·A^{-1}.

（2）μH,$\left(\dfrac{1}{\mu_0}-\dfrac{1}{\mu}\right)B$.

（3）铁磁质,顺磁质,抗磁质. （4）右.

（5）$B=\mu_0(H+M)$. （6）$\oint_L H\cdot dl=\sum I$.

（7）$\dfrac{\mu_0 I}{4R_1}+\dfrac{\mu_0 I}{4R_2}-\dfrac{\mu_0 I}{4\pi R_2}$,垂直纸面向里. （8）0.

（9）0,$\dfrac{\mu_0 I}{2\pi r}$,0. （10）$\mu_0\mu_r nI$,nI.

3. 计算题

（1）$\dfrac{\mu_0 I}{2\pi a}\left(1+\dfrac{\pi}{4}\right)$,方向垂直于纸面向外.

（2）$\dfrac{\mu_0 I}{4\pi}\left(\dfrac{3\pi}{2a}+\dfrac{\sqrt{2}}{b}\right)$,方向垂直于纸面向外.

（3）$\dfrac{\sqrt{2}\mu_0 I}{\pi a}$. （4）$\dfrac{\sqrt{2}\mu_0 I}{2R}$.

（5）$B=\dfrac{\mu_0 r}{2\pi R^2}I$. （6）$1.1\times10^{-7}$ T.

（7）①0.11 m;②$2.8\times10^6$ Hz.

（8）①$4.5\times10^3$ A;②$2.25\times10^9$ W.

（9）$F_{AB}=\dfrac{\mu_0 I_1 I_2 a}{2\pi d}$,方向垂直 AB 向左;

$F_{AC}=\dfrac{\mu_0 I_1 I_2}{2\pi}\ln\dfrac{d+a}{d}$,方向垂直 AC 向下;

$F_{BC}=\dfrac{\mu_0 I_1 I_2}{\sqrt{2}\,\pi}\ln\dfrac{d+a}{d}$,方向垂直 BC 向上.

（10）①$4\times10^{-5}$ T,方向垂直纸面向外;②$2.2\times10^{-6}$ Wb.

第十章　电磁感应与电磁波

一、基本要求

1. 掌握法拉第电磁感应定律及其应用.

2. 理解动生电动势的机理,能计算简单情况下的感生电动势及涡旋电场.

3. 理解位移电流的概念,理解麦克斯韦电磁场理论的基本概念及物理思想.

4. 掌握电磁波的产生及基本性质.

5. 了解信息化联合作战背景下复杂电磁环境的产生及电磁频谱管理的基本要求.

6. 了解电磁场的生物效应.

二、学习提示

1. 本章从实验现象和理论两个方面入手,分析电磁感应的产生和基本规律,着重介绍电磁波的形成,变化的电流产生变化的磁场、变化的磁场能够激发电场从而相互激发,闭合的电场线和磁感应线就像自行车链条的环节一样,一个一个地套链下去,在空间传播开来,形成电磁波. 涡旋电场与位移电流是麦克斯韦电磁场理论的核心概念.

2. 在学习教材内容时,要特别注意领会物理学研究中常用的模型化方法,在本章中就是简单矩形电路、LC 无阻尼电磁振荡电路、振荡偶极子天线基本单元等模型. 对这些模型的认识和了解,有助于建立实验现象与科学理论的逻辑关系. 分析总结出来的基本结论对于认识电磁感应规律、电磁波的产生、传播与应用,特别是理解现代军事斗争应用的图像将会有显著的帮助.

3. 通过对电磁波性质、振荡偶极子天线基本单元、电磁波的方向特性的学习,逐步认识和把握信息化联合作战的复杂电磁环境. 结合现代军事斗争的各个环节,深入理解能够实现各个作战要素(预警情报、指挥控制、通信、精确打击等)融合的"路径",正是在各个战场空间无处不在却又无影无形的密集电磁信号. 电磁环境是信息活动的重要基础,是关联各种作战行动的纽带.

三、学习要点

1. 电磁感应

当穿过导体回路(金属框、线圈等)的磁通量发生变化时,回路中就有电流产生,这种现象称为电磁感应现象,所产生的电流称为感应电流.

法拉第电磁感应定律:导体回路中感应电动势的大小与穿过回路的磁通量的变化率成正比,其数学形式是

$$\mathscr{E}=-\frac{\mathrm{d}\Phi}{\mathrm{d}t}$$

式中的负号用于表示感应电动势的方向.

学习时应注意:

(a) 先在导体回路假定一个绕行方向(如逆时针). 当感应电流或感应电动势与假定的绕行方向一致时,$\mathscr{E}>0$;反之,$\mathscr{E}<0$.

(b) 根据假定的回路绕行方向,按右手螺旋定则确定回路所包围面积的法线矢量 e_n. 当磁感应线顺着 e_n 的方向穿过回路所包围的面积时,$\Phi>0$;反之,$\Phi<0$.

2. 动生电动势与感生电动势

动生电动势:磁感应强度 B 不随时间变化,而闭合回路的整体或局部运动所产生的电动势. 产生动生电动势的根本原因是洛伦兹力.

感生电动势:闭合回路的任何部分都不动,而磁感应强度 B 随时间变化所产生的感应电动势. 大小为

$$\mathscr{E}_i=\oint_L \boldsymbol{E}_i\cdot\mathrm{d}\boldsymbol{l}$$

结合法拉第电磁感应定律可得

$$\oint_L \boldsymbol{E}_i\cdot\mathrm{d}\boldsymbol{l}=-\frac{\mathrm{d}\Phi}{\mathrm{d}t}$$

这表明,在变化的磁场周围存在一种电场,称为感生电场,或叫涡旋电场,它的电场线是闭合曲线,形似水中的旋涡.

动生电动势与感生电动势间的关系如表 10-1 所示.

表 10-1　动生电动势与感生电动势间的关系

	动生电动势	感生电动势
特点	导体与磁感应线发生相对切割运动	通过回路的磁场 $\boldsymbol{B}$ 发生变化
原因	由于面积或夹角变化而引起通过回路的 $\boldsymbol{\Phi}$ 变化	由于磁场 $\boldsymbol{B}$ 变化而引起通过回路的 $\boldsymbol{\Phi}$ 变化
理论解释	洛伦兹力对运动电荷作用的结果	由于变化的磁场在它周围激发涡旋电场的缘故
计算公式	$\mathscr{E}_{\mathrm{m}}=\int_{0}^{l}vB\mathrm{d}l=vBl$ 或 $vBl\sin\alpha$	$\mathscr{E}_{\mathrm{i}}=\oint_{L}\boldsymbol{E}_{\mathrm{i}}\cdot\mathrm{d}\boldsymbol{l}=-\dfrac{\mathrm{d}\boldsymbol{\Phi}}{\mathrm{d}t}$
重要应用	发电机	电子感应加速器、感应加热等

3. 位移电流

从宏观角度看,将变化的电场也视为一种电流,一般用 I_{d} 表示,大小为

$$I_{\mathrm{d}}=\frac{\mathrm{d}\boldsymbol{\Psi}}{\mathrm{d}t}=\frac{\mathrm{d}}{\mathrm{d}t}\int_{S}\boldsymbol{D}\cdot\mathrm{d}\boldsymbol{S}=\varepsilon_{0}\frac{\mathrm{d}}{\mathrm{d}t}\int_{S}\boldsymbol{E}\cdot\mathrm{d}\boldsymbol{S}$$

从微观角度看,就是位移电流也能够在它周围空间激发磁场. 位移电流意味着电场的变化,而不存在自由电荷的定向移动,通过真空或电介质时,并不放出焦耳热.

全电流:把运动电荷形成的电流称为传导电流,则传导电流与位移电流的总和称为全电流.

4. 麦克斯韦方程组

真空中的电磁场的基本规律归纳总结起来就是下列积分形式的方程组:

$$\oint_{S}\boldsymbol{D}\cdot\mathrm{d}\boldsymbol{S}=\sum q_{0}$$

$$\oint_{S}\boldsymbol{B}\cdot\mathrm{d}\boldsymbol{S}=0$$

$$\oint_{L}\boldsymbol{E}\cdot\mathrm{d}\boldsymbol{l}=-\frac{\mathrm{d}\boldsymbol{\Phi}}{\mathrm{d}t}=-\int_{S}\frac{\partial\boldsymbol{B}}{\partial t}\cdot\mathrm{d}\boldsymbol{S}$$

$$\oint_{L}\boldsymbol{H}\cdot\mathrm{d}\boldsymbol{l}=I_{0}+\int_{S}\frac{\partial\boldsymbol{D}}{\partial t}\cdot\mathrm{d}\boldsymbol{S}$$

将所讨论的范围限定在真空,整个空间没有电荷与传导电流. 这时, $q=0,I=0,\varepsilon=\varepsilon_{0},\mu=\mu_{0}$,麦克斯韦方程组具有下列形式:

$$\oint_{S}\boldsymbol{E}\cdot\mathrm{d}\boldsymbol{S}=0$$

$$\oint_{S}\boldsymbol{B}\cdot\mathrm{d}\boldsymbol{S}=0$$

$$\oint_L \boldsymbol{E} \cdot \mathrm{d}\boldsymbol{l} = -\frac{\mathrm{d}\boldsymbol{\Phi}}{\mathrm{d}t} = -\int \frac{\partial \boldsymbol{B}}{\partial t} \cdot \mathrm{d}\boldsymbol{S}$$

$$\oint_L \boldsymbol{B} \cdot \mathrm{d}\boldsymbol{l} = \varepsilon_0 \mu_0 \frac{\mathrm{d}\boldsymbol{\Phi}_e}{\mathrm{d}t} = \varepsilon_0 \mu_0 \int \frac{\partial \boldsymbol{E}}{\partial t} \cdot \mathrm{d}\boldsymbol{S}$$

5. 电磁波及其基本性质

根据麦克斯韦电磁场理论,变化的电场、磁场可以互相激发,教材中用 LC 无阻尼电磁振荡模型电路形象地阐述了电荷和电流、电场和磁场随时间做周期性变化的电磁振荡现象.这样,电磁振荡使变化的电场、磁场交替产生,因此,从空间某给定区域出发,由近及远,交替地激发起变化的电场和变化的磁场,这种以有限的速度在空间传播的波,称为电磁波.

平面电磁波具有下列基本性质:①电磁波是横波,它的电场强度 $\boldsymbol{E}$ 和磁感应强度 $\boldsymbol{B}$ 相互垂直,且都垂直于传播方向;②电场强度 $\boldsymbol{E}$ 和磁感应强度 $\boldsymbol{B}$ 的振动同频率、同相位;③电场强度 $\boldsymbol{E}$ 和磁感应强度 $\boldsymbol{B}$ 的振幅有确定的比值;④在真空中电磁波以光速传播.

学习时应注意:

(a)理解 LC 无阻尼电磁振荡电路中电磁振荡的规律和特点、电荷量与电流随时间变化表示式、固有振荡频率表示式.

(b)理解 LC 振荡电路辐射电磁波的条件,电磁波产生过程中变化电场、变化磁场相互激发的形象表示(电场线、磁感应线).

(c)理解电磁场在空间的分布——电磁波的传播规律或性质,特别是从平面电磁波波函数、电磁波能流密度(即电磁波强度,或坡印廷矢量 $\boldsymbol{S}$)表达式的特点去理解电磁波辐射情况以及天线具有明显的方向特性的问题.

6. 电磁波谱

将所有的电磁波依照频率或波长的顺序排列起来,就构成了电磁波谱.

电磁波既是战场信息的主要载体,又是侦察敌情的重要手段,还是联合作战中各作战单元有效联合的关键环节.学习中还要求记忆军事应用中微波典型频率波段的区分及其代号,结合本教材中的物理学知识,了解红外线、可见光、紫外线、X 射线、γ 射线等主要产生方式.由此得出结论:电磁频谱是有限的、不可再生的战略资源.

7. 信息化联合作战

20 世纪 90 年代以来,在人类社会从工业时代向信息时代过渡的背景下,主要战争形态变成以数据链为标志的信息化联合作战,它的主要特征是以获取、传输、使用信息为第一战斗力,以电磁网络连接成整体的部队实施联合作战,以精确制导弹药实施精确打击.

信息化是新军事体系、武器装备划时代创新的核心和灵魂,现代军事斗争的各个作战要素通过数据链来融合,联合作战成为主要的作战形式.

数据链又称为 C4ISR,是作战过程各环节的指挥(command)、控制(control)、通信(communication)、计算机(computer)、情报(intelligence)、监视(surveillance)、侦察(reconnaissance)活动的简写. 它实际上是一个运用电磁波进行沟通、连接的作战指挥网,其功能是实现各类指挥控制平台(舰基、空基、陆基)、武器平台(舰艇、飞机、导弹等)和传感平台(雷达等)之间的监测、指挥、控制信息的实时交换,其目的是赢得信息优势.

数据链的作用:把不同类型、军种、地域的武器装备和作战系统连接为一体,把原本分散配置的兵力、兵器融合在一起,随时随地"握紧拳头、形成力量",在全维战场实施体系对抗和整体作战.

8. 复杂电磁环境

所谓复杂电磁环境,是指在一定的时域、空域和频域范围内,多种电磁信号密集、交叠,强度动态变化,对抗性特征突出,对电子信息系统、信息化装备和信息化联合作战产生显著影响的电磁环境.

构成复杂电磁环境的因素:①随着电磁技术在军事领域的广泛应用,军用电磁装备的种类将更加繁多,电磁波信号将更加密集,作战空间的电磁环境将更加复杂;②交战过程中,敌我双方各种电子对抗行动,都要通过电磁环境为媒介来实施和达成,必然促使战场电磁环境更加复杂.

9. 复杂电磁环境对信息化联合作战的影响

①影响战场感知的真实性;②直接影响指挥、决策的效能和稳定性;③影响作战行动的实效性,可能降低信息化武器的作战效能. 此外,新型武器装备定型试验或已列装的电磁设备向空间的电磁泄漏已经成为安全保密工作的重大隐患.

10. 电磁频谱管理

电磁频谱管理是军队领导机关和电磁频谱管理机构指定电磁频谱管理政策、制度、划分、规划、分配、指配频率和航天器轨道资源,以及对频率和轨道资源使用情况进行监督、检查、协调、处理等活动的统称.

电磁频谱管理的方法如下. ①在技术上,要实现信息化武器装备的电磁兼容. ②在组织上,战场条件下的电磁频率管理主要包括以下内容. 一是整体规划、分配和使用战场区域的频谱资源，以满足作战指挥、情报侦察、预警探测、通信联络、武器测控等系统对电磁波频率的使用要求. 二是对战场电磁环境实时预测和分析，能够直观地进行实时显示战场环境电磁频谱态势图，为战场指挥员提供决策依据；加强重点频率的跟踪、监视，防止己方非法用频，综合采取空域控制、时域控制、频域控制、能域控制等方法，努力营造和维持有利于己方的战场电磁环境. 三是监视敌方频谱使用情况，掌握敌方电磁动态，配合电子对抗系统，采取有效的对抗措施.

四、 解题要点

1. 在利用楞次定律求解感应电流方向问题时，首先要明确引起感应电流的磁场在回路内是什么方向，它在做怎样的变化（增加或是减少）；再由楞次定律定出感应电流的磁场方向；然后，由右手螺旋定则定出感应电流的方向.

2. 利用法拉第电磁感应定律计算感应电动势的一般方法：①当通过回路的磁通量随时间均匀变化时，用磁通量对时间的平均变化率 $\dfrac{\Delta \Phi}{\Delta t}$ 代替瞬时变化率 $\dfrac{\mathrm{d}\Phi}{\mathrm{d}t}$，即瞬时感应电动势等于平均感应电动势；②写出磁通量与时间的函数关系，再将磁通量对时间微分求出 $\dfrac{\mathrm{d}\Phi}{\mathrm{d}t}$，得到瞬时感应电动势的大小；③若计算动生电动势，直接用结论，动生电动势在数值上等于单位时间内被导线切割的磁感应线数目，即 $\mathscr{E}_\mathrm{m} = Blv$ 或 $\mathscr{E}_\mathrm{m} = Blv\sin\alpha$. 要注意，这个计算公式仅适用于均匀磁场. 若计算感生电动势，因为磁场 $\boldsymbol{B}$ 的变化引起磁通量的变化，可以直接求 $\dfrac{\mathrm{d}\Phi}{\mathrm{d}t}$，也可以通过涡旋电场的线积分来求，$\mathscr{E}_\mathrm{i} = \oint_L \boldsymbol{E}_\mathrm{i} \cdot \mathrm{d}\boldsymbol{l}$. 要注意，涡旋电场不是保守场，它的线积分与积分路径有关.

3. 电磁振荡中的无阻尼自由振荡与机械振动中的简谐振动相对应，振荡电路可以作为发射电磁波的波源. 为了更有效地辐射电磁波，可用开放的振荡电路，这种振荡电路称为振荡偶极子. 根据 LC 无阻尼电磁振荡电路中电磁振荡的规律和特点，可以直接计算电荷量与电流随时间的变化率、固有振荡频率、平面电磁波波函数、电磁波能流密度，这些规律和特点有助于理解电磁波辐射情况以及天线具有明显的方向特性的问题.

五、典型例题指导

1. 选择题

（1）如图 10-1 所示，条形磁铁在空中自由下落，途中穿过一闭合金属环. 则磁铁在环的上方和下方的加速度一定是（   ）.

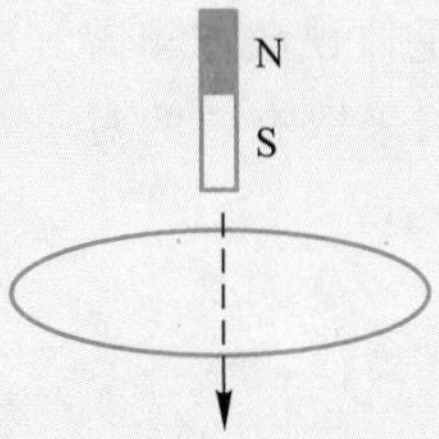

A. 都等于重力加速度 g

B. 在环的上方 $a>g$，环的下方 $a<g$

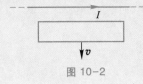

图 10-1

C. 在环的上方 $a<g$，环的下方 $a>g$

D. 在环的上、下方，均为 $a<g$

分析与解答：当条形磁铁下落到金属环上方时，穿过环的磁通量增加，将在环中产生感生电动势从而引起感应电流. 感应电流也会产生一个磁场，根据楞次定律，感应电流的磁场要阻碍磁通量的增加，使条形磁铁在金属环中磁通量增加的速度减慢，故而条形磁铁下落时加速度减小，$a<g$.

当条形磁铁下落到金属环下方时，穿过环的磁通量减少，将在环中产生感生电动势从而引起感应电流. 感应电流的磁场使条形磁铁在金属环中磁通量减少的速度变慢，这样条形磁铁下落时加速度减小，$a<g$. 故正确选项是 D.

（2）如图 10-2 所示，一根无限长直导线载有电流 I，一矩形线圈位于导线平面内沿垂直于载流导线方向以均匀速度运动，则（   ）.

$$I$$

$$\downarrow v$$

图 10-2

A. 线圈中无感应电流

B. 线圈中感应电流为顺时针方向

C. 线圈中感应电流为逆时针方向

D. 线圈中感应电流方向无法确定

分析与解答：由右手螺旋定则可以判断，在矩形线圈附近磁场垂直于纸面向里，磁场是非均匀的，距离

长直载流导线越远，磁场越弱，因而当矩形线圈向下运动时，在线圈中将产生顺时针方向的感应电流. 故答案选 B.

（3）下列概念正确的是（   ）.

A. 涡旋电场是保守场

B. 涡旋电场的电场线是一组闭合曲线

C. 位移电流是电荷的定向运动产生的

D. 位移电流服从传导电流所服从的所有定律

分析与解答：对照涡旋电场的实质，故答案选 B.

（4）关于位移电流，下列说法正确的是（   ）.

A. 位移电流的实质是变化的电场

B. 位移电流的磁效应不服从安培环路定理

C. 与传导电流一样由定向运动电荷产生

D. 位移电流服从传导电流所服从的所有定律

分析与解答：对照位移电流的实质，正确答案为 A.

（5）无阻尼自由电磁振荡电路在振荡过程中，（   ）随时间做正弦或余弦的变化.

A. 电荷　　　　　　　B. 电场能量

C. 磁场能量　　　　　D. 电流

分析与解答：在无阻尼自由电磁振荡过程中，电容器极板上的电荷、电路中的电流及线圈内的磁场能量都在做周期性变化，故选项 A、B、C、D 均正确.

（6）实际 LC 振荡电路不能够持续、有效地发射电磁波的原因是（   ）.

A. 电路中存在电阻

B. 电路中存在电动势

C. 电场封闭在电容器内

D. 没有电磁能量的转化

分析与解答：实际电路中总是有存在电阻的，电流通过电阻时会产生焦耳热，即把一部分电磁能转化为热能而损耗掉. 正确答案为 A、C.

（7）现代化战争形态是指（   ）.

A. 军兵种独立作战　　B. 军兵种协同作战

C. 冷兵器作战　　　　D. 信息化联合作战

分析与解答：不同的时代背景产生不同的战争形

态,信息时代的主要战争形态,是以信息为第一战斗力、以电磁网络连接成整体的部队实施联合作战、以精确制导弹药实施精确打击为主要特征的信息化联合作战. 故答案选 D.

(8) 振荡偶极子天线具有辐射电磁波及电磁能量的明显的方向性特点是( ).

    A. 在垂直于轴线方向上的辐射最弱

    B. 在垂直于轴线方向上的辐射最强

    C. 在沿轴线方向上没有辐射

    D. 在沿轴线方向上有辐射

分析与解答: 根据坡印廷矢量函数的计算和开放电路电场线分布情况,可以判断选项 B、C 是正确的.

(9) 平面电磁波的基本性质有( ).

    A. 电磁波是横波,它的电场强度 E 和磁感应强度 B 相互垂直,且都垂直于传播方向

    B. 电场强度 E 和磁感应强度 B 的振动同频率、同相位

    C. 电场强度 E 和磁感应强度 B 的振幅有确定的比值

    D. 在真空中电磁波以光速传播

分析与解答: 对照平面电磁波的基本性质,选项 A、B、C、D 均正确.

(10) 信息化联合作战依托数据链,实现( )、综合保障等作战各环节的一体化,把一个空间领域、一个军种、一个部门的作战指挥、武器装备、作战行动等构成一个严密的系统.

    A. 情报侦察   B. 指挥控制

    C. 信息对抗   D. 火力打击

分析与解答: 这是信息化联合作战过程的几个环节,数据链将它们沟通、连接起来. 故正确答案为 A、B、C、D.

2. 填空题

(1) 涡旋电场中不能引入电势概念的原因为_____.

分析与解答: 静电场引入了电势概念,但是静电场本质上与涡旋电场不同,故横线上填写"涡旋电场的电场线是无头无尾的连续曲线,它对封闭曲面的电通量为零".

(2) 位移电流与传导电流在_____方面是等效的.

分析与解答: 传导电流和位移电流唯一的共同点

是二者在激发磁场方面是等效的,但这两种电流存在着本质的不同. 故横线上填写"激发磁场".

(3) 真空中沿某方向传播的平面电磁波波函数为 $E = 0.60\cos\left[2\pi\times10^8\left(t-\dfrac{x}{c}\right)\right]$(SI 单位). 则该电磁波的波长为_____,频率为_____.

分析与解答: 根据电场表达式可知,角频率 $\omega = 2\pi\times10^8\ \text{s}^{-1}$,波速 u 等于光速 c,则电磁波的波长和频率分别为 $\lambda = cT = 2\pi c/\omega = 3\ \text{m}$,$\nu = 10^8\ \text{Hz}$.

(4) 在无阻尼自由 LC 振荡电路中,已知 $L = 260\ \mu\text{H}$,$C = 120\ \text{pF}$,则振荡频率为_____.

分析与解答: 由公式 $\nu = \dfrac{1}{2\pi\sqrt{LC}}$,计算得到振荡频率为 $9.01\times10^5\ \text{Hz}$.

(5) 要有效地将电磁能量发送出去,振荡电路必须具备的条件是_____和_____.

分析与解答: 理论已证明,振荡电路在单位时间内辐射的能量与振荡频率的四次方成正比. 所以,振荡电路的固有频率越高,才能越有效地把能量发射出去,要提高固有频率,必须减小电路中的电感 L 和电容 C. 故横线上分别填写"振荡频率足够高""电路必须开放".

(6) 引起动生电动势的非静电力是_____力,引起感生电动势的非静电力是_____.

分析与解答: 根据引起磁通量变化的原因不同,产生的电动势可分为两种. 一种是由于导体在磁场中运动,而使导体内产生动生电动势;另一种是导体不动,因导体所处的磁场发生变化而在导体内产生感生电动势. 故横线上分别填写"洛伦兹""感生电场或涡旋电场".

(7) 麦克斯韦关于电磁场理论的两个基本假设是_____和_____.

分析与解答: 麦克斯韦电磁场理论指出,变化的电场、磁场可以互相激发,故横线上分别填写"变化的磁场激发涡旋电场""变化的电场激发涡旋磁场".

(8) 中国特色军事变革的核心和主要目标是建设_____,打赢_____.

分析与解答: 根据新时期中央军委提出的中国特色军事变革的核心和主要目标,横线上填写"信息化军队""信息化战争".

(9) 中国特色的军事变革,就是适应世界新军事变革发展趋势,从我国的国情和军情出发,走以

带动_____、以_____促进_____的跨越式发展道路.

分析与解答：新时期中央军委提出的中国特色军事变革发展道路，故横线上填写"信息化""机械化""机械化""信息化".

3. 计算题

（1）一铁芯上绕有线圈100匝，已知铁芯中磁通量与时间的关系为 $\Phi = 8.0 \times 10^{-5} \sin 100\pi t$（Wb）. 计算在 $t = 1.0 \times 10^{-2}$ s 时，线圈中的感应电动势.

分析与解答：由于线圈有100匝相同回路，线圈中的感应电动势等于各匝回路的感应电动势的代数和. 根据法拉第电磁感应定律，

$$\mathscr{E} = -\frac{d\Psi}{dt} = -N\frac{d\Phi}{dt} = -2.51\cos(100\pi t) \text{ V}$$

当 $t = 1.0 \times 10^{-2}$ s 时，$\mathscr{E} = 2.51$ V.

（2）如图 10-3 所示，两条平行长直导线和一个矩形导线框共面. 矩形导线框的一条边与长直导线平行，且到两长直导线的距离分别为 r_1、r_2. 已知两导线中电流都为 $I = I_0 \cos \omega t$，其中 I_0 和 ω 为常量，t 为时间. 导线框长为 a，宽为 b. 计算：①矩形导线框内磁感应强度的分布；②通过导线框的磁通量 Φ；③根据法拉第电磁感应定律，矩形导线框中磁通量发生变化时，将产生感生电动势，感生电动势的大小满足关系式 $\mathscr{E} = -\frac{d\Phi}{dt}$，求导线框中产生的感生电动势大小.

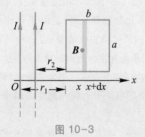

图 10-3

分析与解答：单一无限长直导线的磁感应强度分布具有轴对称性，但是相距一定距离的两根无限长直导线在左右空间的磁感应强度就没有对称性，故不能使用安培环路定理来计算两根无限长直导线同时在导线框中的磁感应强度分布.

① 如图 10-3 所示建立坐标系，导线框内任意一点距坐标原点 O 的距离为 x，选取垂直于纸面向里为磁感应强度的正方向. 由安培环路定理分别求得两根导线在框内任意点产生的磁感应强度：

$$B_1 = \frac{\mu_0 I}{2\pi x}, \qquad B_2 = \frac{\mu_0 I}{2\pi(x + r_2 - r_1)}$$

矩形导线框内总磁感应强度

$$B = B_1 + B_2 = \frac{\mu_0 I}{2\pi x} + \frac{\mu_0 I}{2\pi(x + r_2 - r_1)} \quad (r_1 \leqslant x \leqslant r_1 + b)$$

② 从上述总磁感应强度的表达式中可以看到，框内不同 x 处的磁感应强度不同，即穿过框内的磁通量随 x 的变化而不同，故总的磁通量应该是穿过每一个微元的磁通量的积分.

矩形微元的选取：因为相同 x 的磁感应强度是相同的，因此选择高为 a、宽为 dx 的矩形微元. 微元面积 $dS = adx$，对应的磁通量 $d\Phi = \boldsymbol{B} \cdot d\boldsymbol{S} = Badx$.

穿过矩形导线框的总磁通量

$$\Phi = \int_{r_1}^{r_1+b} d\Phi = \int_{r_1}^{r_1+b} \frac{\mu_0 Ia}{2\pi}\left(\frac{1}{x} + \frac{1}{x + r_2 - r_1}\right)dx$$

$$= \frac{\mu_0 Ia}{2\pi}\left(\ln\frac{r_1+b}{r_1} + \ln\frac{r_2+b}{r_2}\right)$$

$$= \frac{\mu_0 I_0 a\cos\omega t}{2\pi}\ln\frac{(r_1+b)(r_2+b)}{r_1 r_2}$$

③ 感生电动势

$$\mathscr{E} = -\frac{d\Phi}{dt} = -\frac{\mu_0 I_0 a}{2\pi}(-\omega\sin\omega t)\ln\frac{(r_1+b)(r_2+b)}{r_1 r_2}$$

$$= \frac{\mu_0 I_0 a\omega\sin\omega t}{2\pi}\ln\frac{(r_1+b)(r_2+b)}{r_1 r_2}$$

请注意：（a）微元的选择、语言描述以及坐标系表示，都需要仔细体会；（b）穿过微元的磁通量不能写成 $d\Phi = \boldsymbol{B} \cdot d\boldsymbol{S} = abdB$，原因前面已经述及.

（3）如图 10-4 所示，金属杆 AB 以匀速 $v = 2.0$ m·s^{-1} 平行于一长直导线运动，此导线内流过 4.0 A 的电流. 试问金属杆 AB 中的感应电动势为多少？哪一端电势高？

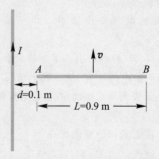

图 10-4

分析与解答：可利用导线切割磁感应线的相关公式来计算，但是不可以直接求解. 因为金属杆处在不均匀磁场中，必须把 AB 分割成许多短的线元，对距离长直载流导线为 x 到 $x+\mathrm{d}x$ 的线元来说，可以认为此线元是处在均匀磁场之中，其值等于长直载流导线外 x 处的磁感应强度.

在线元 $\mathrm{d}x$ 上的动生电动势为

$$\mathrm{d}\mathscr{E}_\mathrm{m} = Bv\mathrm{d}x = \frac{\mu_0 I}{2\pi x}v\mathrm{d}x$$

由于所有线元感生电动势的方向都相同，故整个金属杆中的动生电动势为

$$\mathscr{E}_\mathrm{m} = \int \mathrm{d}\mathscr{E}_\mathrm{m} = \int_d^{d+L} \frac{\mu_0 I}{2\pi x}v\mathrm{d}x = \frac{\mu_0 I}{2\pi}v\ln\left(1+\frac{L}{d}\right)$$

代入已知数据，计算得

$$\mathscr{E}_\mathrm{m} = \frac{4\pi\times10^{-7}\times4.0}{2\pi}\times2.0\times\ln 10 \text{ V} = 3.7\times10^{-6} \text{ V}$$

由左手定则判断，$V_A > V_B$.

（4）由两个圆形极板组成的平行板电容器，电容 $C = 1.0\times10^{-12}$ F. 施加频率为 50 rad·s^{-1}、峰值为 1.74×10^5 V 的正弦交流电压. 试计算极板间位移电流的最大值.

分析与解答：设电容器极板面积为 S，极板之间距离为 d，则

$$\Psi = DS = (\varepsilon_0 E)S = \left(\varepsilon_0 \frac{U}{d}\right)S = \varepsilon_0 S \frac{U_0\sin\omega t}{d}$$

根据位移电流 $I_\mathrm{d} = \dfrac{\mathrm{d}\Psi}{\mathrm{d}t}$ 可得

$$I_\mathrm{d} = \frac{\varepsilon_0 S}{d}U_0\omega\cos\omega t$$

因为电容定义 $C = \dfrac{\varepsilon_0 S}{d}$，故

$$I_\mathrm{d} = CU_0\omega\cos\omega t$$

所以有位移电流最大值

$$I_\mathrm{d,max} = CU_0\omega = 1.0\times10^{-12}\times1.74\times10^5\times50 \text{ A}$$
$$= 8.7\times10^{-6} \text{ A}$$

由此可见，极板间有位移电流存在，加上极板外的导线中的传导电流，全电流永远是连续的.

（5）如图 10-5 所示，某圆柱形导线载有恒定电流 I，其圆截面的半径为 R，该导体材料的电阻率为 ρ. 试求在导体内部距中心轴线为 r 处，①该点的电场强度 E 的大小和方向；②电流在该点产生的磁场强度 H、磁感应强度 B 的大小和方向；③该点坡印廷矢量 S 的大小和方向.

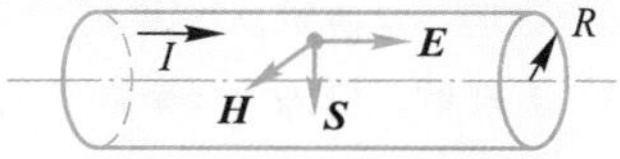

图 10-5

分析与解答：① 根据欧姆定律的微分形式，该点的电场强度大小

$$E = \rho J = \rho \frac{I}{\pi R^2}$$

方向与电流流经该点的方向一致，即与导线平行，如图 10-5 所示.

② 根据安培环路定理，在圆柱导体内部与中心轴线距离为 r 处的磁感应强度 B 为

$$\left.\begin{aligned}\oint_L \boldsymbol{B}\cdot\mathrm{d}\boldsymbol{l} &= \mu_0 I' = \mu_0 \frac{I}{\pi R^2}\pi r^2 = \mu_0 I\frac{r^2}{R^2} \\ \oint_L B\mathrm{d}l &= B\oint_L \mathrm{d}l = 2B\pi r\end{aligned}\right\}$$

得到 $B = \mu_0 Ir/(2\pi R^2)$，$H = B/\mu_0 = Ir/(2\pi R^2)$.

$\boldsymbol{B}$、$\boldsymbol{H}$ 的方向：与电流方向之间的关系符合右手螺旋定则，即如图所示沿圆截面的切线指向外.

③ 按照定义，坡印廷矢量 S 的大小

$$S = E\cdot H = \frac{\rho I}{\pi R^2}\cdot\frac{Ir}{2\pi R^2} = \frac{\rho I^2 r}{2\pi^2 R^4}$$

方向与导线垂直，且垂直于 $\boldsymbol{H}$、$\boldsymbol{E}$.

六、习题

1. 选择题

（1）一平行板电容器的两极板均为半径为 10 cm 的圆导体片，在充电时极板间的电场强度变化率为 $\dfrac{\mathrm{d}E}{\mathrm{d}t} =$ 1.0×10^{12} V·m^{-1}·s^{-1}，那么两极板间的位移电流 I_d 为（　　）.

A. 0.28 A　　B. 2.8 A　　C. 3.14×10^{10} A　　D. 3.14 A

（2）下列说法正确的是(　　).

A. 闭合面中只要有磁感线穿过,就有电流产生

B. 穿过闭合电路的磁通量越大,感生电流就越大

C. 穿过闭合电路的磁通量变化越大,感生电流就越大

D. 穿过闭合电路的磁通量变化越快,产生的感生电流就越大

（3）下列说法正确的是(　　).

A. 磁场能使导线中产生电流

B. 变化的磁场使导线中产生电流

C. 变化的磁场一定使闭合线圈中产生电流

D. 穿过闭合线圈的磁感应线条数变化,线圈中能产生电流

（4）若金属圆环在足够大的匀强磁场中,则(　　)能产生感生电流.

A. 线圈沿磁感应线方向平移

B. 线圈沿垂直于磁感应线方向平移

C. 线圈以自身直径为转轴转动,轴与磁感应线垂直

D. 线圈以自身直径为转轴转动,轴与磁感应线平行

（5）在 LC 无阻尼自由振荡电路中,已知 $L = 240\ \mu H$, $C = 130\ \mu F$,则振荡频率为(　　).

A. 9.01×10^5 Hz　　　　B. 9.01×10^4 Hz

C. 9.01×10^3 Hz　　　　D. 9.01×10^2 Hz

（6）一列在真空中传播的平面电磁波,当它的电场强度大小为 6×10^3 V·m^{-1} 时,其磁感应强度大小为(　　).

A. 1.8×10^{12} T　　　　B. 2×10^{-5} T

C. 1.8×10^{-5} T　　　　D. 2×10^{12} T

（7）电磁波的能流密度由坡印廷矢量 S 表示,假设一简谐平面电磁波的平均能流密度为 $\bar{S} = 5.9 \times 10^{-4}$ W·m^{-2},那么该电磁波的电场强度矢量的振幅大小为(　　).

A. 2.2×10^{-7} V·m^{-1}　　　　B. 2.2×10^{-8} V·m^{-1}

C. 6.7 V·m^{-1}　　　　D. 0.67 V·m^{-1}

2. 填空题

（1）当穿过闭合电路的一段导线在磁场中运动时,或当穿过闭合电路的磁通量_____时,闭合电路中就有电流产生,这种现象称为_____,所产生的电流称为_____.

（2）根据引起磁通量变化的原因不同,感应电动势分为_____和_____.

（3）在真空中传播的电场波,其电场强度矢量 E 和磁感应强度矢量 B 的振幅具有确定的比值,这个比值关系为_____.（振幅分别记为 E_0 和 B_0.)

（4）电磁波谱中波长在 $400 \sim 760$ nm 之间的波,可为人眼所感知,称为_____.

（5）麦克斯韦提出假说:变化的磁场会在其周围空间激发一种电场,该电场称为_____或_____.

（6）为了使安培环路定理在非恒定电流的情况下也能成立,麦克斯韦引入了_____的概念,它与传导电流之和被称为全电流.

（7）电磁环境是指存在于给定场所的、包括_____及_____电磁辐射在内的各种电磁现象的总和.

3. 计算题

（1）如图 10-6 所示,此长方形垂直于纸面向外,线圈在纸面内.线圈内磁通量随时间变化关系式为 $\Phi = (6t^2 + 7t + 1) \times 10^{-3}$ (Wb),式中 t 的单位为 s. 试计算 2 s 时,回路中感应电动势的大小和方向.

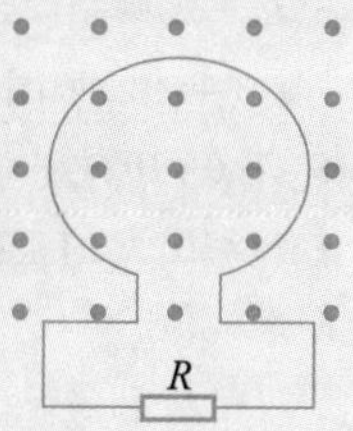

图 10-6

（2）1996 年 2 月航天飞机用长 19.7 km 的金属缆线吊着一个绳系卫星以 8 km·s^{-1} 的速度横扫地磁场. 缆线上产生的电压峰值为 3 500 V. 由此估算此系统飞越处的地磁场的磁感应强度.

（3）太阳光射到地球大气顶层的强度为 1.38×10^3 W·m^{-2}. 求此处太阳光内的电场强度和磁感应强度的幅值.（视太阳光为平面简谐波.)

（4）19 世纪,特斯拉建议用电磁波来传输电能. 假设我们用一截面积为 100 m^2 的波束传输电功率,如果传输的功率可与用现代输电线（数量级为 500 kV, 1 000 A）所输送的电功率相比拟,则所需的电场强度和磁感应强度应为多少?

（5）穿过线圈的磁通量在 0.01 s 内由 4×10^{-2} Wb 增加到 5×10^{-2} Wb,已知产生了 50 V 感生电动势. 试计算线圈的匝数.

（6）如图 10-7 所示,平行导轨上垂直地放置金属杆 AB. 导轨左端连接着电阻 $R = 0.9\ \Omega$;金属杆 AB 长 $L = 10$ cm,电阻 $R' = 0.1\ \Omega$,以速度 $v = 10$ m·s^{-1} 匀速

向右运动. 磁感应强度 $B = 1.0\ \mathrm{T}$ 的匀强磁场垂直于导轨平面,忽略导轨电阻. 求:①动生电动势的大小和方向;②AB 两端的电压.

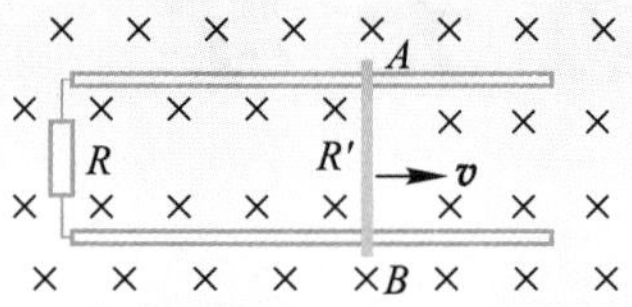

图 10-7

　　(7) 麦克斯韦方程组包含了哪几个电磁场的基本定理? 写出其公式.

　　(8) 若平行板电容器的电容为 C,极板之间的电压用 $U(t)$ 表示. 试证明电容器中的位移电流为 $I_\mathrm{d} = C\dfrac{\mathrm{d}U(t)}{\mathrm{d}t}$.

　　(9) 如图 10-8 所示,一长直导线载有直流电流 $I = 5\ \mathrm{A}$,旁边有一个与它共面的矩形线圈,长 $l = 20\ \mathrm{cm}$, $a = 10\ \mathrm{cm}$, $b = 20\ \mathrm{cm}$;线圈共有 $N = 1\ 000$ 匝,以 $v = 3.0\ \mathrm{m \cdot s^{-1}}$ 的速度离开直导线. 求线圈里的感应电动势的大小和方向.

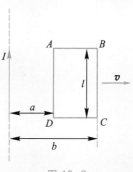

图 10-8

七、习题答案

1. 选择题

(1) A.　(2) D.　(3) D.　(4) C.　(5) A.

(6) B.　(7) D.

2. 填空题

(1) 发生变化,电磁感应现象,感应电流.

(2) 动生电动势,感生电动势.

(3) $E_0 = cB_0$(c 为光速)或 $E_0 = \dfrac{1}{\sqrt{\mu_0 \varepsilon_0}} B_0$.

(4) 可见光.

(5) 感生电场,涡旋电场.

(6) 位移电流.

(7) 人为,自然.

3. 计算题

(1) $-0.031\ \mathrm{V}$,顺时针方向.

(2) $2.2 \times 10^{-5}\ \mathrm{T}$.

(3) $E_0 = 1.02 \times 10^3\ \mathrm{V \cdot m^{-1}}$, $B_0 = 3.4 \times 10^{-6}\ \mathrm{T}$.

(4) $1.94 \times 10^4\ \mathrm{V \cdot m^{-1}}$, $6.47 \times 10^{-5}\ \mathrm{T}$.

(5) 50 匝.

(6) ①$1.0\ \mathrm{V}$, $B \rightarrow A$;②$0.9\ \mathrm{V}$.

(7) 静电场的高斯定理、静电场的环路定理、磁场的高斯定理、安培环路定理与法拉第电磁感应定律.

$$\oint_S \boldsymbol{D} \cdot \mathrm{d}\boldsymbol{S} = \sum q_0, \oint_S \boldsymbol{B} \cdot \mathrm{d}\boldsymbol{S} = 0,$$

$$\oint_L \boldsymbol{E} \cdot \mathrm{d}\boldsymbol{l} = -\frac{\mathrm{d}\boldsymbol{\Phi}}{\mathrm{d}t} = -\int_S \frac{\partial \boldsymbol{B}}{\partial t} \cdot \mathrm{d}\boldsymbol{S},$$

$$\oint_L \boldsymbol{H} \cdot \mathrm{d}\boldsymbol{l} = I_0 + \int_S \frac{\partial \boldsymbol{D}}{\partial t} \cdot \mathrm{d}\boldsymbol{S}$$

　　(8) 证明:设电容器的极板面积为 S,板间距为 d,则

$$\boldsymbol{\Psi} = DS$$

$$= \varepsilon_0 ES = \varepsilon_0 \frac{U}{d}(t) S$$

根据位移电流公式 $I_\mathrm{d} = \dfrac{\mathrm{d}\boldsymbol{\Psi}}{\mathrm{d}t}$ 可得

$$I_\mathrm{d} = \frac{\mathrm{d}\boldsymbol{\Psi}}{\mathrm{d}t} = \varepsilon_0 \frac{S}{d} \cdot \frac{\mathrm{d}U(t)}{\mathrm{d}t} = C\frac{\mathrm{d}U(t)}{\mathrm{d}t}$$

故得证.

　　(9) $6 \times 10^{-3}\ \mathrm{V}$,顺时针方向.

第十一章　波　动　光　学

一、基本要求

1. 掌握杨氏双缝干涉和薄膜干涉、夫琅禾费单缝衍射和光栅衍射的基本原理和公式.

2. 理解光程、光程差、半波损失等概念.

3. 理解偏振的有关概念、双折射现象,掌握马吕斯定律和布儒斯特定律.

4. 理解物质的旋光性.

二、学习提示

1. 本章的目的是在波动理论的基础上,通过光的干涉和衍射现象认识光的波动性,再通过偏振现象认识光的横波性. 用波动理论分析光的干涉,先要阐明光的相干性、光程和光程差等概念,之后讨论两种类型的干涉现象,即分波阵面法的双缝干涉和分振幅法的薄膜干涉的规律. 在衍射问题中,讨论最简单的夫琅禾费单缝衍射,用半波带法得到其规律(圆孔衍射只提结论,不作理论分析),在此基础上,再应用多缝干涉的概念说明光栅衍射的成因、特点,得出有实用意义的光栅方程. 在光的偏振问题中,在了解自然光和偏振光的基础上,介绍马吕斯定律,并介绍了布儒斯特定律和常用的获得偏振光的方法.

2. 干涉和衍射问题通常要分析是否是相干光、光程差(相位差)计算、条纹特点(形状、位置、分布、条数、移动等)、光强公式和光强曲线等. 其中,干涉条纹分布取决于相位差,相位差取决于光程差,所以光程差公式是讨论问题的出发点,对光程差的分析和计算贯穿波动光学的大部分内容,是波动光学的主线. 值得指出的是相消干涉不是能量的消失,因为与此同时必然伴随着相长干涉,只不过出现在不同的地方,干涉现象仅是波所到达空间各点能量的重新分布.

三、学习要点

1. 光矢量和光强

（1）光矢量：在光电磁场中，产生感光作用和生理作用的主要是电场强度 E. 因此，常把 E 称为光矢量，光矢量的振动称为光振动.

（2）光强：可见光的频率很高（约 10^{14} 数量级），目前，光探测器的响应时间跟不上光能量的瞬时变化，实际应用中都利用平均能流密度表征光电磁场的能量传播，并称其为光强，以 I 表示.

2. 光波干涉的基本条件

影响干涉条纹稳定分布的主要因素是：两列光波的频率、光振动方向的夹角以及两列光波的相位差.

（1）为了产生稳定的干涉条纹，两光波的频率必须相同.

（2）为产生清晰的干涉现象，要求两束相干光的振动方向相同.

（3）为使干涉条纹稳定分布，要求两列光波的初相位相同或相位差恒定.

3. 获得相干光的方法

普通光源为非相干光源，为使其产生干涉现象，须将同一光源上同一点或极小区域（可视为点光源）发出的一束光分成两束，让它们经过不同的传播路径后，再使它们相遇，这时这一对由同一光束分出来的光的频率、振动方向和初相位均相同，在相遇点的相位差也是恒定的，因而可以产生光的干涉现象.

利用同一光源获得相干光有两种方法：①分波阵面的方法，由同一波阵面上分割出两列相干子波；②分振幅的方法，将同一光振幅分解为若干列相干的振幅不同的子波.

4. 光程和光程差

（1）光程：光波在某种介质中所经历的几何路程与介质的折射率的乘积，$L = nr$.

（2）光程差：两束光的光程之差，$\delta = \Delta L$.

（3）光程差引起的相位差：$\Delta\varphi = \dfrac{2\pi}{\lambda}\delta$.

学习时应注意：

从相位改变这一角度考虑，在介质中光线经过距离 r 所发生的相位改变，等于真空中经过 nr 所发生的相位改变. 光程是把光在不同介质中的传播都折算到真空中计算，由此两束光的干涉情况,取决于它们的光程差,而不是路程差,涉及的波长均为真空中波长.

5. 薄透镜的等光程性

当用透镜或透镜组成的光学仪器观测干涉时,可以改变光的传播方向,但不会引起(产生)附加光程差.

6. 杨氏双缝干涉实验(分波阵面干涉)

(1)干涉加强条件

光程差　　$\delta = d\dfrac{x}{D} = \pm k\lambda$　（$k=0,1,2,\cdots$）　出现明条纹

(2)干涉削弱条件

光程差　$\delta = d\dfrac{x}{D} = \pm(2k+1)\dfrac{\lambda}{2}$　（$k=0,1,2,\cdots$）　出现暗条纹

(3)条纹中心位置

$$x = \pm k\dfrac{D}{d}\lambda \quad （k=0,1,2,\cdots）\quad 明条纹中央位置$$

$$x = \pm(2k+1)\dfrac{D\lambda}{2d} \quad （k=0,1,2,\cdots）\quad 暗条纹中央位置$$

(4)条纹间距

两相邻明条纹或暗条纹中心间的距离,又称条纹宽度.

$$\Delta x = D\dfrac{\lambda}{d}$$

学习时应注意:

以上讨论均为在空气（$n \approx 1$）实验条件下得出的结论. 光程差决定了干涉条纹的分布,实验条件的改变将导致光程差的变化,干涉条纹也将相应变化.

7. 劳埃德镜实验

实验得出结论:由杨氏双缝干涉公式,屏幕上该出现明条纹的位置,实验观测到的却是暗条纹,这是由于光由光疏介质入射到光密介质时,反射光发生 π 大小的相位突变. 相位差 π 对应光波多走(或少走)了 $\lambda/2$ 的光程,这个现象称为半波损失.

8. 薄膜干涉(分振幅干涉)

波长为 λ 的光入射到厚度为 e、折射率为 n 的薄膜上,若薄膜所在处的介质折射率均相同,则反射光光程差以及形成明、暗条纹的条件为

$$\delta = 2e\sqrt{n^2-\sin^2 i} + \dfrac{\lambda}{2} = \begin{cases} k\lambda & （k=1,2,3,\cdots）\quad 明条纹 \\ (2k-1)\dfrac{\lambda}{2} & （k=1,2,3,\cdots）\quad 暗条纹 \end{cases}$$

薄膜干涉通常分为以下两种情况.

（1）等倾干涉

当薄膜厚度、折射率及周围介质确定后，某一波长的两相干光的光程差仅取决于入射角 i，因此，以同一倾角入射的所有光线，其反射光将有相同的光程差，产生同一干涉条纹，这样的条纹称为等倾干涉条纹.

（2）等厚干涉

在入射角、薄膜折射率及周围介质确定后，对某一波长来说，两相干光的光程差仅取决于薄膜的厚度 e，因此薄膜厚度相同处的反射光将有相同的光程差，产生同一干涉条纹，这样的条纹称为等厚干涉条纹.

举例：劈尖干涉（等厚干涉）

若劈尖内为空气或光疏介质，则反射光光程差以及形成明、暗条纹的条件为

$$\delta = 2ne + \frac{\lambda}{2} = \begin{cases} k\lambda & (k=1,2,\cdots) \quad 明条纹 \\ (2k+1)\frac{\lambda}{2} & (k=0,1,\cdots) \quad 暗条纹 \end{cases}$$

（1）相邻的明条纹或暗条纹对应的劈形膜厚度差

$$\Delta e = e_{k+1} - e_k = \lambda/2n$$

（2）相邻的明条纹或暗条纹间距 l

$$l = \frac{\lambda}{2n\sin\theta} \approx \frac{\lambda}{2n\theta}$$

学习时应注意：

（a）光程差中 $\lambda/2$ 是因半波损失而加入，取 $+\lambda/2$ 或 $-\lambda/2$，其结果只会影响条纹级数 k 的取值，而对干涉结果无任何影响.

（b）除反射光有干涉现象外，透射光也有干涉现象，只不过亮度较低，且与反射光明暗情况正好相反，即同一膜厚度（或同一倾角），若反射光干涉为暗条纹，则透射光干涉为明条纹，反之亦然.

（c）若用复色光（白光）入射，薄膜干涉将出现彩色条纹.

9. 单缝夫琅禾费衍射

平行光垂直入射到单缝，由缝平面上各面元发出的向不同方向传播的平行光束，被透镜会聚到放在其焦平面处的屏幕上，则在屏幕上可以观察到衍射条纹. 其中衍射角 θ 方向上子波的最大光程差 $\delta = a\sin\theta$.

（1）明、暗条纹条件

$$\theta = 0 \quad 零级明条纹（中央明条纹）$$

$$a\sin\theta = \pm(2k+1)\frac{\lambda}{2} \quad (k=1,2,3,\cdots) \quad 明条纹$$

$$a\sin\theta = \pm 2k\frac{\lambda}{2} \quad (k=1,2,3,\cdots) \quad 暗条纹$$

（2）条纹位置

设透镜 L 的焦距为 f,在衍射角 θ 很小($\theta<5°$)条件下,某级条纹离中央明条纹的中心位置:

第 k 级暗条纹位置

$$y_k = \pm k \cdot f\frac{\lambda}{a} \quad (k=1,2,3,\cdots)$$

第 k 级明条纹位置

$$y_k = \pm(2k+1)\cdot f\frac{\lambda}{2a} \quad (k=1,2,3,\cdots)$$

（3）明条纹宽度

明条纹宽度即相邻两暗条纹中心间距

$$\Delta y' = y_{k+1} - y_k = \frac{\lambda f}{a}$$

中央明条纹宽度(两个第一级暗条纹中心间的距离)

$$\Delta y = 2\Delta y' = 2f\frac{\lambda}{a}$$

即中央明纹的线(角)宽度是其他明条纹线(角)宽度的两倍.

学习时应注意:

单缝夫琅禾费衍射时,k 从 1 开始取值,$k=0$ 时,在主光区.

10. 圆孔衍射

用直径为 D 的小圆孔代替单缝,焦平面形成的衍射条纹是一组明暗相间的同心圆环,由第一暗环为界包围的中央亮斑称为艾里斑. 若艾里斑的半径为 r,透镜的焦距为 f,单色光波长为 λ,艾里斑半径 r 及对透镜中心所张半角 θ 与 D、f、λ 有如下关系.

（1）艾里斑半角宽度

$$\theta = 1.22\frac{\lambda}{D}$$

（2）艾里斑半径

$$r = f\theta = 1.22f\frac{\lambda}{D}$$

11. 衍射光栅

衍射光栅是由多个平行排列的等距离、等宽度的单缝构成的多缝光学器件,透光部分宽度与不透光部分的宽度之和(即 $d=a+b$)称为光栅常量,代表相邻两缝对应点之间的距离,是光栅性能的重要参量,设平行光垂直入射光栅.

（1）光栅方程

衍射角 θ 方向上相邻狭缝对应子波光线的光程差

$$d\sin\theta = \pm k\lambda \quad (k=0,1,2,\cdots) \quad 明条纹$$

注:明条纹位置由 $k\lambda/(a+b)$ 确定,与光栅的缝数无关,缝数增大只是使条纹亮度增大、条纹变窄;光栅常量越小,条纹间隔越大;由于 $|\sin\theta|\leqslant 1$,k 的取值有一定的范围,故只能看到有限级的衍射条纹.

（2）光栅的缺级

缺级条件:$d\sin\theta = \pm k\lambda$ $(k=0,1,2,\cdots)$ 与 $a\sin\theta = \pm k'\lambda$ $(k'=1,2,\cdots)$同时满足.

缺级级数:$k=\pm\dfrac{d}{a}k'$ $(k'=1,2,3,\cdots)$.

12. 光的偏振

（1）自然光:在垂直于光波传播方向的平面内,没有哪一个方向的光振动占有优势,即在所有可能的方向上,电矢量的振幅都相等的光.

（2）线偏振光(偏振光):在垂直于光波传播方向的平面内,光振动始终沿着固定方向进行的偏振光,又称为平面偏振光.

（3）部分偏振光:在垂直于光传播方向的平面内,光矢量分布不均匀的偏振光.

（4）圆偏振光:在垂直于光的传播方向的平面内,光矢量按一定的角速度旋转,若光矢量大小不变,光矢量的端点轨迹是一个圆的偏振光.

（5）椭圆偏振光:在垂直于光的传播方向的平面内,若光矢量旋转时,其大小不断改变,光矢量的端点轨迹是个椭圆的偏振光.

13. 起偏器与检偏器

用于从自然光中获得偏振光的器件称为起偏器. 用于鉴别光的偏振状态的器件称为检偏器. 常用的起偏器有:偏振片、尼科耳棱镜等. 起偏器也可以当成检偏器.

14. 偏振片

只允许沿某一特定方向的光通过的光学器件,称为偏振片. 这个特定的方向称为偏振片的偏振化(透振)方向.

15. 二向色性

二向色性指对不同方向振动的光矢量具有选择性吸收的性质的晶体.

16. 马吕斯定律

强度为 I_0 的偏振光,通过检偏器后,透射光的强度(在不考虑吸收的情况下)为

$$I = I_0 \cos^2 \alpha$$

式中 α 是偏振光的振动方向与检偏器偏振化方向的夹角.

17. 布儒斯特定律

自然光在两种各向同性介质的分界面上反射和折射时,反射光与折射光一般都是部分偏振光. 当光从折射率为 n_1 的介质射向折射率为 n_2 的介质时,若入射角满足

$$\tan i_0 = \frac{n_2}{n_1}$$

反射光就成为线偏振光,其光振动垂直于入射面,而折射光仍为部分偏振光,其中 i_0 被称为起偏角或布儒斯特角.

18. 光的双折射

一束光射到各向异性介质后折射光分成两束的现象称为双折射. 双折射光线中,遵守折射定律的一条称为寻常光,简称 o 光;另一条不遵守折射定律的称为非常光,简称 e 光.

19. 旋光现象

当偏振光沿光轴方向通过某些物质时,偏振光的振动面旋转一定的角度的现象.

(1)对于晶体而言,其振动面旋转的角度 φ 与物质的厚度 d 成正比,即

$$\varphi = \alpha d$$

式中,α 称为该物质的旋光率,单位是(°)/mm(度每毫米),它与物质的性质及入射光的波长有关.

(2)对于具有旋光性的溶液,其振动面旋转的角度 φ 还与溶液的浓度 c 成正比,即

$$\varphi = \alpha c d$$

式中比例系数 α 称为该溶液的旋光率,它表示光线在单位浓度溶液中经过单位长度后,振动面所旋转的角度,它与溶质的性质及入射光的波长和温度都有关.

四、 解题要点

如前所述,干涉和衍射问题通常要分析是否是相干光、计算光程差(相位差)、考查条纹特点(包括形状、位置、分布、条数、移动)等. 讨论这些问题的前提是要找出哪两束光是相干光,在什

么地方相遇,利用几何关系、光程概念写出这两束光的光程差,对于薄膜干涉尤其要注意反射光中有无半波损失,然后列出明、暗条纹的条件,根据不同的实验装置,把相干条件写成具体的数学形式.对杨氏双缝干涉一类问题,要注意光源的移动、狭缝添加透明介质以及整个装置放入另一介质中引起的包括条纹如何移动、间距如何改变等问题,即不仅要掌握条纹的静态分布,而且要学会分析光程变化引起的条纹变化情况.

单缝衍射中可用半波带法确定单缝衍射的明、暗条纹的位置和中央明条纹的宽度、明条纹宽度是如何定义的? 与双缝干涉条纹宽度有何区别? 这些问题清楚后,对解题是很有帮助的.圆孔衍射中,则要理解艾里斑是如何定义的,搞清第一暗环的角半径公式中的诸量及其关系,这些对于求解相关问题和理解光学仪器的分辨本领是大有好处的.光栅衍射的计算中包括光栅常量的含义、波长计算、条纹的重叠、条纹缺级、屏幕可观测条纹的级次及条纹总数计算等.

光的偏振问题是在自然光、线偏振光、部分偏振光、圆偏振光、椭圆偏振光的基础上,利用布儒斯特定律求解折射率,根据马吕斯定律确定自然光通过多个偏振片或波片后的光强. 在利用马吕斯定律和布儒斯特角定义时,需了解光振动的分解及光强和振幅的平方成正比的规律以及注意光振动方向及偏振片通光方向的正确判断.

五、典型例题指导

1. 选择题

(1) 来自不同光源的两束白光,例如两束手电筒光照射在同一区域内,是不能产生干涉图样的,这是由于(　　).

A. 白光是由不同波长的光构成的

B. 两光源发出不同强度的光

C. 两个光源是独立的,不是相干光源

D. 不同波长的光速是不同的

分析与解答:两束白光均为普通光源,发光机制决定了两个光源是独立的,不是相干光源. 因此答案选 C.

(2) 劳埃德镜实验表明(　　).

A. 当光从光密介质射到光疏介质时,反射光的相位会发生 π 的变化

B. 当光从光疏介质射到光密介质时,反射光的相位会发生 π 的变化

C. 当光从光疏介质以接近于 π/2 的角度入射到光密介质时,反射光的相位会发生 π 的变化

D. 当光从光密介质射到光疏介质时,入射光的相位会发生 π 的变化

分析与解答:劳埃德镜实验掌握两个要点:一是光疏到光密,二是反射光. 因此答案选 B.

(3) 在相同的时间内,一束波长为 λ 的单色光在空气中和在玻璃中(　　).

A. 传播的路程相等,走过的光程相等

B. 传播的路程相等,走过的光程不相等

C. 传播的路程不相等,走过的光程相等

D. 传播的路程不相等,走过的光程不相等

分析与解答:光在空气和玻璃中的速度分别为 c 和 v,在相同的时间内传播的路程不相等,在空气中走过的光程在 ct,在玻璃中走过的光程为 $vtn = vtc/v = ct$,因此答案选 C.

(4)在单缝夫琅禾费衍射实验中,若将单缝沿透镜光轴方向向透镜平移,则屏幕上的衍射条纹( ).

A. 间距变大

B. 间距变小

C. 不变化

D. 间距不变但明暗条纹的位置交替变化

分析与解答:单缝与透镜的距离不影响成像,因此答案选 C.

(5)一衍射光栅对某波长的垂直入射光在屏幕上只能出现零级和一级主极大,欲使屏幕上出现更高级次的主极大,应该( ).

A. 换一个光栅常量较大的光栅

B. 换一个光栅常量较小的光栅

C. 将光栅向靠近屏幕的方向移动

D. 将光栅向远离屏幕的方向移动

分析与解答:由光栅方程 $d\sin\theta = k\lambda$,以及 $|\sin\theta| \leqslant 1$ 可知 $k < d/\lambda$,为使屏幕上出现更高级次的主极大,增大光栅常量 d 即可,因此答案选 A.

(6)在双缝干涉实验中,两缝到屏上某点 P 的光程差为 7λ 时,则点 P 干涉条纹为( ).

A. 第7级明纹 B. 第7级暗纹

C. 第6级明纹 D. 第6级暗纹

分析与解答:光程差为波长的整数倍时对应明纹,题中光程差为 7λ, $\delta = d\dfrac{x}{D} = \pm k\lambda$, $k = 7$,因此答案选 A.

(7)自然光以布儒斯特角由空气入射到一玻璃表面上,反射光是( ).

A. 垂直于入射面的振动占优势的部分偏振光

B. 垂直于入射面振动的完全偏振光

C. 平行于入射面的振动占优势的部分偏振光

D. 在入射面内振动的完全偏振光

分析与解答:根据布儒斯特的实验结果,自然光以布儒斯特角在两种各向同性介质的分界面上反射时,反射光就成为线偏振光,其光振动垂直于入射面,

因此答案选 B.

(8)用波长为589.3 nm的钠光垂直照射分光计上某光栅,中央明条纹的位置为 $358°17'$,第一级明条纹的位置为 $11°55'$,则该光栅上每毫米刻痕数是( ).

A. 100 B. 200

C. 300 D. 400

分析与解答:由题意,第一级明条纹的衍射角 $\theta = (360° - 358°17') + 11°55' = 13.63°$. $d = \lambda/\sin\theta = (589.3 \times 10^{-6}/\sin 13.63°)$ mm $= 2.5 \times 10^{-3}$ mm, $1/d \approx 400$ mm^{-1},因此答案选 D.

(9)在单缝夫琅禾费衍射实验中,波长为 λ 的单色光垂直入射到宽度为 $a = 4\lambda$ 的单缝上,对应于衍射角30°的方向,单缝处波阵面可分成的半波带数目为( ).

A. 2个 B. 4个

C. 6个 D. 8个

分析与解答:因单缝两端最大光程差 $a\sin 30° = 2\lambda$,显然可以分成4个半波带,因此答案选 B.

(10)在真空中波长为 λ 的单色光,在折射率为 n 的透明介质中从 A 沿某路径传播到 B,若 A、B 两点相位差为 3π,则此路径 AB 的光程为( ).

A. 1.5λ B. $1.5n\lambda$

C. 3λ D. $1.5\lambda/n$

分析与解答:由相位差与光程差的关系 $\Delta\varphi = 2\pi\delta/\lambda$,即 $3\pi = 2\pi\delta/\lambda$,可得 $\delta = 1.5\lambda$,因此答案选 A.

(11)迷彩服是作训服的一种基本类型,不仅要能迷惑敌人的目力侦察,还要能应对红外侦察. 由于在色彩染料中掺进了特殊的化学物质,迷彩服的红外线反射光波与周围景物的反射光波( ),红外线摄像仪探测不出对方的位置,因而具有一定的防红外线侦察的伪装效果.

A. 波长相同 B. 波长相反

C. 光波相干 D. 形成衍射

分析与解答:A

2. 填空题

(1)白光在空气中垂直入射到折射率为1.40的薄膜上,若使其中的波长为400 nm的紫光成分尽可能地被反射,则薄膜厚度的最小值为_____nm.

分析与解答:根据薄膜干涉公式 $2ne + \dfrac{\lambda}{2} = k\lambda$ ($k =$

$1,2,3,\cdots$），令 $k=1$，将 $n=1.4$、$\lambda=400$ nm 代入公式，可求得薄膜厚度最小值等于 71.4 nm.

（2）将两块偏振片 A 和 B 放置在使光完全不能透过的位置上，现在其之间插入第三块偏振片 C，光就能部分地通过，设透过偏振片 A 的光强为 I_0，C 与 B 偏振化方向的夹角为 α，则最后出射光强为_____.

分析与解答：根据马吕斯定律，透过偏振片 C 的光强 $I=I_0\cos^2\left(\dfrac{\pi}{2}-\alpha\right)=I_0\sin^2\alpha$，透过偏振片 B，即最后出射光强为 $I'=I\cos^2\alpha=I_0\sin^2\alpha\cos^2\alpha$.

（3）一双缝干涉装置，在空气中观察时干涉条纹间距为 1.00 mm. 若整个装置放在水中，干涉条纹的间距将为_____mm.（设水的折射率为4/3.）

分析与解答：由双缝干涉条纹间距公式 $\Delta x=D\lambda/d$，现整个装置放在水中，公式中的波长应为水中波长，条纹间距变为 $\Delta x'=D\lambda/nd=0.75$ mm.

（4）在空气中有一劈尖形透明物，其劈尖角 $\theta=1.0\times10^{-4}$ rad，在波长 $\lambda=700$ nm 的单色光的垂直照射下，测得两相邻干涉明条纹间距 $l=0.25$ cm，此透明材料的折射率为_____.

分析与解答：由劈尖斜面两相邻干涉明条纹间距公式 $l\approx\lambda/(2n\theta)$，即 $n=\lambda/(2l\theta)$，因此
$$n=700\times10^{-9}/(2\times2.5\times1.0\times10^{-7})=1.40$$

（5）平行单色光垂直入射于单缝上，观察夫琅禾费衍射. 若屏上点 P 处为第二级暗条纹，则单缝处波面可相应地划分为_____个半波带. 若将单缝宽度缩小一半，点 P 将是第_____级_____纹.

分析与解答：由单缝衍射的暗纹条件 $\delta=a\sin\theta=k\lambda(k=2)$ 可知，该方向上的波面被分为 4 个半波带. 若单缝宽度为原来一半，即 $a'=a/2$，则 $a\sin\theta=1\lambda$，点 P 将是第一级暗纹.

（6）可见光的波长范围是 $400\sim760$ nm. 用平行的白光垂直入射在平面透射光栅上时，其中，第二级光谱与第三级光谱重叠的波长范围为_____.

分析与解答：用白光垂直照射光栅时，由于白光波长范围在 $400\sim760$ nm，故各级光谱线均有一定的宽度，$k>1$ 后的光谱便会发生重叠. 设第二级光谱中与第三级光谱重叠的最小波长为 λ_2，那么第二级光谱中 λ_2 所对应的衍射角 θ 应与第三级光谱中的最短波长 $\lambda_p=400$ nm 所对应的衍射角 θ 相等（光谱开始重叠）. 由光栅方程可得 $d\sin\theta=2\lambda_2$ 以及 $d\sin\theta=3\lambda_p$，由此可得

$\lambda_2=\dfrac{3}{2}\lambda_p=\dfrac{3\times400}{2}$ nm$=600$ nm. 由题意，重叠的最大波长为 760 nm，所以，第二级光谱中被第三级光谱重叠部分的波长范围是 $600\sim760$ nm.

（7）要使一束线偏振光通过偏振片之后振动方向转过 $90°$，至少需要让这束光通过_____块理想偏振片. 在此情况下，透射光强最大是原来光强的_____.

分析与解答：至少 2 块，第一块偏振片偏振化方向与线偏振光偏振方向成 α 角，第二块偏振片偏振化方向与第一块成 β 角，只要 $\alpha+\beta=90°$，便可使偏振光振动方向转过 $90°$. 透过第一块后光强 $I=I_0\cos^2\alpha$，透过第二块后光强 $I'=I\cos^2(90°-\alpha)=I_0\sin^2\alpha\cos^2\alpha$，即 $I'=I_0\sin^2 2\alpha/4$. 显然当 $\alpha=45°$ 时，透射光最强，$I'=I_0/4$，是原来光强的 1/4.

（8）当一束平行自然光从空气中以 $58°$ 角入射到某种介质材料表面上时，检验出的反射光是线偏振光，该介质的折射率为_____.

分析与解答：将 $i_0=58°$、$n_1=1$ 代入布儒斯特定律 $\tan i_0=n_2/n_1$ 可得 $n_2=n_1\tan i_0=1.6$.

（9）一束单色光垂直入射在光栅上，衍射光谱中共出现 5 条明条纹. 若已知此光栅缝宽度与不透明部分宽度相等，那么在中央明条纹一侧的两条明条纹分别是第_____级和第_____级.

分析与解答：由题意可知，$k=\dfrac{a+b}{a}k'=2k'$，即 $k=\pm2,\pm4,\cdots$ 缺级，因此，中央明条纹一侧的两条明条纹分别为第一级和第三级.

（10）一束直径为 5 m 的 He-Ne 激光（波长为 632.8 nm）自地面射向月球. 已知月球离地面的距离为 3.76×10^5 km. 则在月球上得到的光斑的直径为_____.

分析与解答：可由圆孔衍射的艾里斑半径公式 $r=1.22f\lambda/D$ 进行估算. 本题中 $D=5$ m，$\lambda=632.8\times10^{-9}$ m，$f=3.76\times10^8$ m，代入公式 $r=1.22\times3.76\times10^8\times\dfrac{632.8\times10^{-9}}{5}$ m$=58.1$ m，在月球上得到的光斑的直径 $d=2r=116.2$ m.

（11）潜艇中侦察人员常用到潜望镜，若波长为 λ 的光线垂直射入潜望镜镜头，要在镜面镀一层膜，使反射光减弱而透射光增强，镀膜的最小厚度为_____

(空气折射率 n_1 <薄膜折射率 n_2 <镜面折射率 n_3).

分析与解答: $\dfrac{1}{2n_2}\lambda$.

（12）隐身技术常用到入射波与反射波产生干涉的基本规律,使雷达回波信号减弱到难以探测,若要入射波与反射波产生干涉相消,则两列波应满足的条件为_____.

分析与解答: 相干波、相向传播、反相.

（13）雷达的方位分辨力是雷达能分辨空间两个靠近目标的能力,其计算可类比单缝夫琅禾费衍射,艾里斑的半角宽度 $\theta = 1.22\dfrac{\lambda}{D}$,中央明条纹的半角宽度 $\theta = \dfrac{\lambda}{D}$. 若只作数量级的考虑,中央明条纹(艾里斑)的半角宽度均可表示为 $\theta = \dfrac{\lambda}{D}$,则在接收屏上的距离可表示为 $\Delta L = \dfrac{\lambda}{D}y$,式中,$y$ 为单缝到接收屏的距离. 设 ρ 为方位分辨力,λ 为辐射电磁波波长,D 为天线的数值孔径,y 为目标到天线的距离,请写出普通雷达发射的方位分辨力计算公式: _____.

分析与解答: $\rho = \dfrac{\lambda}{D}y$.

（14）偏光天文罗盘具有不受电磁干扰的优点,现已成功用于军事航海和航空领域,那么偏振光的产生和识别需要_____和_____.

分析与解答: 起偏器和检偏器.

3. 计算题

（1）杨氏双缝干涉实验中,两缝相距 1 mm,屏离缝 1 m,若所用光源发出波长 $\lambda_1 = 600$ nm 和 $\lambda_2 = 540$ nm 的两种光波. 试求:①两光波分别形成的条纹间距;②两组条纹之间的距离与级数之间的关系;③这两组条纹有可能重合吗?

分析与解答: ① 光波 λ_1 形成的条纹间距 $\Delta x_1 = \dfrac{D}{d}\lambda_1 = \dfrac{1\times 600\times 10^{-9}}{1\times 10^{-3}}$ m $= 0.6\times 10^{-3}$ m,光波 λ_2 形成的条纹间距 $\Delta x_2 = \dfrac{D}{d}\lambda_2 = 0.54\times 10^{-3}$ m.

② 第 k 级条纹出现的位置:光波 λ_1 为 $x_k = k\dfrac{D}{d}\lambda_1$,光波 λ_2 为 $x_k' = k\dfrac{D}{d}\lambda_2$,同一级次两光波的条

纹间距 $\Delta x = x_k - x_k' = k\dfrac{D}{d}(\lambda_1 - \lambda_2) = 6k\times 10^{-5}$ m,即随着级数的增高,两光波同级次条纹的间距增大.

③ 当 λ_1 的第 k 级条纹与 λ_2 的第 $k+1$ 级条纹重合时,有

$$k\dfrac{D}{d}\lambda_1 = (k+1)\dfrac{D}{d}\lambda_2, \quad k = \dfrac{\lambda_2}{\lambda_1 - \lambda_2} = \dfrac{540}{600-540} = 9$$

即从 λ_1 的第 9 级起开始出现重合.

（2）用波长 $\lambda = 632.8$ nm 的平行光垂直照射缝宽为 a 的单缝,单缝后放置一焦距 $f' = 40$ cm 的透镜. 当 $a = 0.1$ mm 或 $a = 4.0$ mm 时,试求在透镜焦面上所形成的中央明条纹的线宽度及第一级明条纹的位置.

分析与解答: 由公式知中央明条纹的线宽度 $\Delta x_0 \approx 2f'\dfrac{\lambda}{a}$,设第一级明条纹的角位置为 θ_1,到中央明条纹的距离为 x_1,则 $x_1 = f'\tan\theta_1 \approx f'\sin\theta_1 = f'\dfrac{(2k+1)\lambda/2}{a} = \dfrac{3}{2}f'\dfrac{\lambda}{a}$.

当 $a = 0.1$ mm 时

$$\Delta x_0 \approx 2f'\dfrac{\lambda}{a} = 2\times 40\times 10^{-2}\times \dfrac{632.8\times 10^{-9}}{0.1\times 10^{-3}} \text{ m} \approx 5.1 \text{ mm}$$

$$x_1 = \dfrac{3}{2}\cdot f'\dfrac{\lambda}{a} = \dfrac{3}{4}\Delta x_0 \approx 3.8 \text{ mm}$$

当 $a = 4.0$ mm 时

$$\Delta x_0 \approx 2f'\dfrac{\lambda}{a} = 2\times 40\times 10^{-2}\times \dfrac{632.8\times 10^{-9}}{4.0\times 10^{-3}} \text{ m} \approx 0.13 \text{ mm}$$

$$x_1 = \dfrac{3}{2}f'\dfrac{\lambda}{a} = \dfrac{3}{4}\Delta x_0 \approx 0.1 \text{ mm}$$

可见,当 $a = 4.0$ mm 时,条纹已密集得难以分辨,只能看到中央明条纹(即光源的几何像),衍射现象已难以观察到了.

（3）一平面透射光栅,在 1 mm 内有 500 条刻痕. 现用 590 nm 钠光谱观察. 问:①光线垂直入射时,最多能看到第几级光谱?②光线以 30°角入射时,最多能看到第几级光谱?

分析与解答: 光栅常量为 $a+b = \dfrac{1}{500}$ mm $= 2\times 10^{-3}$ mm.

① 因为 $(a+b)\sin\theta = \pm k\lambda$ $(k = 0,1,2,\cdots)$ 当 $\theta = \pi/2$ 时,k 最大,所以

$$k_{max} = \dfrac{a+b}{\lambda} = \dfrac{2\times 10^{-3}}{0.59\times 10^{-3}} = 3.39$$

取整,即垂直入射时,最多能看到第三级光谱.

②　当光线以角 φ 斜入射时,光栅方程改为
$$(a+b)(\sin\theta+\sin\varphi)=k\lambda$$
入射线与衍射线同侧时,如图 11-1(a) 所示.
$$k_{\max}=\frac{(a+b)(\sin 90°+\sin 30°)}{\lambda}=5.08$$
取整,最多能看到第五级光谱.

入射线与衍射线异侧时,如图 11-1(b) 所示.
$$k_{\max}=\frac{(a+b)[\sin(-90°)+\sin 30°]}{\lambda}=-1.69$$

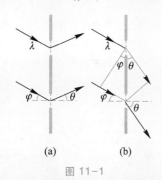

图 11-1

取整,只能看到第一级光谱.

(4)　将两偏振片平行放置作为起偏器和检偏器.在它们的偏振化方向成 30° 角时,观测一光源,又在偏振化方向成 60° 角时,观测同一位置处的另一光源,两次所得的强度相等.求两光源照到起偏器上的光强之比.

分析与解答:令 I_1 和 I_2 分别为两光源照到起偏器上的光强,透过起偏器后,光的强度分别为 $\frac{1}{2}I_1$ 和 $\frac{1}{2}I_2$.按马吕斯定律,在先后观测两光源时,透过检偏器的光的强度是
$$I_1'=\frac{1}{2}I_1\cos^2 30°$$
和
$$I_2'=\frac{1}{2}I_2\cos^2 60°$$
但按题意
$$I_1'=I_2'$$
即
$$I_1\cos^2 30°=I_2\cos^2 60°$$
所以
$$\frac{I_1}{I_2}=\frac{\cos^2 60°}{\cos^2 30°}=\frac{1/4}{3/4}=\frac{1}{3}$$

(5)　用波长为 632.8 nm 的红光来测量光栅的光栅常量,当垂直照射某一光栅时,第一级明条纹在 38.0° 的方向上.试求:①每厘米光栅上的刻痕数;②可观察到第几级明条纹?

分析与解答:由 $d\sin\theta=\pm k\lambda$ 得

①　$\dfrac{1}{d}=\dfrac{\sin\theta_1}{1\cdot\lambda}=\dfrac{\sin 38.0°}{1\times 632.8}\times 10^7\ \mathrm{cm}^{-1}=9\ 729\ \mathrm{cm}^{-1}$

②　因为 $|\sin\theta|<1$,可得
$$k=\frac{d}{\lambda}\sin\theta<\frac{d}{\lambda}=\frac{632.8/\sin 38.0°}{632.8}=1.6$$

k 只能取整数,则 $k=1$,所以可以观察到第一级明条纹.

(6)　为测定 Si 上的 SiO_2 厚度 d,可用化学方法将 SiO_2 膜的一部分腐蚀成劈尖形,如图 11-2 所示.现用 $\lambda=589.3$ nm 的光垂直入射,观察到 7 条明条纹,试求劈尖 SiO_2 的厚度 d(已知 Si 的折射率 $n_1=3.42$,SiO_2 的折射率 $n_2=1.50$).

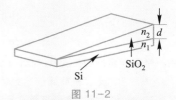

图 11-2

分析与解答:因 $n_1>n_2>n_0$(空气折射率),上下反射面都有半波损失,由上下反射面的光程差及明条纹条件
$$\delta=2n_2e_k=k\lambda\quad(k=0,1,2,\cdots)$$
所以
$$e_k=\frac{k\lambda}{2n_2}$$
因棱边处对应于 $k=0$,故 d 处明条纹对应于 $k=6$.
所以
$$d=e_6=\frac{6\lambda}{2n_2}=\frac{6\times 5\ 893\times 10^{-10}}{2\times 1.50}\ \mathrm{m}=1.178\ 6\times 10^{-6}\ \mathrm{m}$$

(7)　白光垂直照射在厚度为 3.8×10^{-7} m 的肥皂薄膜上,肥皂薄膜的折射率为 $n=1.33$.问反射光中哪一波长的可见光得到加强?

分析与解答:设波长为 λ 的可见光得到加强.经过分析可知,在上下两个分界面上的入射光均是从光疏介质射到光密介质,两束反射光均有半波损失.则两束反射光相遇时的总光程差为 $\delta=2ne$,由 $2ne=k\lambda$($k=1,2,\cdots$)得
$$\lambda=\frac{2ne}{k}=\frac{2\times 1.33\times 3.8\times 10^{-7}}{k}\ \mathrm{m}$$
当 $k=2$ 时,$\lambda=505.4$ nm,为绿光.

(8)　已知单缝宽度 $a=1.0\times 10^{-4}$ m,透镜焦距为 0.5 m,用 $\lambda_1=400$ nm 和 $\lambda_2=760$ nm 的单色平行光分

别垂直照射单缝. 试求:①这两种光的第一级明条纹离屏中心的距离;②这两条明条纹间的距离.

分析与解答:① 由第 k 级明条纹位置公式 $y_k = \pm(2k+1) \cdot f\frac{\lambda}{2a}(k=1,2,\cdots)$ 得第一级明条纹($k=1$)离屏中心的距离

$$y_1 = \pm 3 \cdot f\frac{\lambda}{2a}$$

设 y_{11}、y_{12} 分别为用 $\lambda_1 = 400$ nm 和 $\lambda_2 = 760$ nm 两种光照射而得到的第一级明条纹离屏中心的距离,则有

$$y_{11} = \pm 3 \cdot f\frac{\lambda_1}{2a} = \pm 3 \times 0.5 \times \frac{400 \times 10^{-9}}{2 \times 1 \times 10^{-4}} \text{ m} = \pm 3.0 \times 10^{-3} \text{ m}$$

$$y_{12} = \pm 3 \cdot f\frac{\lambda_2}{2a} = \pm 3 \times 0.5 \times \frac{760 \times 10^{-9}}{2 \times 1 \times 10^{-4}} \text{ m} = \pm 5.7 \times 10^{-3} \text{ m}$$

② 两条明条纹间的距离
$$\Delta y = (5.7 \times 10^{-3} - 3.0 \times 10^{-3}) \text{ m} = 2.7 \times 10^{-3} \text{ m}$$

(9) 有一平面玻璃板放在水中,板面与水面夹角为 θ,如图 11-3 所示. 设水和玻璃的折射率分别为 1.333 和 1.517. 欲使图中水面和玻璃板面的反射光都是完全偏振光,θ 角应是多大?

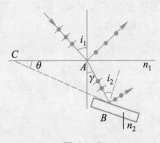

图 11-3

分析与解答:本题中需考虑不同介质表面反射时的布儒斯特角问题. 将已知条件 $n_0 = 1$,$n_1 = 1.333$,$n_2 = 1.517$ 代入,

$$\tan i_1 = \frac{n_1}{n_0}, \text{得 } i_1 = 53.12°$$

$$\tan i_2 = \frac{n_2}{n_1}, \text{得 } i_2 = 48.69°$$

注意到
$$\frac{\pi}{2} - \theta = \gamma + \frac{\pi}{2} - i_2$$

$$\theta = i_2 - \gamma = i_2 - (90° - i_1) = 48.69° - 36.88° = 11.81°$$

(10) 如图 11-4 所示的杨氏双缝干涉实验中,将折射率 $n = 1.58$ 的透明薄膜盖在上缝上,并用 $\lambda =$

6.328×10^{-7} m 的光照射,发现中央明条纹向上移动了 5 条,求薄膜厚度.

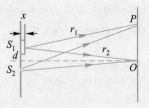

图 11-4

分析与解答:点 P 为放入薄膜后中央明条纹的位置,则 $r_2 - (r_1 - x + nx) = 0$.

又因点 P 是未放薄膜时第 N 级的位置,所以
$$r_2 - r_1 = N\lambda$$

可得
$$x = \frac{N\lambda}{n-1} = \frac{5 \times 6.328 \times 10^{-7}}{1.58 - 1} \text{ m} = 5.46 \times 10^{-6} \text{ m}$$

另解:光程差每改变一个 λ,条纹移动一条,因 r_2 光程未变,r_1 改变了 $(n-1)x$,所以
$$\delta = (n-1)x = N\lambda$$

所以
$$x = \frac{N\lambda}{n-1} = 5.46 \times 10^{-6} \text{ m}$$

(11) 为了利用干涉来降低玻璃表面的反射率,军用透镜表面通常镀有一层 MgF_2($n_0 = 1.38$)一类的透明物质薄膜. 要使一军用透镜在可见光谱的中心波长(550 nm)处产生极小的反射,则镀层必须有多厚?

分析与解答:因为
$$2d_0 n_0 \cos i = (2k+1)\frac{\lambda}{2} \quad (k=0,1,2,\cdots)$$

所以有
$$d_{0,\min} = \frac{\lambda}{4n_0} = \frac{550 \times 10^{-9}}{4 \times 1.38} \text{ m} \approx 10^{-5} \text{ cm}$$

(12) 在地面上一雷达位于路边 15 m 处,它的射束射向公路并与公路成 15°角,将雷达天线的输出口视为发出衍射波的单缝,假如发射天线的输出口宽度 $b = 0.10$ m,发射的微波波长是 18 mm,则在它监视的范围内的公路长度是多少?

分析与解答:将雷达天线的输出口视为发射衍射波的单缝,衍射波的能量主要集中在中央明条纹范围内. 如图 11-5 所示,s_2 是中央明条纹区长度,s_1 是暗

条纹区长度,雷达的监视范围即为中央明条纹区在公路上的长度 s_1. 设能够监视的最远点和雷达天线输出口的连线与公路的夹角为 θ_2,监视范围最近点和雷达天线输出口的连线与公路的夹角为 θ_1,雷达射向公路的光束与中央明条纹边缘的夹角为 θ.

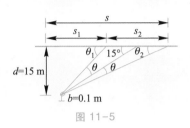

图 11-5

$$\cot \theta_1 = \frac{s_1}{d}$$

$$\cot \theta_2 = \frac{s}{d}$$

根据暗条纹条件: $b\sin \theta = \lambda$

有　$\theta = \arcsin\left(\dfrac{\lambda}{b}\right) = 10.37°$

$$s_2 = s - s_1 = d(\cot \theta_2 - \cot \theta_1)$$
$$= d[\cot(15°-\theta) - \cot(15°+\theta)]$$
$$= 154 \text{ m}$$

六、习题

1. 选择题

(1) 在杨氏双缝干涉实验中,设缝是水平的. 若双缝所在的平板稍微向上平移,其他条件不变,则屏幕上的干涉条纹(　　).

A. 向下平移,且间距不变

B. 向上平移,且间距不变

C. 不移动,但间距改变

D. 向上平移,且间距改变

(2) 一束波长为 λ 的单色光从空气中垂直入射到折射率为 n 的透明薄膜上,要使反射光线得到增加,薄膜的厚度应为(　　).

A. $\lambda/4$　　　　　　B. $\lambda/4n$

C. $\lambda/2$　　　　　　D. $\lambda/2n$

(3) 在夫琅禾费单缝衍射装置中,当把单缝垂直于透镜光轴稍微向上平移时,屏幕上的衍射图样(　　).

A. 向上平移　　　B. 向下平移

C. 不动　　　　　D. 条纹间距变大

(4) 使一光强为 I_0 的平面偏振光先后通过两个偏振片 P_1 和 P_2. P_1 和 P_2 的偏振化方向与原入射光光矢量振动方向的夹角分别是 α 和 $90°$,则通过这两个偏振片后的光强 I 是(　　).

A. $I_0 \cos^2 \alpha / 2$　　　　B. $I_0 \sin^2 2\alpha / 4$

C. $I_0 \sin 2\alpha / 4$　　　　D. $I_0 \cos 4\alpha$

(5) 自然光以 $60°$ 的入射角照射到折射率未知的某一透明各向同性介质表面时,反射光为线偏振光,则可知(　　).

A. 折射光为线偏振光,折射角为 $30°$

B. 折射光为部分偏振光,折射角为 $30°$

C. 折射光为线偏振光,折射角不能确定

D. 折射光为部分偏振光,折射角不能确定

(6) 如图 11-6 所示,S_1、S_2 是两个相干光源,它们到点 P 的距离分别为 r_1 和 r_2. 路径 S_1P 垂直穿过一块厚度为 t_1、折射率为 n_1 的介质板,路径 S_2P 垂直穿过厚度为 t_2,折射率为 n_2 的另一介质板,其余部分可视为真空,这两条路径的光程差等于(　　).

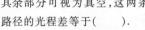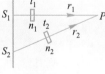

图 11-6

A. $(r_2 + n_2 t_2) - (r_1 + n_1 t_1)$

B. $[r_2 + (n_2-1)t_2] - [r_1 + (n_1-1)t_1]$

C. $(r_2 - n_2 t_2) - (r_1 - n_1 t_1)$

D. $n_2 t_2 - n_1 t_1$

(7) 波长为 λ 的单色平行光垂直入射到一狭缝上,若第一级暗条纹的位置对应的衍射角为 $\theta = \pm\pi/6$,则缝宽的大小为(　　).

A. $\lambda/2$　　B. λ　　C. 2λ　　D. 3λ

(8) 若用衍射光栅准确测定一单色可见光的波

长,下列各种光栅常量的光栅中,最适合的是(   ).

　　A. 5.0×10^{-1} mm　　　　B. 1.0×10^{-1} mm

　　C. 1.0×10^{-2} mm　　　　D. 1.0×10^{-3} mm

　　(9) 一束平行单色光垂直入射在光栅上,$k = 3, 6, 9, \cdots$级次的主极大均不出现的光栅常量 $a + b$(a 代表每条缝的宽度)为(   ).

　　A. $a + b = 2a$　　　　　　B. $a + b = 3a$

　　C. $a + b = 4a$　　　　　　D. $a + b = 6a$

　　(10) 在单缝夫琅禾费衍射实验中,若减小缝宽,其他条件不变,则中央明条纹(   ).

　　A. 宽度变大

　　B. 宽度不变,且中心强度也不变

　　C. 宽度不变,但中心强度变小

　　D. 宽度变小

2. 填空题

　　(1) 用半波带法讨论单缝衍射暗条纹中心的条件时,与中央明条纹旁第二级暗条纹中心相对应的半波带的数目是_____.

　　(2) 波长为 $\lambda = 480$ nm 的平行光垂直照射到宽度为 $a = 0.04$ mm 的单缝上,单缝后的透镜的焦距 f 为 60 cm. 当单缝两边缘点 A、B 射向点 P 的两条光线在点 P 的相位差为 π 时,点 P 离透镜焦点 O 的距离等于_____.

　　(3) 在迎面驶来的汽车上,两盏前照灯相距 $L = 120$ cm. 则人在距汽车_____的地方眼睛能分辨这两盏灯(设夜间人眼瞳孔直径为 5.00 mm,入射光波长 $\lambda = 500$ nm).

　　(4) 在杨氏双缝干涉实验中,两缝分别被折射率为 n_1 和 n_2 的透明薄膜遮盖,二者的厚度均为 e. 波长为 l 的平行单色光垂直照射到双缝上,在屏中央处,两束相干光的相位差为_____.

　　(5) 用波长为 λ 的单色光垂直照射如图 11-7 所示的透明薄膜. 膜厚度为 e,两束反射光的光程差为_____.

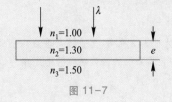

图 11-7

　　(6) 用一定波长的单色光进行双缝干涉实验时,欲使屏上的干涉条纹间距变大,可采用的方法有:①_____;②_____.

　　(7) 用波长为 λ 的单色光垂直照射折射率为 n 的劈形膜,形成等厚干涉条纹.若测得相邻明条纹的间距为 l,则劈尖角为_____.

　　(8) 用波长为 λ 的单色光垂直照射折射率为 n_2 的劈形膜,如图 11-8 所示,图中各部分折射率的关系是 $n_1 < n_2 < n_3$. 观察反射光的干涉条纹,从劈形膜顶开始向右数第 5 条暗条纹中心所对应的厚度 $e =$_____.

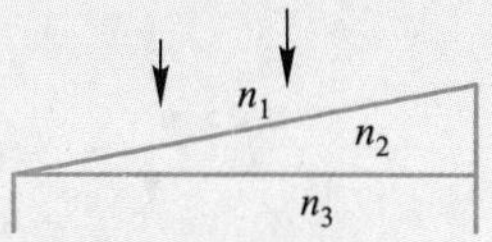

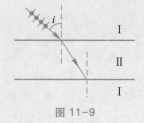

图 11-8

　　(9) 某单色光垂直入射到一个每毫米有 800 条刻痕的光栅,如果第一级谱线的衍射角为 $30°$,则入射光的波长应为_____.

　　(10) 当一束自然光在两种介质分界面处发生反射和折射时,若反射光是完全偏振光,则折射光为_____偏振光,且反射光线和折射光线之间的夹角为_____.

3. 计算题

　　(1) 波长为 $\lambda = 500$ nm 的平行光垂直照射到宽度为 $a = 1.00$ mm 的单缝上,单缝后的透镜的焦距 $f = 100$ cm. 试求从衍射图像的中心到①第一级极小处;②第一级明条纹的极大处;③第三级极小处的距离.

　　(2) 图 11-9 中的透光介质 Ⅰ、Ⅱ、Ⅰ 构成的两个交界面相互平行. 一束自然光由 Ⅰ 中入射. 试证明:若 i 为起偏角,则 Ⅱ、Ⅰ 交界面上的反射光为完全偏振光.

图 11-9

　　(3) 使自然光通过两偏振化方向相交 $60°$ 的偏振片,透射光的强度为 I_1. ①求用 I_1 表示的自然光强度;②若在这两个偏振片之间再插入另一个偏振片,它的方向与前两个偏振片均成 $30°$ 角,则透射光强度为多少?

（4）在如图 11-10 所示的杨氏双缝干涉实验中，若用薄玻璃片（折射率 $n_1 = 1.4$）覆盖缝 S_1，用同样厚度的玻璃片（但折射率 $n_2 = 1.7$）覆盖缝 S_2，将使屏上原来未放玻璃时的中央明条纹所在处 O 变为第 5 条明条纹所在处. 设单色光波长 $\lambda = 480$ nm，求玻璃片的厚度 d（可认为光线垂直穿过玻璃片）.

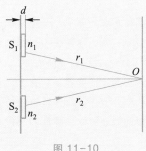

图 11-10

（5）设人眼在正常照度下的瞳孔直径约为 3 mm，而在可见光中，人眼最敏感的波长为 550 nm，试求：①人眼的最小分辨角；②若物体放在距人眼 25 cm（明视距离）处，则两物点间距为多大时才能被分辨？

（6）一束光是自然光和线偏振光的混合光，当它垂直通过一偏振片后，随着偏振片的偏振化方向取向的不同，出射光强度可以变化 5 倍. 问：入射光中自然光与线偏振光的强度占入射光强度的比例各为多少？

（7）用波长为 $\lambda = 600$ nm 的平行光垂直照射光栅，发现某相邻两明条纹分别出现在 $\sin\theta = 0.2$ 和 $\sin\theta = 0.3$ 的位置，第一级缺级发生在第四级. 求：①光栅常量；②光栅上每条缝的宽度；③总共可产生的明条纹的级数.

（8）一束平行光垂直入射到某个光栅上，该光束有两种波长的光，$\lambda_1 = 440$ nm，$\lambda_2 = 660$ nm. 实验发现，两种波长的谱线（不计中央明条纹）第二次重合于衍射角 $\varphi = 60°$ 的方向上，求此光栅的光栅常量 d.

（9）两块长度为 10 cm 的平行玻璃片，一端互相接触，另一端用厚度为 0.004 mm 的纸片隔开，形成空气劈形膜. 以波长为 500 nm 的平行光垂直照射，观察反射光的等厚干涉条纹，在全部 10 cm 的长度内呈现多少条明条纹？

（10）在白光下，观察一层折射率为 1.30 的薄油膜，若观察方向与油膜表面法线成 30° 时，可看到油膜呈蓝色（波长为 480 nm），试求油膜的最小厚度. 如果从法向观察，反射光呈什么颜色？

（11）在杨氏双缝干涉的实验装置中，双缝间距为 0.23 mm，接收屏至双缝的距离为 1.0 m. 用单色光源测得条纹间距为 2.56 mm，试求该单色光的波长 λ.

（12）在杨氏双缝干涉实验中，双缝的间距为 0.30 mm，以波长为 600 nm 的单色光照射狭缝，求在离双缝 0.5 m 远的屏上，位于中央明条纹同侧的第二级明条纹与第五级明条纹之间的距离.

（13）如图 11-11 所示，在杨氏双缝干涉的实验装置中，入射光的波长为 λ，若用厚度为 h、折射率为 n 的透明介质盖住狭缝 S_2. 试问：原来的零级明条纹将如何移动？如果观测到零级明条纹移到了原来的第 k 级明条纹处，求该透明介质的厚度.

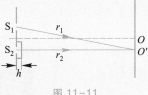

图 11-11

（14）设一条波长为 λ 的光线从 S 出发经折射率为 n_2 的平行透明平板到达点 P，其光路 $SABCP$ 如图 11-12 所示. 设介质的折射率 $n_1 < n_2 < n_3$，求光程.

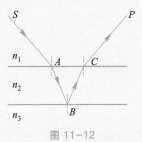

图 11-12

（15）单色平行光束垂直射到宽为 1.0 mm 的单缝上，在缝后放一焦距为 2.0 m 的凸透镜. 已知焦平面上中央明条纹的宽度为 2.5 mm，问入射光的波长是多少？

（16）用波长为 546 nm 的绿色平行光垂直照射宽度为 0.45 mm 的单缝，单缝后放置一焦距为 0.8 m 的透镜，求接收屏上得到的中央明条纹的宽度.

（17）一束平行黄光垂直入射到每厘米宽度上有 4 250 条刻痕的光栅上，所成的第二级光谱与原入射方向成 30°，求该黄光的波长.

（18）一束白光垂直照射到光栅上，若其中某一波长的光的第三级光谱恰好与波长为 600 mm 的橙色光的第二级光谱重合,求未知光波的波长.

(19) 用波长为 589.3 nm 的平行钠黄光垂直照射光栅,已知光栅上每毫米中有 500 条刻痕,且刻痕的宽度与其间距相等,试问最多能观察到几条明条纹?并求第一级谱线(明条纹)和第三级谱线的衍射角.

(20) 一束波长为 600 nm 的平行光垂直照射的光栅上,在与光栅法线成 45°角的方向上观察到该光的第二级谱线.问该光栅每毫米有多少条刻痕?

(21) 在圆孔夫琅禾费衍射中,用波长为 500 nm 的单色平行光照射半径为 0.10 mm 的圆孔,若透镜的焦距为 0.50 m,求接收屏上艾里斑的半径;在其他条件都不变的情况下,只将圆孔的半径变为 1.0 mm,问艾里斑的半径变为多大?

(22) 水的折射率为 1.33,玻璃的折射率为 1.50,当光由水中射向玻璃而被界面反射时,起偏角为多大?当光由玻璃中射向水面而被界面反射时,起偏角又为多大?

(23) 光强为 I_0 的自然光连续通过两个偏振光后,光强变为 $I_0/4$,求这两个偏振片的偏振化方向之间的夹角.

(24) 两偏振片的偏振化方向成 30°角,透射光强度为 I_1,若入射光不变而使两偏振片的偏振化方向之间的夹角变为 45°角,求透射光的强度.

(25) 将石英晶片放置在偏振化方向互相平行的两偏振片之间,波长为 435.8 nm 的蓝光正好不能通过,已知石英对此蓝光的旋光率为 41.5(°)·mm^{-1}.

七、习题答案

1. 选择题

(1) B.　(2) D.　(3) C.　(4) B.　(5) B.

(6) B.　(7) C.　(8) D.　(9) B.　(10) A.

2. 填空题

(1) 4.

(2) 0.72 mm.

(3) 8.94 km.

(4) $2\pi(n_2-n_1)e/\lambda$.

(5) $2.60e$.

(6) ①使两缝间距变小;②使屏与两缝间距变大.

(7) $\lambda/2nl$ rad.

(8) $9\lambda/4n_2$.

(9) 625 nm.

(10) 部分,$\pi/2$.

3. 计算题

(1) ①$5.00\times10^{-4}$ m;②$7.50\times10^{-4}$ m;③$1.50\times10^{-3}$ m.

(2) 略.

(3) ①$8I_1$;②$9I_1/4$.

(4) 8.6×10^{-6} m.

(5) ①$2.2\times10^{-4}$ rad;②0.055 mm.

(6) 1/3,2/3.

(7) ①$6.6\times10^{-6}$ m;②$1.5\times10^{-6}$ m;③总共产生 0、±1、±2、±3、±5、±6、±7、±9,共 15 级明纹.

(8) 3.05×10^{-6} m.

(9) 16.

(10) 1.0×10^{-7} m,绿色光(另一为紫外线,不可见).

(11) 589 nm.

(12) 3 mm.

(13) $h=k\lambda/(n-1)$.

(14) $n_1(SA+CP)+n_2(AB+BC)+\lambda/2$.

(15) 625 nm.

(16) 1.94 mm.

(17) 588.2 nm.

(18) 400 nm.

(19) 明条纹:$k=0,\pm1,\pm3$;±17°18′,±62°8′.

(20) 589.

(21) 1.525 mm,0.152 5 mm.

(22) 42°26′,41°34′.

(23) 45°.

(24) $2I_1/3$.

(25) 2.17 mm.

第十二章　几何光学

一、基本要求

1. 掌握物、像的概念,会正确判断物、像的虚实.
2. 掌握单球面折射成像公式、使用条件及其符号规则.
3. 掌握共轴球面系统、薄透镜成像的规律.
4. 掌握光学显微镜的分辨本领、放大率的概念及其计算公式.
5. 了解眼睛的光学系统及非正视眼屈光不正的矫正,了解医学上常用的几种显微镜.

二、学习提示

1. 研究光的反射、折射成像问题时,若波面的线度远远大于光波波长(即光波波长远小于光学元件的线度时,衍射效应可以忽略),则可以用光线、波面等概念,用几何学的方法研究光在透明介质中的传播(光线追迹)问题,这比用波长、相位等波动概念研究方法更为方便."光线"只表示光的传播方向. 光波在介质中沿着光线方向传播时,相位不断地改变,但在同一波面上各点的相位是则是相同的,在各向同性介质中,光的传播方向总是和波面的法线方向重合,这时,波面是垂直于光线的几何平面或曲面. 尽管这种方法是近轴光线的一级近似,但对于光学成像和照明工程等仍有很大的实用意义.

2. 如基本要求所述,几何光学中的物像概念很重要,正确判断物、像的虚实是掌握单球面折射成像公式、共轴球面系统成像等的基础. 此外,本章的概念、定义多而集中,计算公式中的变量也比较多,学习时要注意公式本身的物理含义、公式之间的逻辑关系,这对于正确运用物理规律求解问题十分重要.

三、学习要点

1. 光学系统的物像概念

(1) 光束:几何光学中,用有向直线表示光能量的传播方向,该有向直线称为光线.具有一定关系的光线的集合,称为光束.

(2) 光学系统:由不同材料做成的不同形状的反射面、折射面以及光阑组成的系统,其作用是变换光束.

(3) 同心(单心)光束:光线本身或其延长线交于同一点的光束.

(4) 物点和像点:若一个以点 O 为中心的同心光束经光学系统的反射或折射后转化为另一以点 I 为中心的同心光束.我们说系统使 O 成像于 I,O 称为物点,I 称为像点.

(5) 实物和实像:对光学系统来说,若入射的是个发散的同心光束,则相应的发散中心 O 称为实物;从光学系统界面上,若出射的同心光束是会聚的,像点 I 为实像.

(6) 虚物和虚像:对光学系统来说,若入射的是个会聚的同心光束,则相应的会聚中心 O' 为虚物;从光学系统界面上,若出射的同心光束是发散的,像点 I' 为虚像.

(7) 物方空间与像方空间:入射光线所在空间称为物方空间;出射光线所在空间称为像方空间. 显然,物方空间并非一定是物点所在空间,像方空间也并非一定是像点所在空间.

2. 单球面折射成像公式

主光轴上自点 O 发出的光线经曲率半径为 r 的球面折射后与主光轴交于点 I,即物点 O 的像. 用 u 表示点 O 到顶点的距离,即物距.像点 I 到顶点的距离称为像距,用 v 表示. 则有

$$\frac{n_1}{u} + \frac{n_2}{v} = \frac{n_2 - n_1}{r}$$

在约定一种符号法则后,上式适用于一切凸、凹球面.

设入射光线从左到右,则符号法则如下:

(1) 若 O 在顶点 P 之左(实物),则 u 取正值;若 O 在顶点 P 之右(虚物),则 u 取负值.

(2) 若 I 在顶点 P 之左(虚像),则 v 取负值;若 I 在顶点 P 之右(实像),则 v 取正值.

(3) 若球心 C 在顶点 P 之左,则半径 r 取负值;若 C 在顶点 P 之右,则 r 取正值.

折射成像公式符号记法:实物、实像时物距 u、相距 v 均取正值;虚物、虚像时物距 u、相距 v 均取负值,即"实正虚负".凸球面

对着入射光线时,球面半径 r 取正值,凹球面对着入射光线时 r 取负值,即"凸正凹负".

3. 光焦度

$$\Phi = \frac{n_2 - n_1}{r}$$

光焦度的物理意义:光线进入光学系统后的折光程度. 光焦度 Φ 大表示折光程度大,反之折光程度小. $\Phi > 0$ 为会聚系统;$\Phi < 0$ 为发散系统;$\Phi = 0$ 时为无焦系统. 若 r 以米为单位,Φ 的单位为 m^{-1},称为屈光度,用 D 表示.

4. 焦点和焦距

当物点位于光轴某点 F_1 时,若由该点发出的光线经单球面折射后成为平行光线,则点 F_1 称为该折射面的物方焦点,从物方焦点 F_1 到折射面顶点 P 的距离称为物方焦距,以 f_1 表示:

$$f_1 = \frac{n_1}{n_2 - n_1} \cdot r$$

若平行于主光轴的近轴光线经单球面折射后成像于主光轴上点 F_2,则 F_2 称为该折射面的像方焦点,从像方焦点 F_2 到折射面顶点 P 的距离称为像方焦距,以 f_2 表示:

$$f_2 = \frac{n_2}{n_2 - n_1} \cdot r$$

当 f_1 和 f_2 为正值时,F_1 和 F_2 是实焦点,折射面有会聚光线的作用;当 f_1 和 f_2 为负值时,F_1 和 F_2 是虚焦点,折射面有发散光线的作用.

5. 单球面折射横向放大率

分别用 y 和 y' 表示物点和像点到光轴的(垂直)距离. 它们的符号规则如下:位于光轴上方的 y 和 y' 为正,反之为负. y' 与 y 之比称为两共轭面间的垂直(横向)放大率,用 m 表示为

$$m = \frac{y'}{y}$$

$$m = -\frac{n_1 v}{n_2 u}$$

显然 $m > 0$ 时像正立,$m < 0$ 时像倒立;$|m| > 1$ 时像放大,$|m| < 1$ 时像缩小.

注:单球面是光学系统的基本组件,研究光在单球面上的折射和反射是研究一般光学系统成像的基础,它是本章的重点内容.

6. 共轴球面系统及逐次球面成像法

由两个或两个以上折射球面构成的、曲率中心均处在同一条

直线上的光学系统,称为共轴球面系统,各曲率中心所在直线为共轴系统的主光轴. 根据共轴球面系统的特点,可用单球面折射成像公式,采用逐次球面成像法,直到求出最后一个折射面的像,此像即为光线通过共轴球面系统所成的像.

7. 透镜

由两个折射面所限定的透明体称为透镜,中心厚度大于边缘的称为凸透镜,中心厚度小于边缘厚度的称为凹透镜. 两折射球面曲率中心的连线称为透镜的主轴,包含主轴的任一平面称为透镜的主截面,由于具有圆对称性,各主截面内光线分布均相同.

8. 薄透镜、厚透镜

两折射球面顶点之间的距离称为透镜的厚度,若厚度与折射球面曲率半径相比小得多时,称为薄透镜,反之则为厚透镜.

9. 薄透镜成像公式

薄透镜由两个曲率半径为 r_1 和 r_2 的折射球面组成,折射率为 n,其左右两侧的介质的折射率分别为 n_1 和 n_2. 以 u、v 分别表示物距和像距. 因为透镜很薄,两个顶点可以视为重合在一点,称为光心,它是薄透镜中所有长度量的取值原点,薄透镜成像公式:

$$\frac{n_1}{u} + \frac{n_2}{v} = \frac{n-n_1}{r_1} - \frac{n-n_2}{r_2}$$

式中各个量的正、负号仍按前面所述的符号约定法则,它适用于各种形状的凸、凹球面薄透镜的成像计算.

10. 薄透镜的光焦度

$$\Phi = \frac{n-n_1}{r_1} - \frac{n-n_2}{r_2}$$

11. 薄透镜的焦距

$$f_1 = \left[\frac{1}{n_1} \left(\frac{n-n_1}{r_1} - \frac{n-n_2}{r_2} \right) \right]^{-1}$$

$$f_2 = \left[\frac{1}{n_2} \left(\frac{n-n_1}{r_1} - \frac{n-n_2}{r_2} \right) \right]^{-1}$$

(1) 当薄透镜前后介质折射率相同,即 $n_1 = n_2 = n_0$ 时,成像公式为

$$\frac{1}{u} + \frac{1}{v} = \frac{n-n_0}{n_0} \left(\frac{1}{r_1} - \frac{1}{r_2} \right)$$

(2) 当薄透镜置于空气中时,$n_0 = 1$,成像公式为

$$\frac{1}{u} + \frac{1}{v} = (n-1) \left(\frac{1}{r_1} - \frac{1}{r_2} \right)$$

此时薄透镜的光焦度

$$\varPhi = (n-1)\left(\frac{1}{r_1} - \frac{1}{r_2}\right)$$

物方焦距与像方焦距相等,用 f 表示:

$$f = f_1 = f_2 = \varPhi^{-1} = \left[(n-1)\left(\frac{1}{r_1} - \frac{1}{r_2}\right)\right]^{-1}$$

12. 薄透镜成像的常用公式——高斯公式

$$\frac{1}{u} + \frac{1}{v} = \frac{1}{f}$$

13. 两个紧密贴合的薄透镜组的成像公式

$$\frac{1}{u} + \frac{1}{v} = \frac{1}{f}$$

式中 $\dfrac{1}{f} = \dfrac{1}{f_1} + \dfrac{1}{f_2}$ 为透镜组等效焦距,由此可得

$$\varPhi = \varPhi_1 + \varPhi_2$$

$\varPhi_1$、$\varPhi_2$、$\varPhi$ 分别表示两个透镜和透镜组的光焦度. 此关系常被用来测量透镜的光焦度.

14. 厚透镜的三对基点

引入三对基点不仅可以简化厚透镜的成像过程,而且可简化任何复杂的共轴球面系统成像过程,并有助于了解整个共轴系统的特征,三对基点包括两焦点、两主点和两节点. 各基点的位置取决于折射系统的具体情况. 对单球面而言,两主点重合在单球面顶点上,两节点重合在单球面的曲率中心上;而对薄透镜,则两主点和两节点均重合在薄透镜的光心上.

15. 透镜的球面像差和色像差

轴上发出的不同入射高度的光线经光学系统后,交于光轴的不同位置,相对于近轴像点(理想像点)有不同程度的偏离,这种偏离即为球面像差. 球面像差导致点光源成像不是一个点,而是一个圆斑. 减小球面像差最简单的方法是在透镜前加一个光阑,它只让近轴光线通过,因此可以形成一个清晰的点像.

由于折射率与光的波长有关,波长越短,折射率越大. 由透镜的焦距公式可知,不同波长的光,透镜的焦距不相等,由此造成的像差称为色像差. 纠正方法是将不同折射率的凸透镜和凹透镜适当组合,使一个透镜的色像差能被另一透镜所抵消.

16. 眼的光学系统

将人眼视为由多种介质组成的较复杂的共轴球面系统,可建立古氏平均眼模型. 因古氏平均眼模型中的三对基点位置和单球面接近,常把眼睛进一步简化为单球面折射系统——简约眼,其光学参量为:平均曲率半径为 5 mm,折射率为 1.33,两焦距为

15 mm 和 20 mm.

（1）远点：当眼睛睫状肌松弛时,眼睛能看清楚的最远点.

（2）近点：当眼睛睫状肌收缩到最紧张状态时所能看清楚的最近点.

（3）明视距离：是指正视眼在正常照明（约 50 lx）下不易引起眼睛疲劳的最适宜的阅读距离,国际上规定为 25 cm.

（4）视角：是指从物体两端发出的两条光线射向眼节点时交线所夹的角.

（5）视力：眼睛能分辨的两物点间最小距离所对应的最小视角的倒数.计算视力时,最小视角以分（′）为单位.

（6）近视眼：远点在眼前有限远处的非正视眼,近视眼矫正的方法是戴适当光焦度的（凹透镜）眼镜.

（7）远视眼：眼放松时,平行光线经眼的屈光系统后聚焦于视网膜之后. 远视眼的矫正方法是戴适当光焦度的（凸透镜）眼镜.

（8）散光眼：属于非对称折射系统,其角膜在各个方向子午线的曲率半径不相等,点物发出的光线经角膜折射后不能形成清晰的点像. 散光眼的矫正方法是戴适当焦度的柱面透镜,以矫正屈光不正子午线的焦度.

17. 放大镜成像

将物体置于放大镜焦点内侧附近,既可使物体经放大镜折射后形成正立、放大虚像,以增大视角；又能通过放大镜使物体成像在无限远,满足眼睛完全放松的自然工作状态.

放大镜角放大率

$$\alpha = \frac{25\ \text{cm}}{f}$$

f 的单位为 cm.

18. 光学显微镜

普通光学显微镜由两组会聚透镜——物镜和目镜组成,被观察的物体置于靠近物镜第一焦点的外侧,经物镜折射后在目镜第一焦点内侧形成一个放大的实像,再经目镜的放大后成正立的虚像.

显微镜的放大率

$$M = \frac{v_1}{u_1} \cdot \frac{25\ \text{cm}}{u_2} = m \cdot \alpha$$

$$M \approx \frac{25\ \text{cm} \cdot s}{f_1 f_2}$$

注：m、α 分别为物镜的线放大率和目镜的角放大率,s 为镜筒长

度,f_1 为物镜焦距,f_2 为目镜焦距,单位均为 cm.

19. 眼镜、显微镜的分辨率

（1）光学系统能分辨的两个很靠近的点的距离称为分辨率,其倒数称为分辨本领.

（2）瑞利判据:一物点的衍射图像亮斑中心正好与另一物点的衍射像的第一暗环重合时,两物点之间的距离恰好是可以分辨的极限距离.

（3）刚刚能分辨的两点对眼镜物方节点所张的角度称为极限分辨角,

$$\theta_0 = \frac{1.22\lambda}{D}$$

式中,D 为瞳孔直径.根据大量的统计,对波长为 550 nm 的光线,θ_0 在 50″~120″之间,一般取 60″.

（4）显微镜物镜分辨率（最小距离）

$$Z = \frac{1.22\lambda}{2n\sin u}$$

注:λ 是所用光的波长,n 是物镜与标本之间介质的折射率,u 是物点发射到物镜边缘的光线与主光轴的夹角（物点发出的光线与物镜边缘所成锥角的一半）.$n\sin u$ 称为物镜的数值孔径,用 N.A. 表示,因此上式可以写成

$$Z = \frac{0.61\lambda}{\text{N.A.}}$$

四、解题要点

1. 在求解单球面、透镜物像关系这一类问题时,要从已知条件中分析、判断出物像的虚实,由此确立相关量的符号,这是正确使用单球面折射成像公式、薄透镜成像公式的关键. 在进行逐次球面成像时应注意以下几点:①必须在近轴光线条件下使用. ②前一球面的像是后一球面的物;前一球面的像空间是后一球面的物空间;前一球面的折射线是后一球面的入射线. ③必须针对每一个球面使用符号法则. 对某个球面成像就只能以它的顶点为取值原点,不能混淆. ④计算后一个球面物距时要考虑两个球面间的距离.

2. 近视眼的矫正方法是戴适当的凹透镜,使光线在进入眼睛前适当地发散,再经眼睛折射后成像于视网膜上. 从光学原理来说,戴这样的凹透镜,就是在眼睛不调节的情况下,使来自无穷

远处的光线正好能成像于近视眼的远点. 而远视眼的矫正方法是戴一副适当焦度的凸透镜,以增大眼睛的光焦度,使戴镜后眼睛的近点在正视眼的近点(明视距离 25 cm)处. 这两类问题中的物像均在眼镜的同一侧,应注意物距和像距的符号、物距和相距的单位,以 cm 计算.

3. 显微镜的放大率有两个计算公式: $M = 25 \text{ cm} \cdot v_1/u_1 f_2$ 和 $M = 25 \text{ cm} \cdot s/f_1 f_2$,后者是把标本视为放在无限接近物镜焦距的位置,且把物镜的像视为在无限接近目镜焦点位置的条件下得出的近似结果. 要根据具体问题和要求选用公式.

五、典型例题指导

1. 选择题

(1) 单球面折射成像公式适用条件是(   ).

A. 平行光入射　　　　B. 近轴光线入射

C. $n_2 > n_1$　　　　D. $n_1 > n_2$

分析与解答:在推导单球面折射成像公式时假设光线与主光轴的夹角均很小,即光线为所谓的近轴光线,而其他选项不是成像公式所要求的条件,因此答案选 B.

(2) 空气中一玻璃球半径为 R、折射率为 n,在平行光入射时,会聚点刚好在球的背面上,则 n 值为(   ).

A. 1　　　　　　　　B. 1.3

C. 1.5　　　　　　　D. 2

分析与解答:将 $u = \infty$、$v = 2R$、$r = R$、$n_1 = 1$、$n_2 = n$ 代入单球面折射成像公式,即可求出 $n = 2$,因此答案选 D.

(3) 已知折射率为 1.5 的双凸薄透镜在空气中焦距为 50 cm,当把它浸没在某种液体中时,测得焦距为 250 cm,则这种液体的折射率为(   ).

A. 1.33　　　　　　B. 1.36

C. 1.6　　　　　　　D. 2

分析与解答:薄透镜前后介质折射率相同时,焦距的倒数 $1/f = (n - n_0)(1/r_1 - 1/r_2)/n_0$,将 $n = 1.5$、$n_0 = 1$、$f = 50$ cm 代入式中,薄透镜置于空气中时

$$1/(50 \text{ cm}) = (1.5 - 1)(1/r_1 - 1/r_2) \quad (1)$$

置于液体中时,设液体折射率为 n_0',则有

$$1/(250 \text{ cm}) = (1.5 - n_0)(1/r_1 - 1/r_2)/n_0' \quad (2)$$

将式(1)除以式(2),可解得 $n_0' = 1.36$,因此答案选 B.

(4) 一曲率半径为 50 cm,折射率为 1.5 的薄平凸透镜使一物形成大小为物两倍的实像,则该物的位置应在镜前(   ).

A. 100 cm　　　　　B. 200 cm

C. 150 cm　　　　　D. 300 cm

分析与解答:由题意 $r_1 \to \infty$,$r_2 = -50$ cm,$n = 1.5$. 代入焦距公式为

$$1/f = (n - 1)(1/r_1 - 1/r_2)$$

可得 $f = 100$ cm,又 $y'/y = v/u = 2$,即 $v = 2u$,代入薄透镜成像公式 $1/u + 1/2u = 1/(100 \text{ cm})$,可解得 $u = 150$ cm,因此答案选 C.

(5) 消色差透镜由两个薄透镜胶合而成,其一的光焦度为 10 D,另一个为 -6 D,则消色差透镜的焦距为(   )cm.

A. 0.25　　　　　　B. 2.5

C. 4.0　　　　　　　D. 25

分析与解答:消色差透镜的光焦度 $\Phi = \Phi_1 + \Phi_2 = 10 \text{ D} + (-6) \text{ D} = 4 \text{ D}$. 消色差透镜焦距 $f = 1/\Phi = 1/4$ m $= 0.25$ m,因此答案选 D.

(6) 一位近视眼患者站在视力表规定的 5 m 距离处时,连最上方一行的 E 也看不清,当他走到距视力表 2 m 处时才看清第一行 E,此患者的视力为(   ).

A. 0.04　　　　　　B. 0.02

C. 0.01　　　　　　D. 0.1

分析与解答:视标大小各不相同,但各视标在设

计距离处所成的夹角均为 1′(弧分)视角. 视力与距离的关系为 VA = d/D,其中 VA 为视力;d 为检查距离,通常为 5 m;D 为不同视力对应视标的设计距离. 以 0.1 视标(第一行 E)为例,由 VA = d/D,D = 5/0.1 m = 50 m,设视标线条(缺口)宽 h,h/50 m = tan 1′ ≈ 1′ ≈ 3.0×10⁻⁴ rad,得 h = 0.015 m = 1.5 cm. 若近视眼患者走到距视力表 2 m 处的地方时才看清第一行 E,则其最小视角 α = arctan(1.5/200) = 0.43° = 25.8′,其视力 VA = 1/α = 1/25.8′ ≈ 0.04,因此答案选 A.

(7)某人对 1 m 以内的物看不清,需配眼镜的度数为( ).

A. 100 度　　　　B. −100 度
C. 300 度　　　　D. −300 度

分析与解答:远视眼患者可佩戴焦距为 f 的凸透镜,使放在明视距离处的物成像在 1 m 处,即将 u = 0.25 m、v = −1 m 代入薄透镜成像公式,求出 Φ = 1/f = 3 D = 300 度,因此答案选 C.

(8)某人对 2.5 m 以外的物看不清,需配眼镜的度数为( ).

A. 40 度　　　　B. −40 度
C. 250 度　　　　D. −250 度

分析与解答:近视眼可佩戴焦距为 f 的凹透镜,使来自无限远(平行光)经凹透镜成像在 2.5 m 处,即将 u = ∞、v = −2.5 m 代入薄透镜成像公式,求出 Φ = 1/f = −2.5 D = −250 度,因此答案选 D.

(9)屏幕上有两条直线相距 2 mm,坐在多远处的学生不能分辨这两条直线?( )

A. 大于 3.4 m　　　B. 大于 6.8 m
C. 大于 13.6 m　　D. 大于 27.2 m

分析与解答:眼睛的最小视角为 1′,h = 2 mm,r = 5 mm(根据简约眼模型).

$$\frac{h}{f+r} = \tan 1' \approx 1' = \frac{2\pi}{360×60}$$

得 f = 6.87 m,坐在 6.87 m 以后的学生不能分辨这两条直线,因此答案选 B.

(10)要提高显微镜的分辨本领,应( ).

A. 增大目镜的放大倍数
B. 增大物镜的数值孔径数和入射光波长
C. 减小物镜的数值孔径数和入射光波长
D. 增大物镜的数值孔径数并减小入射光波长

分析与解答:由显微镜物镜分辨率公式 Z = 0.61λ/N.A. ,可知增大物镜数值孔径 N.A. 和减小入射光波波长 λ 都可减小 Z,从而提高显微镜的分辨本领,因此答案选 D.

(11)某医生用显微镜观察细胞切片,发现视野较模糊,无法分辨清楚细胞结构,下述方法中哪些有助于提高分辨能力:( ).

A. 将入射光由红光变为紫光
B. 将入射光由紫光变为红光
C. 采用油浸物镜
D. 减小物镜的数值孔径

分析与解答:AC.

2. 填空题

(1)眼睛瞳孔深度为 3.54 mm,眼球平均折射率为 1.33,平均曲率半径为 7.8 mm,则瞳孔的视深是_____mm.

分析与解答:由题意可知,物点是被观察眼的瞳孔. 入射光由瞳孔发出,n₁ = 1.33,再进入空气,n₂ = 1,简约眼半径 r = −7.8 mm(球心在顶点之左右),瞳孔的物距 u = 3.54 mm,相距为 v,根据单球面折射成像公式 n₁/u + n₂/v = (n₂ − n₁)/r,即 1.33/(3.54 mm) + 1/v = (1 − 1.33)/(−7.8 mm),解得视深 v = −2.999 4 mm,负号表明像与物点处于同一侧,为虚像.

(2)当薄透镜前后介质折射率不同时,物方焦距和像方焦距_____,薄透镜置于空气中时,物方焦距和像方焦距_____.

分析与解答:根据薄透镜成像公式,薄透镜前后介质折射率不同时,物方焦距和像方焦距不等;薄透镜置于空气中时,前后为同一介质,此时物方焦距和像方焦距相等.

(3)密接透镜组的等效焦距的_____等于组成它的各透镜焦距的_____.

分析与解答:由密接透镜组的成像公式可知,透镜组的等效焦距的倒数等于组成它的各透镜焦距的倒数之和. 此关系常被用来测量透镜的光焦度.

(4)戴−150 度眼镜的近视眼,其远点在_____cm.

分析与解答:由题意眼镜光焦度 Φ = 1/f = −150 度 = −1.5 D,将 u = ∞、1/f = −1.5 D 代入薄透镜成像公式,可求得 v = −0.667 m = −66.7 cm,负号表示平行光经近视眼镜后成虚像.

(5)某人近点在眼前 0.9 m 处,他读书时应戴眼镜的度数为_____.

分析与解答：远视眼可佩戴焦距为 f 的凸透镜，使放在明视距离处的物成像在 0.9 m 处，即将 $u = 0.25$ m，$v = -0.9$ m 代入薄透镜成像公式，求出 $\Phi = 1/f = 2.89$ D = 289 度.

（6）光焦度为 12 D 的放大镜，它的角放大率为_____.

分析与解答：由题意 $\Phi = 12$ D $= 1/f$，即 $f = 1/12$ m $= 0.083$ m $= 8.3$ cm，放大镜角放大率 $\alpha = 25$ cm/f，即 $25/8.3 = 3.012 \approx 3.0$，此题关键处为光焦度对应的长度单位是 m，$\alpha = 25$ cm/f 中 f 以 cm 为单位.

（7）一油浸物镜恰能分辨每厘米 40 000 条的一组等距条纹，光源为波长为 450 nm 的蓝光，该显微镜物镜的数值孔径为_____.

分析与解答：由题意，$Z = 1/40 000$ cm，$\lambda = 4.50 \times 10^{-5}$ cm，代入公式 $Z = 0.61\lambda/$N.A.，可得显微镜物镜的 N.A. $= 1.098$.

（8）一显微镜的放大率为 200，若物镜的放大率为 25，则目镜的放大率为_____.

分析与解答：显微镜的放大率 M 为物镜放大率 m 与目镜放大率 α 的乘积，因此目镜的放大率 $\alpha = M/m = 200/25 = 8$.

（9）人眼可分辨的最小距离为 0.1 mm，欲观察 0.25 μm 的细节，若光源波长为 600 nm，则显微镜的数值孔径应为_____，放大倍数为_____.

分析与解答：由题意 $Z = 0.25$ μm $= 250$ nm，$\lambda = 600$ nm，代入公式 $Z = 0.61\lambda/$N.A.，可解得物镜的 N.A. $= 1.464$；放大倍数由人眼可分辨的最小距离除以待观察细节距离得出，即 $0.1/(0.25 \times 10^{-3}) = 400$.

（10）一架显微镜物镜焦距为 4 mm，目镜焦距为 30 mm，镜筒长 16 cm，那么此显微镜的放大率约为_____.

分析与解答：将 $f_1 = 0.4$ cm、$f_2 = 3$ cm、$s = 16$ cm 代入显微镜放大率的近似计算公式 $M = 25$ cm $\cdot s/(f_1 \cdot f_2) = 25 \times 16/(0.4 \times 3) = 333$.

（11）医生手术时要使用显微镜观察 0.2 μm 的细节，使用的显微镜的数值孔径为 1.83，则他使用的光波波长最大值为_____.

分析与解答：600 nm.

3. 计算题

（1）有一折射率为 1.54 的玻璃棒，一端为 $r = 30$ mm 的抛光凸球面，另一端为磨砂的平面，试问该棒长为多少时，正好使无限远处物体经球面后清晰地成像在磨砂平面上？

分析与解答：这是单球面折射成像问题，题中无限远处物体可视为平行光线. 已知 $n_1 = 1$，$n_2 = 1.54$，$r = +30$ mm，$u = \infty$，根据单球面折射成像公式得

$$\frac{1}{\infty} + \frac{1.54}{v} = \frac{1.54 - 1}{30 \text{ mm}}$$

解得 $v = 85.6$ mm，因为像距为正值，所以是实像点，在凸球面后 85.6 mm 处.

（2）某种液体（$n_1 = 1.3$）和玻璃（$n_2 = 1.5$）的分界面为球面，在液体中有一物体放在这个折射球面的主光轴上离球面 39 cm 处，并在球面前 30 cm 处成一虚像，求该折射球面的曲率半径，并指出哪一种介质处于球面的凹侧.

分析与解答：根据题意，将 $n_1 = 1.3$、$n_2 = 1.5$、$u = 39$ cm、$v = -30$ cm 代入单球面折射成像公式得

$$\frac{1.3}{39 \text{ cm}} + \frac{1.5}{-30 \text{ cm}} = \frac{1.5 - 1.3}{r}$$

解得 $r = -12$ cm，根据符号法则可以判断，从液体一方看该单球面为凹面.

（3）有一半径为 10 cm，折射率为 1.5 的实心玻璃半球，以其平面朝下放于桌上. 一束直径为 1 cm 的圆柱形平行光垂直向下照射实心玻璃半球，并沿其直径方向进入半球，求在桌面上形成的光斑直径.

分析与解答：由于实心玻璃半球对光束具有会聚作用，从入射面（圆面，设直径为 d）开始到会聚点（像距为 v），形成一个以光轴为对称轴、会聚点为顶点的圆锥体，圆锥体被桌面所截的圆面的直径 d' 便是题中所求.

利用单球面折射成像公式先求出圆锥体顶点的位置，由 $\dfrac{n_1}{u} + \dfrac{n_2}{v} = \dfrac{n_2 - n_1}{r}$，式中 $r = 10$ cm，$n_1 = 1$，$n_2 = 1.5$，$n = \infty$，代入数据得 $\dfrac{1}{\infty} + \dfrac{1.5}{v} = \dfrac{1.5 - 1}{10 \text{ cm}}$，解得 $v = 30$ cm. 圆锥体顶角一半的正切

$$\tan \theta = \frac{d/2}{v} = \frac{d'/2}{v - r}$$

即

$$\frac{d}{v} = \frac{d'}{v - r}$$

$$d' = \frac{d(v-r)}{v} = \frac{1 \times (30 - 10)}{30} \text{ cm} = 0.667 \text{ cm}$$

桌面上形成的光斑直径为 0.667 cm.

（4）一根折射率为 1.50 的玻璃棒，将其两端磨圆并抛光成半径为 5 mm 的半球面. 当一物体置于棒轴上离一端 20 cm 处时，最后的成像在离另一端 40 cm （棒外）处，求此棒的长度.

分析与解答：这是共轴球面系统问题，可在玻璃棒两端面两次应用单球面折射成像公式.

对第一折射面，$n_1 = 1$，$n_2 = 1.50$，$u_1 = 20$ cm，$r_1 = +5$ cm，根据单球面折射成像公式，

$$\frac{1}{20\text{ cm}} + \frac{1.50}{v_1} = \frac{1.50 - 1}{5\text{ cm}}$$

解得 $v_1 = 30$ cm，该像点在第一折射面后 30 cm 处. 设棒长为 l，对第二折射面，$n_1 = 1.50$，$n_2 = 1$，$v_2 = 40$ cm，$u_2 = l - 30$ cm，$r_1 = -5$ cm，根据单球面折射成像公式

$$\frac{1.50}{l - 30\text{ cm}} + \frac{1}{40\text{ cm}} = \frac{1 - 1.50}{-5\text{ cm}}$$

解得 $l = 50$ cm.

（5）将一折射率为 1.5 的双凸薄透镜置于空气中，两折射面的曲率半径分别为 15 cm 和 30 cm，一物距透镜 100 cm，经透镜成像在何处？

分析与解答：这是薄透镜成像问题，透镜焦距没有直接给出. 已知 $r_1 = 15$ cm，$r_2 = -30$ cm，$u = 100$ cm，$n = 1.5$，先求透镜焦距，

$$\frac{1}{f} = (n-1)\left(\frac{1}{r_1} - \frac{1}{r_2}\right) = (1.5 - 1)\left(\frac{1}{15} - \frac{1}{-30}\right)\text{ cm}^{-1}$$

$$= \frac{1}{20}\text{ cm}^{-1}$$

由成像公式

$$\frac{1}{u} + \frac{1}{v} = \frac{1}{f}, \frac{1}{v} = \frac{1}{f} - \frac{1}{u} = \left(\frac{1}{20} - \frac{1}{100}\right)\text{ cm}^{-1} = \frac{1}{25}\text{ cm}^{-1}$$

得出 $v = 25$ cm.

（6）折射率为 1.5 的玻璃薄透镜光焦度为 5 D，将它浸入某种液体中，光焦度变为 -1 D. 求此液体的折射率.

分析与解答：该玻璃薄透镜在空气中光焦度 $\Phi_1 = 5$ D，浸某液体中光焦度 $\Phi_2 = -1$ D，因为

$$\Phi = 1/f = (n - n_0)(1/r_1 - 1/r_2)/n_0$$

其中 n 为透镜折射率，$n = 1.5$，n_{01}、n_{02} 分别为空气或液体的折射率. 则

$$\frac{\Phi_1}{\Phi_2} = \frac{n - n_{01}}{n_{01}} \cdot \frac{n_{02}}{n - n_{02}}$$

将已知条件 $\Phi_1 = 5$ D、$\Phi_2 = -1$ D、$n = 1.5$、$n_{01} = 1.0$ 代

入，解得 $n_{02} = 1.7$，即这种液体的折射率为 1.7.

（7）一折射率为 1.5 的月牙形薄透镜，凸面的曲率半径为 15 cm，凹面的曲率半径为 30 cm，若平行光束沿光轴对着凹面入射，试求：①折射光线的交点；②若将此透镜放入水中，折射光线的交点在何处.

分析与解答：透镜的几何参量已给，但透镜焦距还与其所处介质情况有关. 已知 $u = \infty$，$r_1 = -30$ cm，$r_2 = -15$ cm，$n = 1.5$，空气折射率 $n' = 1$，水折射率 $n'' = 4/3$.

① 设在空气中折射光线的交点在 v' 处，由

$$\frac{1}{f'} = \frac{n - n'}{n'}\left(\frac{1}{r_1} - \frac{1}{r_2}\right) = (1.5 - 1)\left(\frac{1}{-30} - \frac{1}{-15}\right)\text{ cm}^{-1}$$

$$= \frac{1}{60}\text{ cm}^{-1}$$

又由

$$\frac{1}{u'} + \frac{1}{v'} = \frac{1}{f'}, \frac{1}{v'} = \frac{1}{f'} - \frac{1}{u'} = \frac{1}{60\text{ cm}} - \frac{1}{\infty} = \frac{1}{60}\text{ cm}^{-1}$$

得出 $v = 60$ cm.

② 设在空气中折射光线的交点在 v'' 处，由

$$\frac{1}{f''} = \frac{n - n''}{n''}\left(\frac{1}{r_1} - \frac{1}{r_2}\right) = \frac{1.5 - 4/3}{4/3}\left(\frac{1}{-30} - \frac{1}{-15}\right)\text{ cm}^{-1}$$

$$= \frac{1}{240}\text{ cm}^{-1}$$

又由

$$\frac{1}{u''} + \frac{1}{v''} = \frac{1}{f''}, \frac{1}{v''} = \frac{1}{f''} - \frac{1}{u''} = \frac{1}{240\text{ cm}} - \frac{1}{\infty} = \frac{1}{240}\text{ cm}^{-1}$$

得出 $v'' = 240$ cm.

（8）离水面 1 m 深处有一条鱼，现用 $f = 75$ mm 的相机物镜拍摄该鱼，相机物镜的物方焦点离水面 1 m，水的折射率为 $n = 4/3$，试求鱼像成在相机物镜外何处.

分析与解答：鱼经水面折射成像为单球面（$r \to \infty$）成像，再经相机物镜成像，为薄透镜成像问题. 由题意可知，鱼成像分两部分，鱼先经水面成像，由于水面是平面，所以将 $r = \infty$ 代入单球面折射成像公式可得

$$\frac{n}{u} + \frac{1}{v} = 0, v = -\frac{u}{n} = -\frac{100}{4/3}\text{ cm} = -75\text{ cm}$$

这是水中物体经水面折射成的虚像在水面下方的深度. 像成在水面下 75 cm 处，鱼经水面后的像再由相机物镜成像，此时鱼对镜的物距为 $u_1 = (7.5 + 100 + 75)\text{ cm} = 182.5$ cm.

由透镜成像公式

$$\frac{1}{u_1} + \frac{1}{v_1} = \frac{1}{f}$$

可得

$$v_1 = \frac{u_1 f}{u_1 - f} = \frac{182.5 \times 7.5}{182.5 - 7.5} \text{ cm} = 7.82 \text{ cm}$$

即此鱼在相机物镜后 7.82 cm 处成像.

(9) 一个焦距为 10 cm 的凸透镜与一个焦距为 10 cm 的凹透镜左右放置,相隔 5 cm. 某物体最后成像在凸透镜左边 15 cm 处,求:①此物体放在凸透镜何位置处;②像的大小和性质.

分析与解答:① 已知 $f_1 = 10$ cm,$f_2 = -10$ cm,透镜间距 $d = 5$ cm,最后像(I_2)距凸透镜 15 cm,但不能认为这就是 v_2,因为按题意,物是先经凸透镜成一像(I_1)后再经透镜成第二次像,故 v_2 应为 I_2 到凹透镜的距离,即 $v_2 = -15$ cm $+(-d) = -20$ cm,即对凹透镜而言,I_2 为虚像. 由薄透镜成像公式 $\frac{1}{u_2} + \frac{1}{v_2} = \frac{1}{f_2}$,代入数据,

$\frac{1}{u_2} + \frac{1}{-20 \text{ cm}} = \frac{1}{-10 \text{ cm}}$,解得 $u_2 = -20$ cm. 凹透镜的物即凸透镜的像,但 $u_2 = -20$ cm 表明 I_2 位于凹透镜的右方,凹透镜又位于凸透镜右方 5 cm,因此,$v_1 = 25$ cm.

再利用 $\frac{1}{u_1} + \frac{1}{v_1} = \frac{1}{f_1}$,代入数据,$\frac{1}{u_1} + \frac{1}{25 \text{ cm}} = \frac{1}{10 \text{ cm}}$,解得 $u_1 = 50/3$ cm $= 16.7$ cm,即物体应放在凸透镜左方 16.7 cm 处.

② 组合透镜的放大倍数应等于各透镜放大倍数的乘积,即 $M = m_1 \cdot m_2$,本题中

$$M = m_1 m_2 = \left| \frac{v_1}{u_1} \right| \cdot \left| \frac{v_2}{u_2} \right| = \frac{25}{50/3} \times \frac{20}{20} = \frac{3}{2} = 1.5$$

最后所成的像是虚像,其大小是物体大小的 1.5 倍.

(10) 用数值孔径为 0.75 的显微镜去观察 0.3 μm 的细节,能否看清?若改用数值孔径为 1.3 的物镜去观察又如何?设所用光波波长为 600 nm.

分析与解答:在入射光波的波长不变的情况下,显微镜的分辨本领只与物镜的数值孔径有关,由题可知 $(N.A.)_1 = 0.75$,$(N.A.)_2 = 1.3$,$\lambda = 600$ nm,$Z = 0.3$ μm.

$$Z_1 = \frac{0.61\lambda}{(N.A.)_1} = \frac{0.61}{0.75} \times 600 \times 10^{-9} \text{ m} = 0.488 \text{ μm}$$

由于 $Z_1 > 0.3$ μm,所以用数值孔径为 0.75 的显微镜不能分辨 0.3 μm 的细节.

$$Z_2 = \frac{0.61\lambda}{(N.A.)_2} = \frac{0.61}{1.3} \times 600 \times 10^{-9} \text{ m} = 0.28 \text{ μm}$$

由于 $Z_2 < 0.3$ μm,所以用数值孔径为 1.3 的显微镜能分辨 0.3 μm 的细节.

(11) 一军事氦氖激光器发出的波长为 632.8 nm、截面直径为 $D = 2$ mm 的激光束射向目标. 已知目标和地面的距离为 3.7×10^2 km,试问在目标处得到的艾里斑的直径 d 有多大?若增大截面直径到 2 m,再射向目标,那么得到的光斑直径为多少?

分析与解答:已知 $\lambda = 632.8$ nm $= 6.328 \times 10^{-7}$ m,$D = 2$ mm $= 2 \times 10^{-3}$ m,$f = 3.7 \times 10^2$ km $= 3.7 \times 10^5$ m.

$$d = 2f\theta = 2f \cdot \left(1.22 \frac{\lambda}{D} \right)$$

$$= 2 \times 3.7 \times 10^5 \times 1.22 \times \frac{6.328 \times 10^{-7}}{2 \times 10^{-3}} \text{ m} = 286 \text{ m}$$

增大后截面直径为 D_2,$D_2 = 1\,000D$. 所以

$$d_2 = \frac{d}{1\,000}$$

$$= 0.286 \text{ m}$$

(12) 用一架军用照相机在离地面 20 km 的高空拍摄地面上的物体,如果要求它能分辨地面上相距 0.1 m 的两点,照相机镜头口径至少要多大?设感光的波长为 550 nm.

分析与解答:由题可知,感光波长 $\lambda = 550$ nm,离地高度 $l = 20$ km $= 2 \times 10^4$ m,分辨距离 $\Delta y = 0.1$ m,相机口径为 D.

因为 $\theta = 1.22 \frac{\lambda}{D}$

设 $\theta' = \frac{\Delta y}{l}$

要求 $\theta' \geq \theta$,即 $\frac{\Delta y}{l} \geq 1.22 \frac{\lambda}{D}$

所以 $D \geq 1.22 \frac{\lambda l}{\Delta y} = 1.22 \times \frac{550 \times 10^{-9} \times 2 \times 10^4}{0.1}$ m

$$= 0.134 \, 2 \text{ m}$$

(13) 一军用发射红外线的相机发出的光波长为 800 nm,从透光孔径为 $D = 5$ mm 的小孔发出红外线射向目标. 求此相机的分辨率是多少?

分析与解答:

$$\theta = 1.22 \frac{\lambda}{D} = 1.22 \times \frac{800 \times 10^{-9}}{5 \times 10^{-3}} = 1.95 \times 10^{-4}$$

所以分辨率为 $\frac{1}{\theta} = 5.1 \times 10^3$

六、习题

1. 选择题

（1）有一半径为 R 的圆球形透明体（$n=2$），从无穷远处射来的近轴光线，将聚焦于（　　）处.

A. R　　　　　　　B. $2R$

C. $R/2$　　　　　　D. $-2R$

（2）如图 12-1 所示，一根长为 25 cm、折射率为 1.5 的透明玻璃棒，一端是平面，另一端是半径为 5 cm 的凹半球面，空气中有一物放在棒轴线上离平面端 10 cm 处，则最后像的位置在（　　）.

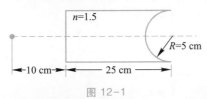

图 12-1

A. 平面中点左边 15 cm

B. 平面中点右边 15 cm

C. 凹半球面中点左边 7 cm

D. 凹半球面中点右边 7 cm

（3）一显微镜的放大率为 200，若物镜的放大率为 25，则目镜的放大率为（　　）.

A. 175　　　　　　B. 225

C. 8　　　　　　　D. 5 000

（4）在显微镜中使用油浸物镜的目的是（　　）.

A. 保护镜头防止污染

B. 产生单色偏振光

C. 增大数值孔径

D. 提高放大倍数

（5）今用波长为 275 nm 的紫外线作显微照相，所用显微镜的透镜是水晶材料制作的. 若数值孔径为 0.85，那么显微镜能分辨的最短距离为（　　）.

A. 197 nm　　　　　　B. 100 nm

C. 262 nm　　　　　　D. 324 nm

2. 填空题

（1）一显微镜的放大率为 200，若物镜的放大率为 24，那么目镜的焦距为_____.

（2）将折射率 $n=1.5$ 的薄透镜浸在折射率为 $n'=1.33$ 的水中，薄透镜的焦距等于空气中焦距的_____倍.

（3）一物点的各光线经透镜会聚成一个像点，各光线的光程应_____.

（4）将眼紧靠焦距为 15 cm 的放大镜去观察邮票细节，看到邮票的像在 30 cm 远处，则邮票离透镜_____cm.

（5）欲观察 0.3 μm 的细节，使用波长为 600 nm 的光波照射，则显微镜的数值孔径最小应选用_____.

（6）在水中时，眼角膜将失去其大部分聚集本领，这是由于眼周围介质水的折射率_____空气介质的折射率.

（7）两个薄凸透镜，焦距分别为 f_1 和 f_2，将它们密接，一起组成一个系统，则其总的焦距是_____.

3. 计算题

（1）将一物置于长柱形玻璃的凸球面前 25 cm 处，设这个凸球面曲率半径为 5 cm，玻璃前的折射率 $n=1.5$，玻璃前的介质是空气，求：①像的位置，像的虚实；②该折射面的焦距.

（2）有一厚度为 3 cm、折射率为 1.5 的共轴球面系统，其第一折射面是半径为 2 cm 的球面，第二折射面是平面，若在该共轴球面系统前面对第一折射面 8 cm 处放一物，像在何处？

（3）一段 40 cm 长的透明玻璃棒，一端切平，另一端做成半径为 12 cm 的半球面，把一物放置于棒轴上离半球端点 10 cm 处. 试求：①最后的像的位置；②放大率（玻璃折射率为 1.5）.

（4）简单放大镜的焦距为 10 cm，问：①欲在明视距离处观察到像，物体应放在放大镜前面多远处？②若此物体高 1 mm，则放大后的像高为多少？

（5）有一折射率为 1.54 的玻璃棒，一端为 $r=300$ mm 的抛光凸球面，另一端为磨砂的平面，试问该棒长为多少时，正好使无限远处物体经球面后清晰地成像在磨砂平面上？

（6）一个双凸透镜，放在空气中，两面的曲率半径分别为 15 cm 和 30 cm，如玻璃折射率为 1.5，物距为 100 cm，求像的位置和大小.

（7）眼睛的构造可简化为一折射球面，其曲率半径为 5.55 mm，内部平均折射率为 4/3，①试计算其两个焦距；②若月球在眼睛节点所张的角度为 1°，试问视网膜上的月球的像有多大？

（8）显微镜物镜是焦距为 2 cm 的薄凸透镜 L_1，在它后面 10 cm 处有一焦距为 5 cm 的薄凹透镜（目镜）L_2，试确定一距物镜为 3 cm 处物体的像的位置并计算显微镜线放大率和角放大率。

七、 习题答案

1. 选择题

（1）B.　（2）C.　（3）C.　（4）C.　（5）A.

2. 填空题

（1）3.0 cm.

（2）2.9.

（3）相等.

（4）10.

（5）1.22.

（6）大于.

（7）$f=f_1 f_2/(f_1+f_2)$.

3. 计算题

（1）①25 cm，实像；②10 cm，15 cm.

（2）后方 6 cm 处.

（3）①像成在棒轴上，离半球端点 3.8 cm 处；②4.38.

（4）①7.1 cm；②0.35 cm.

（5）85.6 mm.

（6）25 cm，1/4.

（7）①1.665 cm，2.22 cm；②0.29 mm.

（8）−20 cm，10，12.5.

第十三章 量子力学基础

一、基本要求

1. 理解黑体的定义,熟悉斯特藩-玻耳兹曼定律和维恩位移定律的应用.

2. 理解普朗克的量子假设,了解普朗克的黑体辐射公式.

3. 熟悉光电效应,掌握爱因斯坦的光电效应方程,理解光子理论对康普顿效应的解释.

4. 熟悉氢原子光谱的特点,了解原子光谱的一般应用.

5. 掌握玻尔氢原子理论的基本内容,了解该理论的意义和局限性.

6. 理解波粒二象性是物质的基本属性,掌握其对应量间的关系.

7. 理解不确定关系是微观粒子波粒二象性的反映,熟悉不确定关系.

8. 掌握波函数的标准条件、归一化条件及统计解释.

9. 了解用薛定谔方程解决具体问题的方法.

10. 掌握描述电子状态的四个量子数的概念和取值要求.

11. 了解原子的壳层结构和电子排列所必须遵循的两个原理.

二、学习提示

1. 量子力学是研究微观粒子运动规律的理论,它与相对论一起构成了现代物理学的理论基础. 现代医学和军事等领域中的许多研究与应用,都以量子力学为基础.

2. 在黑体辐射和光电效应中,重点应放在量子化的概念. 一些经典理论无法解释的实验规律,在量子概念的基础上,得到了圆满的解释.

3. 对于康普顿散射,注意体会光子概念的正确性以及动量和能量守恒的普适性.

4. 对待玻尔的氢原子理论,既要领悟该理论的意义,也要注意到此理论仍沿用了一些经典力学的概念,具有一定的局限性.

5. 在学习氢原子光谱时,掌握谱线系的定义及特点,了解通过谱线认识物质的内部结构和鉴别物质所含成分的原理.

6. 波粒二象性是指物质同时具有波和粒子的性质,是物质的基本属性,微观粒子表现明显,是量子力学中的一个基本概念.

7. 不确定关系源于物质的波粒二象性,是客观事实,与测试方法和测试仪器无关.

8. 薛定谔方程是量子力学中的一个基本方程,通过解此方程可得到波函数的具体形式.

9. 微观粒子的状态用波函数来描述,波函数应满足连续、有限和单值的条件. 波函数模的平方反映了微观粒子在某点出现的概率密度,概率密度对整个粒子出现的空间积分值为 1. 常用波函数的归一化条件来确定波函数中的待定常量.

10. 原子核外电子的状态用 4 个量子数来描述,即 n(主量子数)、l(角量子数)、m_l(磁量子数)和 m_s(自旋磁量子数). n 决定电子的主壳层,l 决定电子的次壳层,m_l 决定角动量的空间方位,m_s 决定电子自旋在空间某一方向的投影.

11. 原子包含多个电子,电子的排列必须服从两个原理,即泡利不相容原理和能量最小原理. 泡利不相容原理指出,在同一原子中,不可能有四个量子数完全相同的电子. 能量最小原理指出,在不违反泡利不相容原理的条件下,电子优先占据能量较低的原子轨道,使整个原子体系能量处于最低.

三、学习要点

由于近代物理的基本概念超出了经典物理的框架,学好近代物理,首先要在思维和观念上,不受经典物理的概念和思维定势的影响. 量子化是描述微观粒子状态的特点,量子化是自然界的客观规律,只是在经典物理中,待研究的对象为宏观物体,对应的量子数取值很大,相邻两量子数对应的物理量的差值很小,而被人们认为物理量都是"连续变化"的而已.

医用物理学课程中的量子力学部分,重点在使学员熟悉微观粒子的特点,建立分析和处理微观系统的思想方法,掌握量子力学中的最基本的概念和规律.

1. 热辐射

(1)热辐射

热辐射是辐射能量按波长的分布随温度的不同而不同的电

磁辐射. 一切温度高于绝对零度的物体都能产生热辐射, 热辐射为连续谱, 温度越高, 辐射的能量越多, 波谱中短波成分占的比重越大.

（2）单色辐出度 $M_\lambda(T)$

$M_\lambda(T)$ 为物体单位表面积在单位时间内所辐射的波长在 λ 附近单位波长区间的电磁波的能量.

（3）辐出度 $M(T)$

$M(T)$ 为物体单位表面积在单位时间所辐射的各种波长电磁波的能量和.

$$M(T) = \int_0^\infty M_\lambda(T)\,\mathrm{d}\lambda$$

（4）光谱吸收比 $\alpha_\lambda(T)$

$\alpha_\lambda(T)$ 为物体单位表面积在单位时间吸收的波长在 λ 附近单位波长区间的电磁波能量与入射到同一表面该区间辐射能量的比.

2. 黑体辐射

热辐射中的能量按波长的分布, 既与温度有关, 还与物体本身的特性有关. 为了研究不取决于物体具体物理性质的热辐射规律, 定义了一种理想化的物体——黑体. 黑体的光谱吸收比 $\alpha_\lambda(T) = 1$.

（1）斯特藩–玻耳兹曼定律

$$M(T) = \sigma T^4$$

黑体的辐出度与温度的四次方成正比, $\sigma = 5.670 \times 10^{-8}\ \mathrm{W \cdot m^{-2} \cdot K^{-4}}$, 称为斯特藩–玻耳兹曼常量.

（2）维恩位移定律

$$\lambda_m T = b$$

最大单色辐出度对应的波长与温度的乘积为一常量, $b = 2.898 \times 10^{-3}\ \mathrm{m \cdot K}$, 称为维恩常量.

（3）黑体辐射公式

$$M_\lambda(T) = \frac{2\pi hc^2}{\lambda^5(\mathrm{e}^{hc/\lambda kT} - 1)}$$

$h = 6.626\,070\,2 \times 10^{-34}\ \mathrm{J \cdot s}$, 称为普朗克常量. 在推导过程中, 普朗克作了以下两条假设:

① 黑体由带电的线性谐振子构成, 这些谐振子能够和周围的电磁场交换能量.

② 谐振子的能量不能连续变化, 只能取一些分立值, 这些分立值是最小能量 E 的整数倍. 频率为 ν 的谐振子, 最小能量为 $E = h\nu$.

普朗克能量量子化概念的提出,冲破了经典物理对人类思维的束缚,为人类认识微观世界开启了一扇门.

3. 光电效应

(1) 光子

一束光可以视为以光速 c 运动的一束粒子流,这些粒子称为光子.光子的能量为 $E=h\nu$,ν 为该光的频率.

(2) 爱因斯坦光电效应方程

$$h\nu = \frac{1}{2}mv^2 + A$$

A 为金属的逸出功,$\frac{1}{2}mv^2$ 为光电子的初动能.

① 截止频率(ν_0)

$$\nu_0 = \frac{A}{h}$$

只有辐照光的频率 $\nu \geqslant \nu_0$ 时,电子才能够逸出金属表面.

② 截止电压(U_C)

$$\frac{1}{2}mv_m^2 = eU_C$$

使光电流减小到 0 的反向电压值.

③ 光的波粒二象性

光子的质量　　　　　　$$m = \frac{E}{c^2} = \frac{h\nu}{c^2}$$

光子的动量　　　　　　$$p = mc = \frac{h\nu}{c} = \frac{h}{\lambda}$$

光既有波动性,又有粒子性,即光的本质为波粒二象性.

4. 康普顿散射

$$\Delta\lambda = \lambda - \lambda_0 = \frac{h}{m_0 c}(1-\cos\theta) = 2\lambda_C \sin^2\frac{\theta}{2}$$

λ_C 称为电子的康普顿波长,散射光波长的变化量只与散射角有关.理论推导康普顿散射的结论和实验结果的完全吻合,不仅证明了光子概念的正确性,而且表明动量和能量守恒在微观领域也适用.

5. 氢原子光谱

$$\sigma = R\left(\frac{1}{k^2} - \frac{1}{n^2}\right) \quad (n = k+1, k+2, \cdots)$$

上式称为广义巴耳末公式(或里德伯公式),k 和 n 都是正整数;σ 称为波数,即单位长度内的波长个数;$R = 1.097\ 373 \times 10^7\ \text{m}^{-1}$,称为里德伯常量.

掌握谱线系的形成过程,就能够计算谱线系的最短和最长波长.

6. 玻尔的氢原子理论

掌握玻尔理论中的三个假设,就能够推导氢原子的能级和电子的轨道半径.

$$E_n = -\frac{1}{n^2} \frac{me^4}{8\varepsilon_0^2 h^2} = \frac{1}{n^2} E_1 \quad (n = 1, 2, 3, \cdots)$$

$E_1 = -13.6 \text{ eV}$,称为氢原子的基态能量.

$$r_n = n^2 \frac{\varepsilon_0 h^2}{\pi m e^2} = n^2 a_0 \quad (n = 1, 2, 3, \cdots)$$

$a_0 = 0.529 \times 10^{-10} \text{ m}$,称为玻尔半径.

量子数 n 比较小,轨道半径、角动量和能量等量子化明显;量子数 n 很大,相邻两状态的差值很小,其量可视为连续变化.

7. 德布罗意波

类比光子和光波的关系,实物粒子具有波动性. 实物粒子的波长

$$\lambda = \frac{h}{p} = \frac{h}{mv}$$

实物粒子的频率

$$\nu = \frac{E}{h}$$

经电压 U 加速后的电子对应的波长

$$\lambda = \frac{h}{\sqrt{2meU}} = \frac{h}{\sqrt{2me}} \cdot \frac{1}{\sqrt{U}} = \frac{1.23}{\sqrt{U}} \quad (\text{nm})$$

U 的单位为 V.

8. 不确定关系

符合一定条件的成对的物理量,不可能被同时测准,这是微观粒子波粒二象性的反映,是客观事实,与测量方法与测量仪器没有关系.

① 位置与动量

$$\Delta x \cdot \Delta p_x \geq \frac{\hbar}{2}$$

② 能量与时间

$$\Delta E \cdot \Delta t \geq \frac{\hbar}{2}$$

9. 波函数

波函数自身并不像经典物理中的波一样,具体代表某个物理量随时间的变化关系. 波函数模的平方反映了微观粒子在某点出

现的概率密度. 对粒子出现的整个空间

$$\int_V |\psi(x,y,z,t)|^2 dV = 1$$

10. 薛定谔方程

薛定谔方程是波函数应满足的微分方程,是量子力学中的一个基本方程.

一维含时薛定谔方程

$$i\hbar \frac{\partial \psi(x,t)}{\partial t} = -\frac{\hbar^2}{2m} \frac{\partial^2 \psi(x,t)}{\partial x^2} + U(x,t)\psi(x,t)$$

若势能场仅为坐标的函数,可用分离变量法求解上式,含时部分的解为 $f(t) = Ce^{-\frac{iE}{\hbar}t}$. 问题的中心就是解下面的方程:

$$-\frac{\hbar^2}{2m} \frac{d^2 \varphi(x)}{dx^2} + U(x)\varphi(x) = E\varphi(x)$$

上式称为一维定态薛定谔方程,其解 $\varphi(x)$ 称为定态波函数.

含时薛定谔方程的解为

$$\psi(x,t) = \varphi(x)e^{-\frac{iE}{\hbar}t}$$

在定态问题中,能量具有确定的值,概率密度与时间无关.

11. 原子中的电子

(1) 描述电子状态的四个量子数

① 主量子数(n)

$$E_n = -\frac{1}{n^2}\left(\frac{me^4}{8\varepsilon_0^2 h^2}\right) \quad (n = 1,2,3,\cdots)$$

② 角量子数(l)

$$L = \sqrt{l(l+1)}\,\hbar \quad (l = 0,1,2,\cdots,n-1)$$

③ 磁量子数(m_l)

$$L_z = m_l \hbar \quad (m_l = 0, \pm 1, \pm 2, \cdots, \pm l)$$

④ 自旋磁量子数(m_s)

$$S_z = m_s \hbar \quad \left(m_s = -\frac{1}{2}, \frac{1}{2}\right)$$

(2) 多电子的排列

电子排列需遵循的两个原理:①泡利不相容原理;②能量最小原理.

四、解题要点

1. 准确理解概念,并能对相近的概念加以区别.

2. 波粒二象性是微观粒子的特点,要熟悉波粒二象性间的相互转化.

3. 不确定关系是微观粒子波粒二象性的反映,利用不确定关系可估算粒子的位置、动量和其他有关物理量的不确定范围.

4. 动量守恒定律和能量守恒定律仍然适用.

5. 有些问题仍沿用了经典物理中的概念(如电子的轨道概念),虽用了经典物理中的叫法,但含义完全不同(如描述微观粒子的波函数).

6. 单位的换算与统一.

7. 复习所需的知识(如微分方程的解和共轭复数等).

8. 内容涉及范围比较宽,但深度比较浅,变化比较小,要求比较低. 只要准确理解基本概念,明确具体过程,判断、填空和求解相对比较简单.

五、典型例题指导

1. 选择题

(1)黑体是指(　　).

A. 物体不吸收、不反射任何光

B. 物体不反射、不辐射任何光

C. 物体不辐射而能全部吸收所有光

D. 物体不反射而能全部吸收所有光

分析与解答:黑体是一种理想化的模型,黑体只是指在任何温度下对任何波长的辐射能的吸收率都等于1的物体. 黑体不但辐射,而且辐射能力最强. 故答案选 D.

(2)某黑体单位表面积辐射的功率为 5.67×10^4 W·m^{-2},该黑体的温度为(　　).

A. 10^5 K　　　　　B. 10^4 K

C. 10^3 K　　　　　D. 10^2 K

分析与解答:题中给出的是某黑体的辐出度,根据斯特藩-玻耳兹曼定律,$M(T)=\sigma T^4$,计算得到 $T=10^3$ K. 故答案选 C.

(3)用一束绿光照射某金属,有电子逸出,若改用一束强度相同的紫光照射,则逸出的光电子(　　).

A. 数量减少,初动能增大

B. 数量增多,初动能减小

C. 数量增多,初动能不变

D. 数量不变,初动能增大

分析与解答:一束单色光的强度 $I=nh\nu$,n 为光子的数目,ν 为单色光的频率. 强度一定,绿光的频率低于紫光的频率,紫光的光子能量大,紫光的光子数目少. 由于微观粒子能量的吸收是量子化的,一个光子对一个电子,照射金属相同,依据光电效应方程 $h\nu=\frac{1}{2}mv^2+A$,逸出的光电子数目减少,初动能增大. 故答案选 A.

(4)光电效应和康普顿效应都包含有光子与电子的相互作用,正确的说法是(　　).

A. 两种效应都是光子与电子弹性碰撞的结果

B. 两种效应都反映了光的粒子性

C. 两种效应都反映了光的波动性

D. 两种效应都发生在可见光

分析与解答:在光电效应和康普顿效应中,光都以光子的形式与电子相互作用. 在光电效应中,光子的能量不足以穿入物质,而被物质表层的电子吸收,表层电子得到光子的能量使自己逸出物质的表面. 在康普顿效应中,光子的能量大到可以穿过物质表层,光子与电子发生弹性碰撞,光子损失部分能量而波长变长. 故答案选 B.

(5) A 电子和 B 电子分别经 4×10^2 V 和 1.6×10^3 V 的电压加速,加速后 A 电子和 B 电子的德布罗意波长之比为(   ).

A. $\dfrac{1}{4}$ B. 4

C. $\dfrac{1}{2}$ D. 2

分析与解答:具有一定速率的粒子的德布罗意波长为 $\lambda=\dfrac{h}{p}=\dfrac{h}{mv}$. 经电压加速的电子的德布罗意波长,用电压表示的式子为 $\lambda=\dfrac{h}{\sqrt{2meU}}$,则 $\dfrac{\lambda_A}{\lambda_B}=\dfrac{\sqrt{U_B}}{\sqrt{U_A}}=2$. 故答案选 D.

(6) 按照玻尔的氢原子理论,氢原子中的电子在第一轨道与第三轨道上运动的速率之比为(   ).

A. $\dfrac{1}{9}$ B. 9

C. $\dfrac{1}{3}$ D. 3

分析与解答:按照玻尔的氢原子理论,电子的动量矩 $L=mvr=n\hbar$,电子绕核做圆周运动的半径 $r_n=n^2a_0$,联立求解有 $\dfrac{v_1}{v_3}=3$. 故答案选 D.

(7) 用下列哪一能量的光子辐照,光子可以被氢原子处于 $n=2$ 能级的电子吸收?(   )

A. 2.31 eV   B. 2.19 eV
C. 1.89 eV   D. 1.50 eV

分析与解答:氢原子的能级是量子化的,其吸收或辐射的能量必须是两个能级的差. 氢原子的能级为 $E_n=-\dfrac{13.6\text{ eV}}{n^2}$,通过计算,处于 $n=2$ 能级的电子吸收能量为 1.89 eV 的光子后,可以将电子激发到 $n=3$ 的能级. 故答案选 C.

(8) 若电子和光子的波长相同,则电子与光子的动量之比为(   ).

A. $\dfrac{1}{2}$ B. 1

C. 2   D. 3

分析与解答:粒子的波长与动量的关系为 $\lambda=\dfrac{h}{p}$,若电子和光子的波长相同,则它们的动量之比为 1. 故答案选 B.

(9) 下列说法正确的是(   ).

A. 只有在大量粒子存在时才有粒子的波动性
B. 物质波是一种统计意义下的概率波
C. 波函数表示微观粒子在某处出现的概率密度
D. 微观粒子的波函数实际上是不存在的

分析与解答:粒子的波动性为粒子的基本属性,与单个粒子或多个粒子无关. 波函数模的平方表示微观粒子在某处出现的概率密度. 微观粒子的运动状态用波函数表示,波函数可以通过解薛定谔方程得到. 物质波是一种统计意义下的概率波. 故答案选 B.

(10) 在量子态 $\left(n=3,l=2,m_s=-\dfrac{1}{2}\right)$ 上,可填充的最大电子数是(   ).

A. 18   B. 10   C. 8   D. 5

分析与解答:$n=3,l=2$ 一定,m_l 可取 $0,\pm1,\pm2$. 本来 m_l 一定,m_s 还可取 $-\dfrac{1}{2},\dfrac{1}{2}$,但据题意,$m_s$ 限定为 $-\dfrac{1}{2}$,则可填充的最大电子数为 5. 故答案选 D.

2. 填空题

(1) 随着黑体温度的升高,与最大单色辐出度对应的波长向_____方向移动. 若与最大单色辐出度对应的波长减为原来的一半,则黑体的温度变为原来的_____倍.

分析与解答:依据维恩位移定律 $\lambda_m T=b$,黑体温度升高,与最大单色辐出度对应的波长向短波方向移动;经计算,黑体的温度变为原来的 2 倍.

(2) 某金属的逸出功为 2 eV,若用某单色光辐照该金属,当光电子的初动能为 1.5 eV 时,单个光子的能量为_____.

分析与解答:依据爱因斯坦光电效应方程 $h\nu=\dfrac{1}{2}mv^2+A$,单个光子的能量为 3.5 eV.

(3) 在康普顿效应中,散射光的波长变化量只与_____有关.

分析与解答:分析康普顿的散射公式 $\Delta\lambda=\lambda-\lambda_0=\dfrac{h}{m_0c}(1-\cos\theta)=2\lambda_c\sin^2\dfrac{\theta}{2}$,可以看出,散射光的波长变化量与散射物质和入射光的波长无关,只与散射光的散射角有关.

(4) 康普顿效应是光子与电子发生_____,在此过程中_____与_____守恒.

分析与解答：在分析康普顿效应中,将光子与电子的相互作用视为弹性碰撞,推导过程利用了动量守恒定律和能量守恒定律,理论分析得到结论与实验结果完全吻合.

（5）光电效应实验证明了光的_____,戴维孙-革末实验证明了电子的_____.

分析与解答：光电效应实验证明了光的粒子性,戴维孙-革末实验证明了电子的波动性.

（6）某电子经 10^2 V 的电压加速后,该电子的波长为_____.

分析与解答：电子经电压加速后的德布罗意波长为 $\lambda = \dfrac{1.23}{\sqrt{U}}$,式中 U 的单位为 V,λ 的单位为 nm,计算得电子的波长为 1.23×10^{-10} m.

（7）当氢原子中的电子从 -0.85 eV 的能级跃迁到 -1.51 eV 的能级,辐射出的光子能量为_____,电子是从 $n =$ _____的能级跃迁到 $n =$ _____的能级.

分析与解答：利用能量守恒,辐射出的光子能量为 $h\nu = [-0.85 - (-1.51)]$ eV $= 0.66$ eV,氢原子的能级为 $E_n = -\dfrac{13.6\ \text{eV}}{n^2}$,通过计算,对应 $E_n = -0.85$ eV,$n = 4$,对应 $E_n = -1.51$ eV,$n = 3$,则从 $n = 4$ 的能级跃迁到 $n = 3$ 的能级.

（8）氢原子中的电子被激发到第四能级后,当它最终回到基态时可能辐射的谱线条数是_____条.

分析与解答：氢原子中的电子被激发到第四能级后,不稳定,最终要回到基态(即第一能级).在由 4 回到 1 的过程中,可以一步由 4 到 1,也可以经过 3 或 2 过渡到 1,则有 4 到 1、4 到 3、4 到 2、3 到 2、3 到 1 和 2 到 1 共 6 种跃迁方式,每种跃迁方式,对应 1 条谱线,则它回到基态时可能辐射的谱线条数是 6 条.

（9）当 $n = 3$ 时,l 可取_____个值,分别为_____,用符号表示则为_____,当 $l = 2$ 时,m_l 可取_____个值,分别为_____.

分析与解答：n 一定,l 可取 $0,1,2,\cdots,n-1$,由角量子数 l 决定的壳层,称为次壳层,常以 s、p、d、f、g、h 分别代表 $l = 0,1,2,3,4,5$ 各次壳层.l 一定,m_l 可取 $0,\pm 1,\pm 2,\cdots,\pm l$. l 可取 3 个值,分别为 0、1、2,用符号表示则为 s、p、d,m_l 可取 5 个值,分别为 0、± 1、± 2.

（10）某一时刻粒子在空间某处出现的概率为该时刻波函数在该处_____.

分析与解答：根据玻恩对波函数的统计解释,某一时刻粒子在空间某处出现的概率为该时刻波函数在该处模的平方.

3. 计算题

（1）在加热黑体的过程中,其最大单色辐出度对应的波长由 650 nm 变到 500 nm. 问:黑体的辐出度增大了多少倍?

分析：黑体的辐出度与温度有关,而黑体的温度又与最大单色辐出度所对应的波长有关. 由波长得到温度,再由温度得到辐出度.

解：依据维恩位移定律 $\lambda_m T = b$,
$$\lambda_{m1} T_1 = \lambda_{m2} T_2$$
依据斯特藩-玻耳兹曼定律 $M(T) = \sigma T^4$,
$$\frac{M(T_2)}{M(T_1)} = \left(\frac{\lambda_{m1}}{\lambda_{m2}}\right)^4 = \left(\frac{650}{500}\right)^4 = 2.86$$

（2）太阳可视为半径为 7×10^8 m 的球形黑体,太阳到地球表面间的距离为 1.5×10^{11} m,若太阳射到地球表面上的辐射能量为 1.4×10^3 W·m^{-2}. 求太阳的温度.

分析：题中给出的太阳射到地球表面上的辐射能量即为单位时间照射到地球单位表面积的能量,忽略太阳与地球间能量传输过程中的损失,通过能量守恒定律,就可得到太阳的辐出度,再由太阳的辐出度得到太阳的温度.

解：设太阳的半径为 r,地球表面与太阳之间的距离为 R,太阳射到地球表面上的辐射能量为 E,太阳的辐出度为 $M(T)$. 以太阳为球心,以 R 为半径作一球面.

依据能量守恒定律,太阳表面辐射的能量等于通过半径为 R 的球面的能量
$$M(T) \cdot 4\pi r^2 = E \cdot 4\pi R^2$$
$$M(T) = E \cdot \frac{R^2}{r^2}$$
依据斯特藩-玻耳兹曼定律 $M(T) = \sigma T^4$,
$$T = \left[\frac{M(T)}{\sigma}\right]^{1/4} = \left(\frac{E \cdot R^2}{\sigma \cdot r^2}\right)^{1/4}$$
$$= \left(\frac{1.4 \times 10^3 \times 1.5^2 \times 10^{22}}{5.67 \times 10^{-8} \times 7^2 \times 10^{16}}\right)^{1/4} \text{K} = 5\ 803 \text{ K}$$

（3）某 X 射线的波长为 0.15 nm. 求对应此波长的光子能量、动量和质量.

分析:依据微观粒子的波粒二象性关系,通过描述波动的量就可得到描述粒子的量.电磁波在真空中光的传播速率恒为 c,光子的静质量为零,动质量为

$$m = \frac{E}{c^2}.$$

解:光子的能量

$$E = h\nu = h\frac{c}{\lambda} = 6.626 \times 10^{-34} \times \frac{3 \times 10^8}{1.5 \times 10^{-10}} \text{ J} = 1.33 \times 10^{-15} \text{ J}$$

光子的质量

$$m = \frac{E}{c^2} = \frac{1.33 \times 10^{-15}}{9 \times 10^{16}} \text{ kg} = 1.48 \times 10^{-32} \text{ kg}$$

光子的动量

$$p = mc = 1.48 \times 10^{-32} \times 3 \times 10^8 \text{ kg} \cdot \text{m} \cdot \text{s}^{-1}$$
$$= 4.44 \times 10^{-24} \text{ kg} \cdot \text{m} \cdot \text{s}^{-1}$$

(4) 钨的逸出功是 4.52 eV,钡的逸出功是 2.5 eV.①求钨和钡的截止频率;②哪一种金属可作为可见光下的光电效应材料?

分析:截止频率指的是产生光电效应辐照光所需的最低频率,即 $\nu_0 = \frac{A}{h}$,只有入射光的频率 $\nu \geq \nu_0$ 时,电子才能够逸出金属表面.

解:设钨的截止频率为 ν_{01},钡的截止频率为 ν_{02}.

① $\nu_{01} = \frac{A_1}{h} = \frac{4.52 \times 1.602 \times 10^{-19}}{6.626 \times 10^{-34}}$ Hz $= 1.09 \times 10^{15}$ Hz

$\nu_{02} = \frac{A_2}{h} = \frac{2.5 \times 1.602 \times 10^{-19}}{6.626 \times 10^{-34}}$ Hz $= 6.04 \times 10^{14}$ Hz

② 分析以上结果,1.09×10^{15} Hz 不在可见光的频率范围内,而 6.04×10^{14} Hz 在可见光的范围内,钡金属可作为可见光下的光电效应材料.

(5) 在康普顿效应中,入射光子的波长为 3×10^{-3} nm,反冲电子的速率为光速的 60%.求:①散射光子的波长;②散射光子的散射角.

分析:在康普顿效应中,光子与电子发生弹性碰撞,由于电子的速率已达到光速的 60%,则需考虑质量的变化.通过已知条件,利用能量守恒定律,求得散射光子的波长.再利用康普顿散射公式,求解散射光子的散射角.

解:系统包括光子和电子,设入射光子的波长为 λ_0,散射光子的波长为 λ_1,电子的静质量为 m_0,电子的动质量为 m.

① 碰撞前系统的能量

$$h\nu + m_0 c^2 = h\frac{c}{\lambda_0} + m_0 c^2$$

碰撞后系统的能量

$$h\nu_1 + mc^2 = h\frac{c}{\lambda_1} + mc^2$$

碰撞前后系统能量守恒

$$h\frac{c}{\lambda_0} + m_0 c^2 = h\frac{c}{\lambda_1} + mc^2$$

动质量与静质量的关系

$$m = \frac{m_0}{\sqrt{1 - \dfrac{v^2}{c^2}}}$$

联立以上各式,得

$$\lambda_1 = \frac{h\lambda_0}{h + (m_0 - m)c\lambda_0} = 4.34 \times 10^{-3} \text{ nm}$$

② 依据康普顿散射公式

$$\Delta\lambda = \lambda_1 - \lambda_0 = \lambda_C (1 - \cos\theta)$$

$$\cos\theta = 1 - \frac{\lambda_1 - \lambda_0}{\lambda_C} = 0.45$$

$$\theta = 63.3°$$

(6) 瑞士日内瓦大学的光量子科学家研究表明,目前人类眼睛的灵敏性最高可达到接收 3 个光子就能产生光感的程度.如果实验中采用的光波长为 500 nm,此时视网膜上接收的能量是多少?如果每秒都接收 3 个这样的光子,投射到视网膜上的光功率是多少?

分析:n 个光子具有的能量为 $nh\nu$,眼睛能够探测到的光子数越少,眼睛的灵敏性就越高;光功率等于单位时间内接收的光子能量.

解:视网膜接收 3 个光子的能量为

$$E = nh\nu = \frac{nhc}{\lambda}$$
$$= \frac{3 \times 6.626 \times 10^{-34} \times 3 \times 10^8}{500 \times 10^{-9}} \text{ J}$$
$$= 1.19 \times 10^{-18} \text{ J}$$

投射到视网膜上的功率为

$$P = \frac{E}{t} = \frac{1.19 \times 10^{-18}}{1} \text{ W} = 1.19 \times 10^{-18} \text{ W}$$

(7) 在磁感应强度 $B = 0.025$ T 的均匀磁场中,α 粒子沿半径 $R = 0.83$ cm 的圆形轨道运动.求:①α 粒子的德布罗意波长;②以与 α 粒子相同速率运动的质量 $m = 0.1$ g 的粒子的德布罗意波长.

分析：微观粒子的德布罗意波长取决于粒子的动量，在洛伦兹力的作用下，α 粒子做匀速率圆周运动，由牛顿第二定律可以算出 α 粒子的运动速率，从而得到动量，最后算出波长. 运动速率相同，粒子的质量越大，粒子的德布罗意波长越短.

解：① α 粒子在洛伦兹力的作用下，做圆周运动，

$$qvB = m_\alpha \frac{v^2}{R}$$

$$m_\alpha v = qBR = 2eBR$$

α 粒子的德布罗意波长

$$\lambda_\alpha = \frac{h}{m_\alpha v} = \frac{h}{2eBR} = \frac{6.626\times10^{-34}}{2\times1.6\times10^{-19}\times0.025\times0.83\times10^{-2}} \text{ m}$$
$$= 9.98\times10^{-12} \text{ m}$$

② $m = 0.1$ g 的粒子的德布罗意波长

$$\lambda = \frac{h}{mv} = \frac{h}{m\frac{2eBR}{m_\alpha}} = \frac{m_\alpha}{m}\cdot\lambda_\alpha = \frac{6.64\times10^{-27}}{0.1\times10^{-3}}\times9.98\times10^{-12} \text{ m}$$

$$= 6.63\times10^{-34} \text{ m}$$

通过计算可以看出，宏观粒子的波长非常短，其波动性可以忽略不计.

（8）若电子 x 坐标的不确定量为 5×10^{-2} nm. 求：电子的 v_x 不确定量的最小值.

分析：微观粒子由于具有明显的波粒二象性，有些成对的物理量不可能同时具有准确的值，电子的坐标 x 与电子的动量 p_x 就是一对这样的量. x 坐标的不确定度越大，动量 p_x 的不确定度就越小，它们之间受不确定关系的限制.

解：依据不确定关系

$$\Delta x\Delta p_x \geq \frac{\hbar}{2}$$

求最小不确定量，取等号

$$\Delta x\cdot m\Delta v_x = \frac{\hbar}{2}$$

$$\Delta v_x = \frac{\hbar}{2\cdot\Delta x\cdot m} = \frac{1.054\times10^{-34}}{2\times5\times10^{-11}\times9.11\times10^{-31}} \text{ m}\cdot\text{s}^{-1}$$
$$= 1.16\times10^6 \text{ m}\cdot\text{s}^{-1}$$

（9）氢原子中的电子处于 $l=2$ 的状态. ①求电子动量矩的大小；②求动量矩在外磁场方向上可能的分量值；③画出动量矩在外磁场方向上的取向图.

分析：电子动量矩的大小由角量子数决定，即 $L=\sqrt{l(l+1)}\hbar$，动量矩在空间的方位由磁量子数决定，即

$m_l = 0, \pm1, \pm2, \cdots, \pm l$，动量矩在外磁场方向上可能的分量值为 $L_z = m_l\hbar$.

解：① 动量矩的大小
$$L = \sqrt{l(l+1)}\hbar = \sqrt{6}\hbar$$

② 动量矩在外磁场方向上可能的分量值
$$L_z = 0, \pm\hbar, \pm2\hbar$$

③ 动量矩在外磁场方向上的取向如图 13-1 所示.

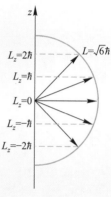

图 13-1 动量矩的分量

（10）一粒子在 x 方向上运动，其波函数为 $\varphi(x) = C\frac{1}{1+ix}(-\infty < x < \infty)$. 求：①常数 C 的值；②何处概率密度最大；③粒子出现在 $[0,1]$ 内的概率.

分析：波函数模的平方为概率密度，利用归一化条件，求常数 C. 对概率密度函数求极值，得到概率密度最大的位置. 利用概率密度函数，求粒子出现在 $[0,1]$ 内的概率.

解：① 利用归一化条件求待定常数 C：

$$\int_{-\infty}^{\infty} C^2\left|\frac{1}{1+ix}\right|^2 dx = 1$$

$$\int_{-\infty}^{\infty} C^2\frac{1}{1+ix}\cdot\frac{1}{1-ix}dx = 1$$

$$\int_{-\infty}^{\infty} C^2\frac{1}{1+x^2}dx = C^2\pi = 1$$

$$C = \frac{1}{\sqrt{\pi}}$$

② 概率密度函数
$$|\varphi(x)|^2 = \frac{1}{(1+x^2)\pi}$$

概率密度最大的位置

$$\frac{\mathrm{d}\mid\varphi(x)\mid^2}{\mathrm{d}x}=-\frac{2x}{\pi\ (1+x^2)^2}=0$$ $$x=0$$ 在 $x=0$ 的位置,概率密度最大.	③ 粒子出现在 $[0,1]$ 内的概率 $$P=\int_0^1\mid\varphi(x)\mid^2\mathrm{d}x=\int_0^1\frac{1}{(1+x^2)\pi}\mathrm{d}x=0.25$$

六、习题

1. 选择题

(1) 一半径为 0.25 m 的球,可视为黑体,当表面温度为 1.5×10^3 K 时,其辐射功率为(　　).

A. 1.5×10^2 kW 　　　　 B. 2×10^2 kW

C. 2.3×10^2 kW 　　　　 D. 3.1×10^2 kW

(2) 普朗克常量的单位是(　　).

A. $\mathrm{kg\cdot m^2\cdot s^{-1}}$ 　　　　 B. $\mathrm{kg\cdot m^2\cdot s^{-2}}$

C. $\mathrm{kg\cdot m\cdot s^{-1}}$ 　　　　 D. $\mathrm{kg\cdot m\cdot s}$

(3) 关于光子的性质,下列说法错误的是(　　).

A. 它有动量和能量,但没有质量

B. 它的静质量为零

C. 它的动量为 $\dfrac{h\nu}{c}$

D. 它的总能量就是它的动能

(4) 一束单色光的能量为 7.95 J,该光的波长为 5.5×10^2 nm,则光子数为(　　).

A. 1.2×10^{19} 　　　　 B. 2.2×10^{19}

C. 3.2×10^{19} 　　　　 D. 4.2×10^{19}

(5) 对于 $\Delta x\Delta p_x\geqslant\dfrac{\hbar}{2}$,下列说法正确的是(　　).

A. 粒子的动量不可能确定,但坐标可以确定

B. 粒子的坐标不可能确定,但动量可以确定

C. 粒子的坐标和动量不可能同时确定

D. 不确定关系只适用于电子和光子,不适用于其他粒子

(6) 当氢原子中的电子由 $n=2$ 变到 $n=4$ 时,电子的现轨道半径与原轨道半径的比为(　　).

A. 2 　　　　 B. 1:2

C. 1:4 　　　　 D. 4

(7) 当氢原子中的电子由 $n=1$ 变到 $n=3$ 时,原子的现能量与原能量的比为(　　).

A. 1:3 　　　　 B. 1:9

C. 3 　　　　 D. 9

(8) 处于基态的氢原子中的电子吸收了一个光子的能量后,脱离原子核的束缚,并具有 3.5 eV 的动能,该光子的能量为(　　).

A. 3.5 eV 　　　　 B. 13.6 eV

C. 15.1 eV 　　　　 D. 17.1 eV

(9) 已知某粒子在一维无限深势阱中运动,其波函数为

$$\varphi(x)=\sqrt{\frac{2}{a}}\sin\frac{3\pi}{a}x\quad(0<x<a)$$

该粒子在 $x=\dfrac{a}{6}$ 处,出现的概率密度为(　　).

A. $\sqrt{\dfrac{2}{a}}$ 　　　　 B. $\dfrac{1}{a}$

C. $\dfrac{2}{a}$ 　　　　 D. $\dfrac{1}{\sqrt{a}}$

(10) 泡利不相容原理指出(　　).

A. 不可能有两个分子具有相同的量子状态

B. 不可能有两个粒子具有相同的量子状态

C. 不可能有两个原子具有相同的量子状态

D. 在一个原子中,不可能有两个电子具有相同的量子状态

2. 填空题

(1) 黑体的辐出度与_____成正比.

(2) 某黑体的温度为 T 时,与最大单色辐出度对应的波长为 4×10^2 nm. 随着时间的推移,当黑体的温度降到 $\dfrac{T}{4}$ 时,此时与最大单色辐出度对应的波长为_____.

(3) 爱因斯坦光电效应方程为 $h\nu=\dfrac{1}{2}mv^2+A$,$h\nu$ 表示_____,$\dfrac{1}{2}mv^2$ 表示_____,A 表示_____.

（4）如果钠的逸出功为 2.468 eV,则产生光电效应的红限波长为_____,用波长为 $4×10^2$ nm 的紫光照射,逸出的光电子的初速率是_____,遏止电压为_____.

（5）康普顿散射公式为_____.

（6）低速运动的质子和 α 粒子(设 α 粒子的质量近似为质子质量的 4 倍),若它们的德布罗意波长相等,则质子和 α 粒子的动量之比为_____,能量之比为_____.

（7）为了获得德布罗意波长为 $1.23×10^{-2}$ nm 的电子,所需的加速电压为_____.

（8）玻尔氢原子理论中的角动量量子化假设是_____.

（9）波函数 $\psi(x,y,z,t)$ 的标准条件是_____,_____,_____;归一化条件是_____.

（10）若主量子数 n 一定,最大的电子数为_____,当 n 和 l 一定,最大的电子数为_____,若 n、l 和 m_l 一定,最大的电子数为_____,若 n、l、m_l 和 m_s 一定,最大的电子数为_____.

3. 计算题

（1）某球形星体(视为黑体)距地球 10 l.y.(光年),1 l.y. $≈9.46×10^{15}$ m,星体发出的光到达地球表面时的强度为 $1.7×10^{-12}$ W·m^{-2},星体的表面温度为 $6.6×10^3$ K. 求:球形星体的直径.

（2）一个功率为 10^2 W 的白炽灯,内装有直径 $d=0.4$ mm、长 $l=30$ cm 的钨丝(钨丝视为黑体). 求:钨丝辐射时的温度.

（3）在温度为 27 ℃ 的房间内,有一个内壁温度为 227 ℃ 的炉子,炉子的壁上有一个面积为 5 cm^2 的小孔,设炉子和房间均可视为黑体. 求:炉子辐出的净功率.

（4）用某单色光辐照钠金属产生光电效应,钠金属的逸出功 $A=2.468$ eV,若使光电流变为零,需加 0.63 V 的反向电压. 求:入射光的波长.

（5）在康普顿散射研究中,将波长 $\lambda=0.05$ nm 的 X 射线射向散射物质. 求:在散射角为 45° 和 90° 方向散射的变长的 X 射线波长.

（6）一质量 $m=40$ g 的子弹,以 $v=10^3$ m·s^{-1} 的速率飞行. 求:①子弹的德布罗意波长;②若子弹位置的不确定量为 1 mm,则速率不确定量的最小值.

（7）根据玻尔的氢原子理论,证明:在量子数为 n 的轨道上的运动的电子,其电子的德布罗意波长恰好为轨道周长的 $\frac{1}{n}$.

（8）某电子以速率 $v=6×10^6$ m·s^{-1} 逆着 $E=5×10^2$ V·m^{-1} 的均匀电场方向飞行,设运动电子的质量不变. 求:电子要飞行多长距离,其德布罗意波长才能变到 0.1 nm?

（9）某粒子在一维无限深势阱中运动,其波函数 $\psi_2(x)=\sqrt{\dfrac{2}{a}}\sin\dfrac{2\pi x}{a}$($0<x<a$). 求:粒子出现概率密度最大的位置.

（10）某粒子被限制在相距 L 的两个不可穿透的壁之间,其波函数 $\psi(x)=Cx(L-x)$($0<x<L$). 求:①C 的值;②在 $\left[0,\dfrac{L}{3}\right]$ 内发现粒子的概率.

七、习题答案

1. 选择题

（1）C. （2）A. （3）A. （4）B. （5）C.
（6）D. （7）B. （8）D. （9）C. （10）D.

2. 填空题

（1）T^4.

（2）$1.6×10^3$ nm.

（3）光子的能量,光电子的初动能,金属的逸出功.

（4）$5.03×10^2$ nm,$4.7×10^5$ m·s^{-1},0.63 V.

（5）$\Delta\lambda=\lambda-\lambda_0=\dfrac{h}{m_0 c}(1-\cos\theta)=2\lambda_c\sin^2\dfrac{\theta}{2}$.

（6）1,4.

（7）10^4 V.

（8）$L = mvr = n\dfrac{h}{2\pi}$ （$n = 1, 2, 3, \cdots$）.

（9）单值，有限，连续，$\displaystyle\int_V |\psi(x, y, z, t)|^2 \mathrm{d}V = 1$.

（10）$2n^2, 2l+1, 2, 1$.

3. 计算题

（1）1.2×10^7 m.

（2）1.47×10^3 K.

（3）1.54 W.

（4）4×10^2 nm.

（5）0.050 7 nm, 0.052 4 nm.

（6）① 1.66×10^{-35} m；② 1.32×10^{-30} m·s^{-1}.

（7）略.

（8）0.1 m.

（9）$\dfrac{a}{4}$ 和 $\dfrac{3a}{4}$ 处.

（10）① $\dfrac{1}{L^2}\sqrt{\dfrac{30}{L}}$；② 21%.

第十四章　激光与 X 射线

一、基本要求

1. 掌握激光的基本原理和基本特点.

2. 掌握 X 射线的产生原理、X 射线强度和硬度的概念、X 射线连续谱和标识谱的产生机制以及物质对 X 射线的吸收规律.

3. 理解 X 射线的基本性质,X 射线衍射以及电子计算机 X 射线断层成像的基本原理.

4. 理解激光的生物效应.

5. 了解激光和 X 射线在医学和军事上的应用.

二、学习提示

1. 本章内容主要包括激光和 X 射线两部分,激光和 X 射线的产生原理、基本特性以及它们与物质的相互作用规律是本章的重点内容.

2. 对于激光部分的学习,主要从原子能级和粒子数按能级分布出发,重点掌握自发辐射、受激吸收和受激辐射等概念,理解和掌握激光产生的三大要素:工作物质、泵浦源和光学谐振腔. 在此基础上全面掌握激光的基本性质,理解激光的生物效应和了解激光在医学和军事上的应用.

3. 对于 X 射线部分的学习,主要基于 X 射线发生装置,从高速运动电子与靶材料的相互作用入手,重点掌握 X 射线的产生原理、X 射线强度、X 射线硬度和短波极限等概念. 从 X 射线衍射规律出发掌握 X 射线连续谱和标识谱. 从 X 射线与物质相互作用规律出发,重点掌握单能窄束 X 射线的吸收规律及其相关计算.

4. 通过自主学习、专题讲座、网络课程和共享教学资源平台等,了解激光和 X 射线在医学和军事上的应用.

三、学习要点

1. 激光的基本原理

（1）原子能级

原子不连续的各种能量状态称为原子能级. 能量最低的能级状态称为基态, 其余称为激发态, 激发态的寿命大于 10^{-3} s 时则称为亚稳态.

学习时应注意:

原子的能量是指原子核外电子能量的总和.

（2）粒子数按能级的分布

热平衡状态下, 微观粒子在各能级上的分布满足玻耳兹曼规律

$$\frac{n_2}{n_1} = \exp\left(-\frac{E_2-E_1}{kT}\right)$$

式中 n_1 和 n_2 分别表示处于能级 E_1 和 E_2 上的粒子数, T 为热平衡时的热力学温度, k 为玻耳兹曼常量. 在热平衡条件下, 处于低能级的粒子多于处于高能级的粒子, 这是粒子数的正常分布.

学习时应注意:

部分能级上微观粒子的分布不满足玻耳兹曼规律, 这被称为粒子数反转.

（3）光辐射的三种基本形式

① 自发辐射. 指处于高能级的粒子随机地从高能级跃迁到低能级并对外辐射光的现象.

② 受激吸收. 指处于低能级的粒子吸收照射光子的能量从低能级跃迁到高能级的现象.

③ 受激辐射. 指处于高能级的粒子受外来光子的诱导（激发、感应、刺激、原子共振）作用, 从高能级跃迁到低能级, 同时发射一个与外来光子相同光子的光辐射过程.

学习时应注意:

光辐射的这三种基本形式在物质发光过程中是同时存在的.

（4）激光

受激辐射光放大的简称.

（5）激光器的组成

激光器的基本组成: 激励装置（泵浦源）, 工作物质, 光学谐振腔.

学习时应注意:

工作物质是指具有亚稳态的三能级以上（含三能级）的物质.

光学谐振腔是指使受激辐射不断得到加强的光振荡装置.

2. 激光的特性

激光的特性主要体现为单色性好,相干性好,方向性好和高强(亮)度等.

(1)单色性好.光的单色性是指光波频率的单一程度,通常用谱线宽度来描述.谱线宽度越窄,单色性越好.

(2)相干性好.激光的相干性分为时间相干性和空间相干性.激光具有优异的时间相干性和空间相干性,是目前最好的相干光源.

(3)方向性好.光束的方向性常用发散角来表示,发散角越小,方向性越好.通常激光的发散角为 $10^{-4} \sim 10^{-2}$ rad.

(4)高强(亮)度.光的亮度是指在给定的方向上,单位时间离开、到达或穿过某一截面单位立体角、单位投影面积上的辐射能量,称为该截面的辐射亮度.与普通光源相比,激光的能量在空间上高度集中,亮度远高于普通光.

学习时应注意:

激光特性的形成原因相互联系,互为因果.

3. 激光的生物效应

生物组织因受激光照射而出现各种物理学、化学和生物学变化的现象称为激光的生物效应.激光生物效应主要包括热效应、压强效应、光化效应、电磁效应和生物刺激效应等,激光的生物效应与激光特性(波长、能量、振荡方式、模式、偏振和作用时间等)和生物体的特性(物理、化学和生物学性质等)密切相关.

4. 激光的医学应用

激光的医学应用主要涉及基础医学研究和临床医学研究两方面.

激光在基础医学研究方面的应用主要包括激光对生物组织、细胞、分子的作用与效应和激光检测技术.激光检测技术主要有:激光微束技术、激光流式细胞术、激光光谱分析技术、激光多普勒技术、激光显微成像技术、激光全息技术、激光拉曼光谱技术和激光扫描共聚焦显微镜技术等.

激光在临床医学应用方面主要包括诊断和治疗两方面.在临床诊断方面主要利用激光光谱技术、激光干涉技术和荧光探针技术等研制各类智能检测设备,用于血液、体液、组织、分子和基因等的快速无损检测,以获取大量与功能和形态相关的生物信息,可有效提高对疾病的诊断水平.在临床治疗方面常用的激光治疗技术包括激光手术治疗技术、激光介入治疗技术、激光辐照治疗技术和激光光敏治疗技术等.

5. 激光的军事应用

激光在军事上的应用主要涉及常规武器中的激光系统(如激光通信、激光测距、激光雷达、激光陀螺、激光目标指示器和激光报警器等)、激光制导系统、激光导弹防御系统(包括舰基激光反导系统、陆基激光反导系统、空基激光反导系统和机载激光反导系统等)、激光武器、激光对抗和激光模拟核爆炸等.

6. 激光的危害和防护

激光的危害主要有直接危害和间接危害两大类. 直接危害是指超过阈值的激光辐照将对眼睛、皮肤、神经系统以及内脏器官造成的损伤. 间接危害主要是指与激光器有关的危害,即电损伤、污染物、噪声、软 X 射线和激光管爆裂等.

激光防护主要包括个人安全防护、激光产品在生产和应用过程中的安全防护等.

7. X 射线的产生

X 射线是频率在 $3 \times 10^{16} \sim 3 \times 10^{20}$ Hz 之间的电磁波,又称伦琴射线.

X 射线的产生一般应具备两个基本条件:一是必须有高速飞行的电子流;二是有适当的障碍物来阻止电子的运动,把电子的动能转化成 X 射线的能量.

产生 X 射线的基本装置主要由 X 射线管、高压电源、低压电源和整流电路四部分组成.

(1) 管电压. X 射线管的阳极和阴极之间的直流电压,以千伏(kV)为单位.

(2) 管电流. X 射线管工作时通过管内电极间的电流,以毫安(mA)为单位.

产生 X 射线的阳极材料的散热方式. ①靶材料须采用高熔点的重金属;②将 X 射线管全部浸在油里;③散热片通风冷却;④水或油循环冷却;⑤采用旋转式阳极;⑥间断使用等.

学习时应注意:

除了采用高速电子撞击靶材料产生 X 射线(韧致辐射)以外,还可以采用受激辐射和同步辐射等方式产生 X 射线.

8. X 射线的基本性质

X 射线的基本性质主要有:①X 射线是高频电磁波,具有电磁波的一切特性;②电离作用;③贯穿作用;④荧光作用;⑤感光作用;⑥生物效应等.

9. X 射线的强度和硬度

(1) X 射线的强度. 表示 X 射线的量,即单位时间内通过与 X 射线垂直的单位面积的辐射能量. 通常在一定管电压下,用管电流(单位:mA)来表示. 通过改变管电流的方法可改变 X 射线的强度.

（2）X 射线的硬度. 表示 X 射线的质,取决于 X 射线光子能量的大小,与光子数量无关,反映 X 射线贯穿能力的强弱,通常用管电压(单位:kV)来表示. 通过改变管电压的方法可改变 X 射线硬度.

10. X 射线谱

（1）**X 射线谱**. 将 X 射线强度按波长的顺序排列的图谱,由连续 X 射线谱和标识 X 射线谱组成.

（2）**连续 X 射线**. 由轫致辐射产生. 轫致辐射的产生与以下两个因素密切相关:①靶材料的原子序数越高,连续谱越强;②管电压越高,产生轫致辐射的概率越大,辐射越强.

学习时应注意:

（a）高速电子撞击阳极靶时,受到靶原子核强电场的作用而急剧减速,使高速电子所失去能量的一部分转化为一个 X 射线光子的能量. 因每个电子受核电场作用情况不同,导致电子失去能量的多少不同,因而转化为 X 射线光子的能量也不尽相同,宏观上表现为 X 射线具有各种频率的连续谱.

（b）当电子受阳极靶的阻挡将全部动能转化为 X 射线光子能量,产生最短波长 X 射线,其波长为

$$\lambda_{\min} = \frac{1.242}{U}(\text{nm})$$

其中 U 的单位为 kV.

标识 X 射线:由原子内层电子跃迁而产生.

学习时应注意:

高速电子进入阳极靶使靶原子某内层电子电离留出空位,外层电子填补内层空位而将多余能量转化为 X 射线的能量. 由于靶原子的原子结构是固定的,因此原子内层电子跃迁而产生的标识 X 射线表现出具有特定的能量值(电子跃迁的能级差). 标识 X 射线的波长取决于阳极靶材料,靶材料的原子序数越高,所产生的标识 X 射线的波长越短.

11. X 射线的衍射

利用晶体作为立体光栅,可获得 X 射线的衍射图样. 由布拉格方程可得反射时 X 射线的加强条件为

$$2d \sin \theta = k\lambda \quad (k=1,2,3,\cdots)$$

式中 d 是晶格常量,θ 是掠射角.

12. 物质对 X 射线的吸收规律

朗伯定律

$$I = I_0 e^{-\mu x} = I_0 e^{-\mu_m x_m}$$

式中 μ 为吸收系数，μ_m 为质量吸收系数，x 为吸收层厚度，x_m 为质量厚度.

学习时应注意：

朗伯定律的适用条件是单能窄束 X 射线. 物质对 X 射线的衰减与物质的性质、形状及波长有关. 物质越厚，原子序数越高，对 X 射线的衰减越强. X 射线的波长越长，越容易被吸收衰减.

半价层：X 射线通过物质的过程中，其强度衰减为原来一半时所穿过的物质厚度（或质量厚度），常用 $x_{\frac{1}{2}}$ 或 $x_{m\frac{1}{2}}$ 表示. 半价层与吸收系数的关系为

$$x_{\frac{1}{2}} = \frac{\ln 2}{\mu} = \frac{0.693}{\mu}, \qquad x_{m\frac{1}{2}} = \frac{\ln 2}{\mu_m} = \frac{0.693}{\mu_m}$$

13. 吸收系数与波长、原子序数的关系

医用低能 X 射线的吸收系数 $\mu = kZ^4\lambda^3\rho$，即：①原子序数越大的物质，其吸收本领越大；②波长越长的 X 射线，越容易被吸收.

14. X 射线的硬化

X 射线进入人体后由于被吸收硬度变得越来越大.

15. X 射线电子计算机断层成像

以测定 X 射线在人体内的吸收系数为基础，利用投影数据，采用数学算法获取分析层解剖图像的现代医学成像技术.

（1）数据. X 射线所经路径上组织对 X 射线的衰减值.

（2）体素. 将介质分成很多厚度相等的均匀小块.

（3）投影数据. $\mu_1 + \mu_2 + \cdots + \mu_n = \dfrac{1}{x}\ln\dfrac{I_0}{I_n}$

$$CT\ 值 = 1\,000 \times \left(\frac{\mu - \mu_{水}}{\mu_{水}}\right)\ Hu$$

（4）开窗. 让屏幕上能观察到的灰度等级只显示某一范围的 CT 值.

（5）窗位. 中间灰度等级代表的 CT 值.

（6）窗口宽度. 能观测到的灰度等级中，最亮和最暗等级所代表的 CT 值之差.

四、解题要点

1. 在利用短波极限公式求 X 射线最短波长时需特别关注管电压的单位，这里管电压的单位取千伏，不取伏特，波长的单位取纳米.

2. 在求解 X 射线衰减的相关问题时,其内容主要涉及半价层、吸收系数、防护材料厚度和原子序数等. 在分析所求问题时,可针对单能窄束 X 射线的特点和指数衰减规律,利用相关公式简化运算过程.

五、典型例题指导

1. 选择题

(1) 激光是( ).

A. 自然光　　　　　　　B. 放射线

C. 受激辐射的光放大　　D. 自发辐射的光放大

分析与解答:激光是受激辐射光放大的简称. 故答案选 C.

(2) 产生激光的工作物质是( ).

A. 具有亚稳态能级结构的工作物质

B. 反物质

C. 暗物质

D. 任何物质

分析与解答:产生激光的工作物质需要具有能够形成粒子数反转的能级结构,亚稳态能级结构能够实现粒子数反转,使低能级的粒子数少于高能级的粒子数. 故答案选 A.

(3) 受激辐射与自发辐射的主要区别是( ).

A. 受激辐射光的频率取决于能级差

B. 受激辐射必须有外来光的作用

C. 受激辐射从低能级向高能级跃迁

D. 自发辐射能引起光放大

分析与解答:当一个光子进入粒子系统后,产生两个或多个特性完全相同的光子,并实现光放大过程的现象称为受激辐射. 故答案选 B.

(4) 激光器中光学谐振腔的作用是( ).

A. 可提高激光束的方向性,不能提高激光束的单色性

B. 不能提高激光束的方向性,可提高激光束的单色性

C. 能提高激光束的方向性,也能提高激光束的单色性

D. 不能提高激光束的方向性,也不能提高激光束的单色性

分析与解答:光学谐振腔是使受激辐射不断得到加强的光振荡装置,它不仅可有效提高激光束的方向性和单色性,而且可有效提高激光束的偏振性和光强度. 故答案选 C.

(5) 一个由大量粒子组成的系统,在外界能量的激励下,光的自发辐射、受激吸收和受激辐射三个过程( ).

A. 只有自发辐射　　　B. 只有受激吸收

C. 只有受激辐射　　　D. 总是同时存在

分析与解答:在粒子能级系统中,当外界给系统提供持续能量时,处于低能级的粒子会吸收外界能量跃迁到高能级,而处于高能级的粒子会释放能量返回至低能级. 因此,整个过程中均伴随自发辐射、受激吸收和受激辐射三种过程. 故答案选 D.

(6) 产生 X 射线必须具备的条件是( ).

A. 加热灯丝

B. 高压电源

C. 散热装置

D. 高速运动电子流和阳极靶材料

分析与解答:X 射线的产生的必备条件是:①高速飞行的电子流;②阻挡该电子流运动的靶材料. 故答案选 D.

(7) 连续 X 射线的最短波长与什么因素有关?( )

A. 与管电流有关　　　B. 与管电压有关

C. 与散热装置有关　　D. 与靶材料有关

分析与解答:X 射线短波极限的公式为 $\lambda_{min} = \dfrac{1.242}{U}$ (nm),故答案选 B.

(8) 标识 X 射线的波长大小取决于( ).

A. 管电流的强弱　　　B. 管电压的高低

C. 阳极靶的面积　　　D. 阳极靶的材料

分析与解答:标识 X 射线表示阳极靶材料的特性,不同阳极靶材料对应不同的特征谱线. 故答案选 D.

(9)两种物质对某种 X 射线吸收的半价层之比为 $\sqrt{2}:1$,则它们的吸收系数之比为( ).

A. $1:\sqrt{2}$ B. $\sqrt{2}:1$

C. $1:2$ D. $2:1$

分析与解答:半价层是指 X 射线在物质中强度被吸收一半的厚度,与吸收系数成反比. 故答案选 A.

(10)物质对一定波长的 X 射线的吸收系数与物质的原子序数的关系是( ).

A. 原子序数越大吸收系数越大

B. 原子序数越大吸收系数越小

C. 吸收系数与原子序数成正比

D. 吸收系数与原子序数成反比

分析与解答:X 射线的吸收系数与被照射物质的密度成正比,原子序数大的物质其密度也大. 故答案选 A.

(11)根据物质质量吸收系数的公式:$\mu_m = kZ^\alpha \lambda^3$,人体中吸收 X 射线能力最强的组织结构是( ).

A. 肌肉   B. 脂肪

C. 骨骼   D. 肝脏

分析与解答:C.

(12)以下哪项不是临床诊断中与 X 射线相关的特性:( ).

A. 电离效应   B. 荧光效应

C. 穿透性   D. 摄影效应

E. 生物效应

分析与解答:E.

(13)CT 是 X 射线在临床诊断中的重要应用之一,与它成像直接相关的物理量是( ).

A. X 射线的硬度   B. X 射线的强度

C. 组织的厚度   D. 组织的吸收系数

分析与解答:D.

2. 填空题

(1)激光武器是利用激光的_____、_____、_____和_____等特性研发的武器装备系统.

分析与解答:本题主要考查对激光特性的了解. 其答案是方向性好,亮度高,相干性好,单色性好.

(2)激光器由_____、_____、_____三

部分组成.

分析与解答:激光器的组成主要包括三部分,即:①能将低能级的粒子抽运到高能级的激励源,包括光能、电能、化学能等;②能提供粒子数反转的工作物质;③能使光放大的光学谐振腔. 故其答案是激励源、工作物质和光学谐振腔.

(3)激光的生物效应主要包括_____、_____、_____、_____和_____等.

分析与解答:激光与生物组织的作用主要包括热效应、压强效应、光化效应、电磁效应和生物刺激效应等. 其答案是热效应、压强效应、光化效应、电磁效应和生物刺激效应等.

(4)X 射线的基本特性有_____、_____、_____、_____和_____.

分析与解答:本题主要考查对 X 射线特性的了解. 其答案是荧光作用、电离作用、贯穿作用、感光作用和生物效应.

(5)铝对波长为 15.4 nm 的 X 射线的吸收系数为 2 610 cm^{-1},欲使透射线强度为入射 X 射线强度的 10%,需要铝板的厚度为_____.

分析与解答:利用公式 $I = I_0 e^{-\mu x}$ 可知,$x = \dfrac{\ln 10}{2\ 610}$ cm $= 8.8\ \mu m$. 其答案是 8.8 μm.

(6)增大 X 射线强度的方法是_____和_____,通常采用_____的方式来增加 X 射线的强度.

分析与解答:X 射线的强度即单位时间内通过与射线方向垂直的单位面积上的辐射能量. 由 $I = \sum_{i=1}^{n} N_i h\nu_i$ 可知,增加 X 射线的强度可通过增加管电压和管电流来实现. 临床上通常在一定管电压下,通过改变管电流的方法来改变 X 射线的强度. 其答案是增大管电流,增加管电压,增大管电流.

(7)防护 X 射线的基本方法包括_____、_____和_____.

分析与解答:X 射线的电离作用能够引起生物效应,过量的照射可以引起机体损伤. X 射线的基本防护方法通常包括时间防护、距离防护和屏蔽防护. 其答案是时间防护、距离防护和屏蔽防护.

(8)电子计算机 X 射线断层成像的实质是_____.

分析与解答：电子计算机X射线断层成像过程中采用的数据是X射线在所途经路径上的衰减值，因此，电子计算机X射线断层成像的实质是利用吸收系数成像．其答案是利用吸收系数成像．

（9）在CT照相过程中所谓的开窗方法是指＿＿＿＿＿＿＿＿＿＿＿＿＿＿＿＿．

分析与解答：人体有2 000个CT值，而CT机的荧光屏上只能分辨64个灰度等级并进行图像显示，因此，让屏幕上的64个灰度等级只显示某一范围的CT值可以提高CT的分辨率，称为"开窗"．其答案是让屏幕上64个灰度等级只显示某一范围的CT值．

（10）螺旋型CT的基本工作方式是＿＿＿＿＿＿＿＿＿＿＿＿＿＿＿＿．

分析与解答：本题考查对螺旋型CT工作原理的理解和掌握，螺旋型CT是在X射线管旋转的基础上通过滑环和扫描床连续平直移动实现数据采集．其答案是检测系统连续式旋转，患者连续向前移动．

（11）激光武器由＿＿＿＿＿、＿＿＿＿＿和＿＿＿＿＿组成．

分析与解答：高能激光器，精准瞄准跟踪系统，光束控制和发射系统．

（12）＿＿＿＿＿和＿＿＿＿＿是岛屿之间、舰船之间、作战平台之间、指挥所与前沿阵地之间常用的通信技术．

分析与解答：激光光纤通信，大气激光通信．

（13）PHaSR是世界上第一款便于单兵随身携带的激光枪．其中，激光器是它的重要组成部分．激光器产生激光的三大基本要素是＿＿＿＿＿、＿＿＿＿＿和＿＿＿＿＿．

分析与解答：工作物质，泵浦源，光学谐振腔．

（14）激光侦察对抗中利用激光技术进行全息摄影来识别敌方的伪装目标主要是利用激光＿＿＿＿＿的特性．

分析与解答：相干性好．

（15）"激光手术刀"主要是利用激光＿＿＿＿＿和＿＿＿＿＿的特性．

分析与解答：强度高，方向性好．

3．计算题

（1）若X射线机的管电压为80 kV，求其产生连续X射线谱中的最大能量和最高频率．

分析与解答：加在X射线管两极间的管电压不同，X射线管内加速电子的最大能量也不同，对应的X射线连续谱的最大能量、最短波长和最高频率也不同．因此，通过管电压可以获得X射线最大能量

$$E_{max} = eU = 1.6 \times 10^{-19} \times 80 \times 10^3 \text{ J} = 1.28 \times 10^{-14} \text{ J}$$

通过管电压也可以获得X射线的最短波长

$$\lambda_{min} = \frac{1.242}{U/\text{kV}} \text{ nm} = \frac{1.242}{80} \text{ nm} = 0.015\ 5 \text{ nm}$$

通过波长与频率的关系可获连续X射线谱的最高频率

$$\nu_{max} = \frac{c}{\lambda_{min}} = \frac{3 \times 10^8}{0.015\ 5 \times 10^{-9}} \text{ Hz} = 1.94 \times 10^{19} \text{ Hz}$$

（2）对波长为0.154 nm的X射线，铝的吸收系数为132 cm^{-1}，铅的吸收系数为2 610 cm^{-1}．要和1 mm的铅层获得相同的防护效果，铝板的厚度应为多大？

分析与解答：物质对X射线的衰减规律服从朗伯定律 $I = I_0 e^{-\mu x}$．如设铝板的厚度为 x_2，铝板的吸收系数为 μ_2，而铅的厚度为 x_1 和吸收系数为 μ_1．由 $I = I_0 e^{-\mu x}$ 可以得到

$$e^{\mu_1 x_1} = e^{\mu_2 x_2}$$

即

$$\mu_1 x_1 = \mu_2 x_2$$

故

$$x_2 = \frac{\mu_1 x_1}{\mu_2} = 19.8 \text{ mm}$$

（3）一厚度为 2.0×10^{-3} m的铜片可使某单色X射线的强度减弱至原来的1/5，试求铜的吸收系数和半价层．

分析与解答：物质对X射线的吸收规律服从朗伯定律 $I = I_0 e^{-\mu x}$．由题意可得

$$I = I_0 e^{-\mu x} = \frac{I_0}{5}$$

得吸收系数为

$$\mu = \frac{-\ln\left(\frac{1}{5}\right)}{x} = \frac{\ln 5}{2.0 \times 10^{-3}} \text{ m}^{-1} = 8.05 \times 10^2 \text{ m}^{-1} = 8.05 \text{ cm}^{-1}$$

同时可得半价层为

$$x_{1/2} = \frac{0.693}{\mu} = \frac{0.693}{8.05} \text{ cm} = 0.086 \text{ cm}$$

（4）某波长的X射线通过水时的吸收系数为0.77 cm^{-1}，通过人体某组织时的吸收系数为1.05 cm^{-1}，求此人体组织的CT值．

分析与解答：在图像重建过程中，吸收系数的绝对数值没有意义，而其相对数值具有重要意义．区分两

种吸收系数十分接近的人体或生物组织,主要依据吸收系数相对值所给出的图像灰度值或黑白对比程度.亨斯菲尔德以水为 0 Hu 作为标准,将人体各种组织的吸收系数值划分为 2 000 个等级,并将致密骨设定为 1 000 Hu,将空气设为 -1 000 Hu,为此,人体组织的 CT 值可由公式 $1\,000\times\left(\dfrac{\mu-\mu_水}{\mu_水}\right)$ Hu 计算得到.

某人体组织的 CT 值 $=1\,000\times\left(\dfrac{\mu-\mu_水}{\mu_水}\right)$ Hu $=1\,000\times$

$\dfrac{1.05-0.77}{0.77}$ Hu $=364$ Hu

（5）设密度为 3 g·cm^{-3} 的物质对于某单色 X 射线束的质量吸收系数为 0.03 cm^2·g^{-1},问该射线束分别穿过厚度为 1 mm、5 mm 和 1 cm 的吸收层后的强度为原来强度的百分之多少?

分析与解答：质量吸收系数是吸收系数与物质密度的比值,$\mu_m=\dfrac{\mu}{\rho}$,用于比较各种物质对 X 射线的吸收本领.因此由题意可得物质的吸收系数为

$$\mu=\mu_m\rho=0.03\times3\ \text{cm}^{-1}=0.09\ \text{cm}^{-1}$$

根据 $I=I_0\mathrm{e}^{-\mu x}$ 可得,当 $x_1=1$ mm 时

$$\frac{I_1}{I_0}=\mathrm{e}^{-\mu x_1}=\mathrm{e}^{-0.09\times0.1}=99.1\%$$

当 $x_2=5$ mm 时

$$\frac{I_2}{I_0}=\mathrm{e}^{-\mu x_2}=\mathrm{e}^{-0.09\times0.5}=95.6\%$$

当 $x_3=1$ cm 时

$$\frac{I_3}{I_0}=\mathrm{e}^{-\mu x_3}=\mathrm{e}^{-0.09\times1}=91.4\%$$

（6）X 射线可用于临床诊断与治疗,若要获得最高频率 $\nu_{\max}=6.0\times10^{19}$ Hz 的 X 射线作深部组织治疗,试问：①要把管电压设置为多少（单位：千伏）？②此时电子打到靶上的动能为多大？

分析与解答：① 根据 $h\nu=eU$,代入数据,得

$$6.626\times10^{-34}\ \text{J}\cdot\text{s}\times6\times10^{19}\ \text{Hz}=1.6\times10^{-19}\ \text{C}\cdot U$$

所以

$$U=248\ \text{kV}$$

② 根据 $E_k=h\nu$,代入数据,得

$$E_k=6.626\times10^{-34}\times6.0\times10^{19}\ \text{J}=3.98\times10^{-14}\ \text{J}$$

六、习题

1. 选择题

（1）粒子数反转分布是指（　　）.

A. 低能级粒子数多

B. 高能级粒子数多

C. 高低能级粒子数相等

D. 自发辐射粒子数多

（2）原子处于（　　）最稳定.

A. 基态　　　　　　　B. 激发态

C. 亚稳态　　　　　　D. 高能态

（3）激光属于（　　）.

A. 受激吸收发光　　　B. 自发辐射发光

C. 受激辐射发光　　　D. 轫致辐射发光

（4）下面不属于光学谐振腔的作用是（　　）.

A. 实现粒子数反转分布

B. 光放大

C. 光频率的选择

D. 输出激光

（5）临床上用于对肌体软组织进行切割的激光功率一般为（　　）.

A. 10~20 W　　　　　B. 20~30 W

C. 30~40 W　　　　　D. 40~80 W

（6）X 射线的硬度反映了（　　）.

A. X 射线量的大小

B. X 射线管电流的大小

C. X 射线贯穿本领的大小

D. X 射线管散热能力的大小

（7）若某 X 射线管的管电压为 100 kV,则 X 射线连续谱的最短波长为（　　）.

A. 6.2 nm　　　　　　B. 0.062 nm

C. 12.4 nm　　　　　D. 0.012 4 nm

（8）关于 X 射线产生的错误说法是（　　）.

A. 用适当的障碍物阻止高速运动的电子流产生

X 射线

　　B. 利用放射性核素直接获得 X 射线

　　C. 用受激辐射的方法产生 X 射线

　　D. 用同步辐射装置使被加速的高能带电粒子直接辐射 X 射线

　　(9) 下列对 X 射线的防护物质中,最理想的是(　　).

　　A. 铁　　　　　　　　B. 铝

　　C. 铅　　　　　　　　D. 铜

　　(10) 对于某种 X 射线,A、B 两种金属的吸收系数之比为 2:3,若要取得相同的防护效果,两种金属板的厚度之比为(　　).

　　A. 2:3　　　　　　　B. 3:2

　　C. 4:9　　　　　　　D. 9:4

2. 填空题

　　(1) 激光武器对目标的杀伤机理主要包括＿＿＿、＿＿＿和＿＿＿.

　　(2) 激光导弹防御系统是利用高能激光摧毁＿＿＿和＿＿＿的作战系统.

　　(3) 激光武器是利用激光束直接攻击对方目标的＿＿＿武器.

　　(4) 光与物质的三种基本作用形式是＿＿＿、＿＿＿和＿＿＿.

　　(5) 激光的生物效应不仅与＿＿＿有关,而且与＿＿＿有关.

　　(6) X 射线与物质相互作用的三种主要方式是＿＿＿、＿＿＿和＿＿＿.

　　(7) 电子计算机 X 射线断层成像的基本原理是利用投影数据来重建图像,这里所谓的数据是指＿＿＿.

　　(8) 连续 X 射线的产生机制是＿＿＿.

　　(9) 标识 X 射线的产生机制是＿＿＿.

　　(10) 物质对一定波长的 X 射线的质量吸收系数与物质的原子序数的关系是＿＿＿.

3. 计算题

　　(1) 若 X 射线管两极的管电压为 60 kV,试求连续 X 射线谱中光子的最大能量和最短波长,试问这种 X 射线能否做深部组织治疗用?

　　(2) 已知某种物质的吸收系数为 100 cm^{-1},现有某单色 X 射线通过该物质后强度减弱了 90%,则该物质的厚度应为多少?

　　(3) X 射线被物质吸收时,需要经过几个半价层,强度才能减少到原来的 1%?

　　(4) 若已知 X 射线管上的电压增加了 1 倍后,连续 X 射线的最短波长变化了 0.05 nm,试求该最短波长的值.

　　(5) 连续 X 射线的最短波长为 0.015 7 nm,试计算轰击靶的电子的速度.

　　(6) 对波长为 0.154 nm 的 X 射线,铝、镍和铅的吸收系数分别为 132 cm^{-1}、427 cm^{-1} 和 2 610 cm^{-1},如用此 3 种材料分别作为吸收体,试求使出射 X 射线强度为原来的 20% 时所需的厚度.

　　(7) 管电压为 40 kV 和 85 kV 时,肌肉的 X 射线的吸收系数分别为 0.4 cm^{-1} 和 0.2 cm^{-1},试求这两种 X 射线分别透过 5.0 cm 的肌肉层后的强度与其入射强度之比的百分数.

　　(8) 已知水对能量为 1 MeV 的 X 射线的半价层为 10.2 cm,求:①水的吸收系数和质量吸收系数;②此 X 射线的波长.

　　(9) 某岩盐是晶格常量为 2.8×10^{-10} m 的立方体晶体,今有波长为 λ 的 X 射线以掠射角 10°50′投射到晶体表面上,如果在反射线方向上恰好发生第一级干涉加强的现象,求 X 射线的波长.

　　(10) 已知氯化钠的晶体结构是简单的立方点阵,用波长为 0.154 nm 的 X 射线入射在氯化钠晶体表面上,当掠射角与晶体表面成 15°58′时,可以观察到第一级反射的主极大,求相邻两离子之间的平均距离.

　　(11) 一束 X 射线在晶格常量为 0.281 nm 的单晶体氧化钠的天然晶面上反射,当掠射角减少到 4.1° 时才观察到镜反射,试求该反射 X 射线的波长.

　　(12) 在 X 射线衍射实验中,一波长为 0.084 nm 的单色 X 射线,以 30° 的掠射角射到某晶体上,出现第三级反射极大,求该晶体的晶格常量.

　　(13) 某 X 射线机的管电压峰值为 100 kV,计算其 X 射线的最短波长以及它的光子能量.

　　(14) 欲产生最高频率为 3×10^{19} Hz 的 X 射线,应加多大的管电压?电子到达阳极靶的速度是多少?(不考虑速度所引起的质量变化.)

　　(15) 若 X 射线管上的电压增加 1 倍,则连续 X 射线的最短波长将变化 0.05 nm,求该 X 射线管的最短波长.

　　(16) 设密度为 3 g·cm^{-3} 的物质对某 X 射线的质

量吸收系数为 0.03 $cm^2 \cdot g^{-1}$，求 X 射线束穿过厚度 1 cm、10 cm、100 cm 的吸收层后的强度占原入射强度的百分比.

（17）对波长为 0.154 nm 的 X 射线，铝的吸收系数为 132 cm^{-1}，铅的吸收系数为 2 610 cm^{-1}，要得到与 1 mm 厚的铅层相同的防护效果，铝板的厚度应为多大？

（18）某单色 X 射线穿过一厚度为 0.2 cm 的薄片，强度减弱 80%，求该物质的线性吸收系数和半价层分别为多少.

（19）X 射线穿过某种介质后，它的强度衰减为原来的 1%，则介质的厚度相当于多少个半价层？

（20）设某一单色 X 射线连续地穿过密接的三种物质，它们的厚度都为 1 cm，已知透过这三种物质后 X 射线的强度为入射强度的 10%，第一、第二种物质的吸收系数分别为 0.71 cm^{-1} 和 1.28 cm^{-1}，求第三种物质的吸收系数.

（21）已知某病灶与周围组织的 CT 值相差 720 Hu，求这两种组织的 μ 值相差多少.

（22）某 CT "开窗" 时，窗宽为 300 Hu，窗口上限为 -300 Hu，求窗位为多少？能观察到的 CT 范围为多少？

七、习题答案

1. 选择题

（1）B.　（2）A.　（3）C.　（4）A.　（5）D.

（6）C.　（7）D.　（8）B.　（9）C.　（10）B.

2. 填空题

（1）烧灼效应，激波效应，辐射效应.

（2）声速运行的导弹，飞行物体.

（3）定向能.

（4）自发辐射，受激辐射，受激吸收.

（5）激光的性能，生物组织的性能.

（6）光电效应，康普顿散射，正负电子对的生成.

（7）X 射线途经路径上组织对 X 射线的衰减值.

（8）轫致辐射.

（9）靶材料原子的内层电子跃迁.

（10）原子序数越大，质量吸收系数越大.

3. 计算题

（1）9.6×10^{-15} J，0.020 7 nm，$\lambda_{min} > 0.012$ nm，因此不能做深部组织治疗用.

（2）2.3×10^{-2} cm.

（3）6.6.

（4）0.1 nm.

（5）1.67×10^8 $m \cdot s^{-1}$.

（6）1.22×10^{-2} cm，3.77×10^{-3} cm，6.17×10^{-4} cm.

（7）14%，37%.

（8）① 0.067 9 cm^{-1}，0.067 9 $cm^2 \cdot g^{-1}$；② 1.24×10^{-12} m.

（9）0.105 nm.

（10）0.282 nm.

（11）0.040 2 nm.

（12）2.52×10^{-10} m.

（13）1.242×10^{-11} m，1.6×10^{-14} J.

（14）124 kV，2.1×10^8 $m \cdot s^{-1}$.

（15）0.1 nm.

（16）91.4%，40.7%，0.012%.

（17）1.98 cm.

（18）8.05 cm^{-1}，0.09 cm.

（19）6.65.

（20）0.31 cm^{-1}.

（21）0.72.

（22）-450 Hu，-600～-300 Hu.

第十五章　放射医学基础

一、基本要求

1. 了解原子核的基本性质和原子核的衰变类型.
2. 掌握用原子核的结合能概念等进行原子核稳定性的分析方法.
3. 掌握原子核的衰变规律和应用.
4. 理解射线与物质相互作用的几种形式.
5. 理解射线剂量的定义以及射线的防护与探测方法.
6. 了解放射性核素在基础医学研究及临床上的应用.

二、学习提示

1. 原子核不仅是物质存在的一个层次,而且是一个高速运动着的微观实体. 原子核与原子、分子等类似,具有固有的物理学属性:不但有大小、质量,也具有电磁特性,还具有自旋、同位旋等微观粒子的量子属性. 原子核结构与运动变化规律的理论研究方法集成了经典物理学研究方法,原子核的运动形式更为复杂,遵循力学、电磁学规律;但大量原子核衰变运动的集体表现符合统计规律,需采用统计平均的方法进行研究. 因此,研究语言与研究方法的转换是本章的一个特点.

2. 就本章的内容而言,研究方法较为抽象,尽管涉及面比较广泛,但都统一在原子核结构与运动变化规律这样一个逻辑框架之下,就是突出物理学思想本身. 为此,应重点掌握结合能、原子核的衰变规律等,同时应注意放射性衰变类型、射线与物质相互作用的几种形式、射线剂量的定义以及射线的防护等内容. 关于磁共振成像、核医学成像与放射治疗以及分子成像应结合医学应用多加关注.

3. 原子核衰变规律和射线与物质的相互作用是放射性研究的重点,学习时从决定原子核稳定性的因素入手进行分析,分别从质量亏损、(平均)结合能、中子质子数之比等三个角度进行判断. 放射性衰变是某些不稳定的核素自发地放出各种射线并蜕变为另一种核素的现象,若将原子核视为由核子组成的量子体系,放射性衰变就是原子核从一种结构或能量状态自发地转变为另一种结构和能量状态的外在表现,即是原子核发生自发跃迁的结果.

三、 学习要点

1. 物质的微观结构模型

(1) 物质是由大量的原子或分子组成的,分子或原子都在做永不停息的无规则运动.

(2) 原子是由一个中央带正电的核(称为原子核)和若干个绕核运动的电子组成的.

(3) 原子核由带正电的质子和不带电的中子组成,质子和中子统称为核子. 原子核用符号 $_Z^A X$ 来表示,X 为相应原子的元素符号,A 为核了数,Z 为质子数.

2. 核素、同位素、同量异位素和同质异能素的概念

具有确定的核子组成(Z 不同,A 也不同)的各种原子核都称为核素.质子数相同而中子数不同的一类核素,在元素周期表上处于同一位置,称为该元素的同位素. 核子数相同但质子数不同的一类核素称为同量异位素. 有些原子核处于激发态且比较稳定,习惯上将这类核子数、质子数均相同,但能量状态不同的核素称为同质异能素.

3. 原子核的质量和大小

质量是原子核的重要属性之一,粗略地讲,原子核质量相当于原子质量的 99.98%;当用原子质量单位 u 去表示原子核的质量时,很接近一个整数,即核内的核子总数,称为核的质量数.

实验研究表明,原子核的形状为近球形或椭球形,近似用球半径来表征核的大小,经验公式为

$$R = R_0 A^{1/3}$$

式中 R_0 为一常量,其值约等于 1.2×10^{-15} m,A 为原子核的质量数.

4. 核力的重要性质

(1) 核力是一种短程力,只有在原子核的线度内才能发生.

(2) 核力具有饱和性,即每个核子只能与周围有限个数的核子发生相互作用.

(3) 核力是强相互作用,大约比库仑力大一百倍.

（4）核力与电荷无关，质子与质子之间、中子与中子之间、质子与中子之间的吸引力都是相等的.

（5）核力在极短程（$<10^{-16}$ m）内存在斥力，即当核子靠近到一定程度时，引力将转变为斥力.

（6）核力与自旋有关，两核子之间的核力与它们的自旋的相对取向有关.

5. 原子核的自旋与磁矩

原子核中的每个核子都在围绕着自身轴旋转，这种运动称为原子核的自旋，它是原子核的重要特性之一；原子核中所有核子的自旋角动量的角动量矢量和，按照习惯称为原子核的自旋角动量，其值为

$$L_N = \sqrt{I(I+1)}\frac{h}{2\pi}$$

式中，h 是普朗克常量，I 是表征原子核自旋角动量的量子数.

原子核是带电的，它的自旋使核电荷形成环流，所以原子核还具有磁矩，它与核自旋之间的关系为

$$\mu_I = g\sqrt{I(I+1)}\mu_N$$

式中 g 称为朗德因子，由实验测定；μ_N 是常量.

6. 原子核的质量亏损及结合能

原子核的实际质量要比核内所含的质子、中子按每个单独的质子、中子质量计算出来的数值小些，两者的差值称为核质量亏损 Δm. 实际上，原子核与电子组成原子也有质量亏损，只是相比于核的质量亏损要小得多.

核子组成原子核时，质量减少了 Δm，根据爱因斯坦质能关系式，应有相当的能量 ΔE 释放出来，其关系为

$$\Delta E = \Delta m \cdot c^2 = [Zm_p + (A-Z)m_n - M_n] \cdot c^2$$

常用每个核子的平均结合能 $\varepsilon = \Delta E/A$，作为反映原子核稳定性的一个标志.

另一个反映原子核稳定性的指标是中子和质子的比值，由于核力和电场力的共同作用，一个稳定的原子核的中子数 N 与质子数 Z 要求有一定的比例，否则将是不稳定的.

7. 原子核衰变类型

不稳定的原子核自发地放出某些射线而过渡到稳定的原子核，这种现象称为原子核衰变，衰变过程遵循电荷、质量、能量、动量和核子数守恒定律. 主要的衰变类型有以下几种.

（1）α 衰变

原子核自发地放射出一个 α 粒子（即高速运动的氦核粒子束）而变成另一种原子核的过程，一般反应式为

$$_Z^A X \rightarrow _{Z-2}^{A-4} Y + _2^4 He + Q$$

式中,X 称为母核,Y 称为子核.

（2）β 衰变

β 衰变包括 β⁻衰变、β⁺衰变和电子俘获三种类型.

β⁻衰变反应式:

$$_Z^A X \rightarrow _{Z+1}^A Y + _{-1}^0 e + _0^0 \bar{\nu} + Q$$

β⁺衰变反应式:

$$_Z^A X \rightarrow _{Z-1}^A Y + _1^0 e + _0^0 \nu + Q$$

电子俘获反应式:

$$_Z^A X + _{-1}^0 e \rightarrow _{Z-1}^A Y + _0^0 \nu + Q$$

（3）γ 衰变和内转换

α、β 衰变后的子核大部分处于激发态,要以 γ 光子的形式向外辐射能量,跃迁到较低的能级或基态,这种过程称为 γ 衰变. 一般反应式可表示为

$$_Z^{Am} X \rightarrow _Z^A X + \gamma$$

当原子核由激发态回到基态时,除了放出 γ 光子之外,还可能将能量直接传递给内层电子,使其脱离原子的束缚,成为自由电子. 这种衰变方式叫内转换.

8. 原子核的衰变规律

放射现象是原子核趋于稳定的过程,不稳定的核素自发地进行衰变,同时释放出各种射线.

大量原子核组成的放射性物质中,其衰变服从统计规律. 若 $t = 0$ 时,原子核的数目为 N_0,则衰变规律为

$$N = N_0 e^{-\lambda t}$$

式中 N 就是 t 时刻剩余的放射性核的个数,λ 称为衰变常量.

学习时应注意:

（a）原子核的数目因衰变减少到原来一半所需的时间称为该核素的半衰期,用 T 表示.

$$T = \frac{\ln 2}{\lambda} = \frac{0.693}{\lambda}$$

（b）平均寿命指原子核平均生存的时间,用 τ 表示.

$$\tau = \frac{1}{N_0} \int_0^\infty (dN) t = \frac{1}{N_0} \int_0^\infty (-\lambda N t) dt = \frac{1}{\lambda} = 1.44 T$$

（c）衰变常量、半衰期和平均寿命都是表征原子核衰变快慢的物理量,是原子核的重要特性之一.

9. 生物半衰期与有效半衰期

放射性核素进入生物体后核素实际数目随时间减少的同时,生物体代谢导致放射性核素排出一半所需的时间称为生物半

衰期 T_b. 这是由放射性核素自身的物理性质决定的. 因此,把生物体内放射性核素实际数目减少一半所需要的时间称为有效半衰期 T_e.

T、T_b、T_e 之间的关系为

$$\frac{1}{T_e} = \frac{1}{T_b} + \frac{1}{T}$$

10. 放射性活度

这是实际应用中最受关注的概念,指放射性物质在单位时间内发生衰变的原子核的数目.

$$A = -\frac{\mathrm{d}N}{\mathrm{d}t} = \lambda N = \lambda N_0 \mathrm{e}^{-\lambda t} = A_0 \mathrm{e}^{-\lambda t}$$

在放射治疗中经常使用另一个物理量——放射性比活度,它是指单位质量放射源的放射性活度,是衡量放射性物质纯度的指标.

11. 射线与物质的相互作用

射线与物质相互作用的规律是放射医学实践中进行射线探测、防护和分析,射线诊断和放射治疗等许多领域的基础.

（1）带电粒子与物质的相互作用

带电粒子与物质发生相互作用一般有四种方式:①与原子核外电子发生非弹性碰撞;②与原子核发生非弹性碰撞;③与原子核外电子发生弹性碰撞;④与原子核发生弹性碰撞. 这四种方式由电离、射程和吸收规律等概念进行具体描述.

（2）光子与物质的相互作用

光子与物质相互作用的主要方式有三种:光电吸收、康普顿散射和电子对效应.

（3）中子与物质的相互作用

中子与物质发生相互作用只有两种方式:中子与原子核的弹性碰撞和中子与原子核的非弹性碰撞,即俘获或散射.

12. 辐射剂量

（1）X 射线和 γ 射线的照射量

假设在空气中某处,X 射线或 γ 射线在质量为 $\mathrm{d}m$ 的空气中产生的所有次级电子完全被空气吸收,产生的同一种符号的离子的总电荷量为 $\mathrm{d}Q$,则该处由 X 射线或 γ 射线造成的照射量定义为

$$X = \frac{\mathrm{d}Q}{\mathrm{d}m}$$

式中 X 是照射量,单位为 $\mathrm{C} \cdot \mathrm{kg}^{-1}$,没有专门名称. 由于医学应用的习惯,仍使用早期单位 R（伦琴）,$1\ \mathrm{R} = 2.58 \times 10^{-4}\ \mathrm{C} \cdot \mathrm{kg}^{-1}$.

（2）吸收剂量

假定某体积元内物质的质量为 dm，射线传递给该体积元的平均能量为 dE，则该物质的吸收剂量定义为

$$D = \frac{dE}{dm}$$

式中 D 表示吸收剂量，单位为 Gy（戈瑞），$1\ Gy = 1\ J \cdot kg^{-1}$.

（3）剂量当量

将生物体所接受的吸收剂量根据生物效应加以修正，在放射医学中经修正后的吸收剂量被称为剂量当量，

$$H_T = D_{T \cdot R} \cdot \omega_R$$

式中 ω_R 是某种辐射 R 在某个组织或器官 T 中的吸收剂量修正因子，又称为辐射权重因子. $D_{T \cdot R}$ 表示辐射 R 在组织或器官 T 中产生的平均吸收剂量.

剂量当量 H_T 的单位为 Sv（希沃特），$1\ Sv = 1\ J \cdot kg^{-1}$. 早期的专用单位为 rem（雷姆），$1\ Sv = 100\ rem$.

13. 射线的防护

（1）辐射的防护标准：最大容许剂量

国际上规定，经过长期积累或一次性照射后，对机体既无损害又不产生遗传危害的最大照射剂量，称为最大容许剂量（MPD）. 各国对这一剂量规定不全相同，我国现行的规定为每年不得超过 50 mSv.

（2）外照射防护

放射源在体外对人体进行的照射称为外照射. 人体接收外照射的剂量与人体到放射源的距离及照射时间有关. 外照射的防护可采取以下措施：①尽可能远离放射源；②尽可能减少受照射的时间；③在放射源和人体中间设置屏障，从而减弱放射性强度.

（3）内照射防护

将放射源放入人体内进行照射的方式称为内照射. 内照射危害极大，除必要的放射医学肿瘤介入疗法或因诊断需要必须向体内引入放射性核素外，任何内照射都应尽量避免.

14. 核磁共振基本概念

并不是所有的原子都具有核磁共振现象，只有自旋量子数不为零的原子才具有核磁矩，可能产生核磁共振现象. 除原子核的自旋与磁矩前面已作介绍外，还有下列基本概念.

（1）拉莫尔进动

置于外部静磁场的原子核，在自旋的同时又会以外磁场为轴进动，称为拉莫尔进动. 进动角频率为

$$\omega_0 = \gamma B_0$$

对于同一种原子核,外磁场越强,原子核进动的频率越高;而对不同种类的原子核,在相同的外磁场中,γ 不同,原子核进动的频率不同.

（2）塞曼效应

塞曼效应是指在外磁场作用下,原子核的能级发生分裂的现象,即核磁矩在外磁场方向上有两个取向或平衡态,分裂后相邻两能级之间的能量差为 $\Delta E = g\mu_N B_0$.

（3）原子核的宏观磁化

核磁矩取向平行于外磁场 $\boldsymbol{B}_0$ 的原子核数目会多于反平行于外磁场 $\boldsymbol{B}_0$ 的原子核数目,使得核磁矩不能完全互相抵消,从宏观上看,在平行于外磁场的方向上会出现一个磁矩,引入磁化强度矢量 $\boldsymbol{M}$ 来描述这种宏观磁化程度.

15. 核磁共振现象

（1）核磁共振现象的发生

能级分裂后相邻两能级之间的能量差为 ΔE. 当外部能量为 ΔE 的射频电磁波作用在磁场中的原子核时,就会产生核磁共振现象.

（2）弛豫过程和弛豫时间

弛豫过程是射频脉冲停止作用后,宏观核磁矩逐渐从"不平衡态"恢复到原来的热平衡态的过程. 弛豫过程分为横向弛豫和纵向弛豫:同种核相互交换能量的过程,称为自旋-横向弛豫或自旋弛豫过程;氢核与周围物质进行热交换后达到热平衡的过程,称为纵向弛豫或自旋-晶格弛豫.

（3）自由感应衰减信号

当射频脉冲停止后,水平方向上的磁化强度矢量在射频线圈内形成逐渐衰减的感生电动势,而产生逐渐衰减的感应电流,这个交变信号称为自由感应衰减信号.

16. 磁共振成像原理

（1）磁共振信号成像参量和加权图像

成像参量主要包括:质子密度 ρ、纵向弛豫时间 T_1 和横向弛豫时间 T_2. 质子密度在人体中的差异仅 10%,但弛豫时间可相差数十倍,故弛豫时间更为重要.

加权（weighted）的概念:加权或称权重,有侧重、为主的意思. MR 成像过程中,弛豫时间 T_1、T_2 二者同时存在,只是在某一时间内所占的比重不同. 如果选择突出纵向弛豫特征的扫描参量用来采集图像,即可得到以纵向弛豫为主的图像,当然其中仍有少量横向弛豫成分,因是以纵向弛豫为主,故称为 T_1 加权像（weighted imaging,WI）.

（2）磁共振成像的基本方法

将三个相互垂直的线性梯度磁场叠加在均匀的主磁场中,以建立共振信号与空间位置之间的关系,即建立起不同点的共振信号与空间位置一一对应的关系. 其过程是先进行选层,再进行相位编码和频率编码.

（3）图像重建

在图像重建时再进行自由感应衰减信号解码,得到具有相位和频率特征的磁共振信号;根据层面各体素编码的对应关系,将各体素的信号大小依次显示在荧光屏上,最后得到一幅反映层面各体素磁共振信号大小的图像.

（4）核磁共振成像装置的基本结构

成像装置的基本结构包括三大部分:静磁场+梯度磁场的磁体系统、射频谱仪系统和计算机数据处理及图像重建系统.

17. 核磁共振成像的应用与发展

核磁共振成像具有多个成像参量,能够提供丰富的诊断信息;有极好的组织分辨能力;扫描（切层）方向灵活;无电离辐射,安全可靠.

18. 核医学成像

核医学成像是利用放射性核素示踪方法显示人体内部结构的医学影像技术. 由于体内不同组织和器官对某些化合物具有选择性吸收的特点,故将用不同的放射性核素制成的标记化合物注入体内后,可以使体内各部位按吸收程度进行放射性核素的分布,再根据核素衰变放射出射线的特性,在体外用探测器进行跟踪记录,就可以间接获得被研究物质在生物体内的动态变化图像.

核医学成像的主要特点是功能性显像,可以进行功能性的量化测量.

19. 发射型计算机断层（ECT）

ECT 就是通过计算机图像重建来显示已经进入人体的放射性核素在断层面上的分布. 它分为两种:单光子发射型计算机断层（SPECT）和正电子发射型计算机断层（PET）.

（1）单光子发射型计算机断层

利用在体外测量从体内发出来的 γ 射线技术来确定在体内的放射性核素的活度. SPECT 的放射性制剂都是发生 γ 衰变的同位素,体外进行的是单个光子数量的测量. 采用滤波反投影法,即由探测器获得断层的投影函数,再用适当的滤波函数进行卷积处理,将卷积处理后的投影函数进行反投影,重建二维的活度分布.

（2）正电子发射型计算机断层

PET 是将可以发生 β^+ 衰变而产生正电子发射的同位素药物注入人体之后,从体外探测其发射出的正电子与体内的负电子发生湮没时释放出的沿相反方向出射的两个能量为 0.511 MeV 的 γ 光子,从而获得正电子标记放射性核素在体内的位置及其分布,以及这种分布随时间变化的信息. PET 探测的特点是位于扫描断层两侧的一对探头同时工作,只有当两个探头都分别接收到湮没光子时才有信号发生.

20. 放射治疗

放射治疗是除手术治疗外最重要的治疗肿瘤的物理疗法. 它利用放射性核素放出的 X 射线、β 射线、γ 射线通过机体时,会对机体组织产生破坏作用的原理,来达到治疗肿瘤的目的.

放射治疗的手段是电离辐射,但射线自身不能区分肿瘤细胞与正常细胞,因而放射治疗的基本原则就是在保证对正常组织危害最小的同时给予肿瘤以最大的破坏. 为了做到这一点,最常用的办法是把射线束从多个不同方向对准肿瘤,从而在肿瘤处产生最大剂量.

四、解题要点

1. 原子核的稳定性通常用比结合能来描述,但仅此判定原子核的稳定性并不充分;原子核的稳定性还与核内质子和中子之间的比例有密切的关系. 在进行质量亏损及结合能的计算时,注意原子核的质量应为原子质量减去电子质量. 解题时要注意各物理量的单位. 例如,用原子质量单位 u 表示时,电子的质量为

$$m_e = \frac{9.1 \times 10^{-31}}{1.660\,566 \times 10^{-27}} \, u = 5.48 \times 10^{-4} \, u$$

2. 在解答放射性衰变类型的相关问题时,第一是要记住核衰变的过程与其他任何物理过程一样,严格地遵守电荷守恒定律、质量守恒定律等普遍定律及核子数守恒定律. 第二是要理解各种衰变类型概念的差别,同时理解衰变释放出来的射线严格对应衰变的每一个过程,应注意放射性衰变类型、射线的几种形式. 第三是求解衰变规律或放射性活度的问题时,要注意分析问题所给出的条件,在满足条件前提下,应用相关公式求解. 第四,能够利用衰变图解释、说明一些问题.

3. 注意区别射线与物质相互作用的几种形式与射线带电多少、质量轻重和运动速度有关,只有带电粒子才有射程的概念. 射

线剂量计算比较简单,注意单位;由于它们与放射防护相关,应该牢记一些常用的定义、标准和防护方法. 关于磁共振成像、核医学成像与放射治疗以及分子成像应结合医学应用多加关注.

五、典型例题指导

1. 选择题

(1) 通常用符号 $_Z^A X$ 来表示某元素的原子核,这个符号表达了原子核的(   )两大特征.

A. 电子与质子   B. 电荷量与质量

C. 质量与密度   D. 电荷量与动量

分析与解答:原子核的主要特征由质量与电荷量来表征,故答案选 B.

(2) 核内核子之间存在的相互吸引的作用力称为(   ).

A. 万有引力   B. 库仑力

C. 核力   D. 离心力

分析与解答:使核子紧密地结合在一起的特殊引力是核力,故答案选 C.

(3) 原子核的平均结合能表示原子核的稳定程度. 平均结合能大,则(   ).

A. 原子核不稳定

B. 分离核子时所需的能量就小

C. 分离核子时向外辐射的能量大

D. 分离核子时外界提供的能量就大

分析与解答:原子核结合越紧密,分离核子时外界提供的能量就大. 故答案选 D.

(4) 质量数 $A = 64$ 的原子核的半径应为(   ).

A. 6.4×10^{-14} m   B. 4.8×10^{-15} m

C. 11.2×10^{-15} m   D. 5.6×10^{-15} m

分析与解答:根据原子核质量数与半径的关系,计算出 B 选项正确.

(5) β^+ 衰变的位移定则是(   ).

A. 子核在周期表的位置比母核前移一位

B. 子核在周期表的位置比母核前移两位

C. 子核在周期表的位置比母核后移一位

D. 子核在周期表的位置比母核后移两位

分析与解答:因 β^+ 衰变的子核比母核的原子序数少一个,故答案选 A.

(6) 对同一种放射性同位素而言,平均寿命与衰变常量的关系是(   ).

A. 成正比   B. 成反比

C. 相等   D. 无关

分析与解答:根据平均寿命与衰变常量的关系 $\tau = \dfrac{1}{\lambda}$,答案选 B.

(7) 欲使处于磁场中的物质质子产生核磁共振,至少要给该物质施加(   )个外磁场.

A. 1   B. 2

C. 3   D. 4

分析与解答:产生核磁共振时,线性梯度磁场是叠加在均匀的主磁场中的,为保证形成至少一个方向的核磁共振,需要主磁场上叠加线性梯度磁场. 故答案选 B.

(8) 关于核能,下列说法正确的是(   ).

A. 核子结合成原子时需要吸收的能量

B. 核子结合成原子时能放出的能量

C. 不同的核子结合成原子时所需吸收的能量相同

D. 使一个氘核分解成一个中子和一个质子时,吸收的能量是变化的

分析与解答:由于核子结合成原子核时,有质量亏损,会释放出来能量,答案选 D.

(9) 为使中子减速而使用轻的元素的原因是(   ).

A. 中子易被轻元素俘获

B. 中子与轻元素碰撞时机械能不守恒

C. 中子与轻元素碰撞时动量不守恒

D. 轻的原子核与中子碰撞后得到的反冲能量多

分析与解答:当中子与和它质量近似相等的氢核(即质子)相碰时,能量损失最多(约50%),故答案选 D.

(10) A、B 两种放射性元素,它们的半衰期分别

为 $T_A = 10$ d, $T_B = 30$ d, 经 60 d 后, 测得两种放射性元素的质量相等, 那么它们原来的质量之比为( ).

A. 3 : 1 　　　　　B. 48 : 63

C. 1 : 16 　　　　　D. 16 : 1

分析与解答: 放射性核素质量随时间的变化同样满足衰变规律公式, 分别列出 A、B 两种放射性元素质量随时间变化的关系式, 将各自的半衰期和相同时间代入并约掉相同量后, D 选项正确.

2. 填空题

(1) 放射治疗中常用的 ^{60}Co, 它的半衰期为 5.27a, 那么 ^{60}Co 的平均寿命应为_____.

分析与解答: 根据半衰期与平均寿命的公式 $\tau = 1.44T$ 计算, 应是 7.6 a.

(2) 用放射线在体外照射时, α 粒子比 β 粒子容易保护的原因是_____.

分析与解答: 电离比值的大小取决于带电粒子的电荷量、速度和物质的密度. 粒子的电荷量多, 对原子外层电子的作用力大, 则电离比值大. 故横线上填写"α 粒子的电离比值较大".

(3) 某放射性同位素的活度在 80 h 内从 0.8 Ci 减少到 0.03 Ci, 则该同位素的半衰期是_____.

分析与解答: 由衰变规律 $A = A_0 \left(\dfrac{1}{2}\right)^{-t/T}$ 求解, $T = 16.9$ h.

(4) 同样是 1 Ci 的两种不同射线, 在射线强度、放射性活度、电离比值及贯穿本领等物理量中, 只有_____一个量是相同的.

分析与解答: 不同射线, 它的电离比值及贯穿本领等物理量不同, 故横线上填写"放射性活度".

(5) 已知氦核的平均结合能为 7.07 MeV, 则它的结合能是_____.

分析与解答: 氦核内有 4 个核子, 故它的结合能是 28.28 MeV.

(6) 一个激发态的核衰变过程损失能量 2 MeV, 那么它发出 γ 光子的波长为_____.

分析与解答: 由激发态的核衰变过程式放出的 γ 射线能量为 2 MeV, 由 $E = \dfrac{hc}{\lambda}$ 计算对应波长为 6.21×10^{-13} m.

(7) 若一种核素能进行几种核衰变, 那么各个衰变过程中的衰变常量 $\lambda_1, \lambda_2, \lambda_3, \cdots$ 的关系应满足_____.

分析与解答: 如果一种核素能够进行几种类型的衰变, 或子核可能处于几种不同的状态, 则对应于每种核衰变类型和子核状态, 各自的衰变常量分别为 $\lambda_1, \lambda_2, \cdots, \lambda_n$, 总的衰变常量就是各个衰变常量之和, 即 $\lambda = \lambda_1 + \lambda_2 + \cdots + \lambda_n$. 故横线上填写"$\lambda_{总} = \lambda_1 + \lambda_2 + \lambda_3 + \cdots$".

(8) 半衰期为 10 d 的某种核素, 病人服用后, 测得其有效半衰期为 6 d. 该核素的生物半衰期为_____.

分析与解答: 由 $\dfrac{1}{T_e} = \dfrac{1}{T_b} + \dfrac{1}{T}$ 计算, 生物半衰期为 15 d.

(9) 在放射治疗中常用 ^{226}Ra, ^{226}Ra 的半衰期为 1 590 a, 那么 10 mg 的 ^{226}Ra 的放射性活度为_____.

分析与解答: 由 10 mg 计算对应的 ^{226}Ra 原子核个数 $N_0 = \dfrac{10 \times 10^{-6}}{226} \times 6.02 \times 10^{23}$, 然后由 $A_0 = \lambda N_0$ 计算出放射性活度为 9.95 mCi.

(10) 核磁共振成像的优点是: ①_____; ②_____; ③_____.

分析与解答: ①无放射损害; ②能获得人体器官和组织的功能信息; ③高磁场下多核信号的诊断.

3. 分析与计算题

(1) 试分析判断下列各种相互作用力的性质: 太阳系中星球之间的结合力; 物质分子与分子之间的结合力; 原子中核与核外电子之间的结合力; 原子核内核子之间的结合力.

分析与解答: 分别是万有引力、电磁力、电磁力、核力.

(2) 计算两个 ^{2}H 原子结合成一个 ^{4}He 时释放的能量.

分析与解答: ^{4}He 的质量为 4.001 506 u, ^{2}H 的质量为 2.014 102 u, 故

$$\Delta E = \Delta m \times 931.5 \text{ MeV} \cdot \text{u}^{-1}$$
$$= (2.014\ 102 \times 2 - 4.001\ 506) \times 931.5 \text{ MeV}$$
$$= 24.87 \text{ MeV}$$

(3) ^{131}I 的半衰期为 8.04 d, 10 日上午 8 时测得其放射性活度为 15 mCi, 则同月 28 日下午 2 时, 其放射性活度为多少?

分析与解答: 经过时间为 18.25 d, 由半衰期可得

$$\lambda = \frac{\ln 2}{T} = \frac{0.693}{8.04} \text{d}^{-1} = 0.086 \text{ d}^{-1}$$

$$I = I_0 e^{-\lambda t} = 15 e^{-0.086 \times 18.25} \text{ mCi} = 3.12 \text{ mCi} = 1.15 \times 10^8 \text{ Bq}$$

(4) $_1^3\text{H}$ 原子的质量是 3.016 05 u,$_2^3\text{He}$ 原子的质量是 3.016 03 u. 求:①这两个原子核的质量(以 u 计);②结合能(以 MeV 计).

分析与解答:根据原子核的质量应为原子质量减去电子的质量进行计算.

① 用原子质量单位表示,电子的质量为

$$m_e = \frac{9.1 \times 10^{-31}}{1.660\ 539 \times 10^{-27}} \text{ u} = 5.48 \times 10^{-4} \text{ u}.$$

$_1^3\text{H}$ 原子核的质量

$$m_H = 3.016\ 05 \text{ u} - 5.48 \times 10^{-4} \text{ u} = 3.015\ 50 \text{ u}$$

$_2^3\text{He}$ 原子的质量

$$m_{He} = 3.016\ 03 \text{ u} - 5.48 \times 10^{-4} \text{ u} = 3.015\ 48 \text{ u}$$

② $_1^3\text{H}$ 原子核的结合能

$$\Delta E_H = (m_p + 2m_n)c^2 - m_H c^2$$
$$= (1.007\ 276 + 2 \times 1.008\ 665 - 3.015\ 50) \times 931.5 \text{ MeV} = 8.482\ 2 \text{ MeV}$$

$_2^3\text{He}$ 原子核的结合能

$$\Delta E_{He} = (2m_p + m_n)c^2 - m_{He}c^2$$
$$= (2 \times 1.007\ 276 + 1.008\ 665 - 3.014\ 93) \times 931.5 \text{ MeV} = 7.719\ 3 \text{ MeV}$$

(5) 将放射性活度为 200 Bq 的放射性钠溶液注入患者血管,30 h 后抽出 1 mL 血液,测得其计数为每分钟 0.5 个核衰变. 若钠的半衰期为 15 h,在不考虑代谢的情况下,试估算患者全身血液的体积.

分析与解答:放射性钠注入患者 30 h 后的放射性活度为

$$A = A_0 \left(\frac{1}{2}\right)^{t/T} = A_0 \left(\frac{1}{2}\right)^{30 \text{ h}/15 \text{ h}} = 50 \text{ Bq}$$

实测计数为每分钟 0.5 个核衰变,相当于 0.5/60 Bq,故患者全身血液体积

$$V = \frac{50}{0.5/60} \text{ mL} = 6\ 000 \text{ mL}$$

(6) 某种放射性核素的平均寿命为 100 d,问十天后已经衰变的核数为总核数的百分之几?第十天发生衰变的核数为总核数的百分之几?

分析与解答:根据公式 $N = N_0 e^{-\lambda t} = N_0 e^{-t/T}$,可得时间 t 后已经衰变的核数为

$$N_0 - N = N_0(1 - e^{-t/T})$$

则

$$\frac{N_0 - N}{N_0} = 1 - e^{-t/T} = 1 - e^{-10 \text{ d}/100 \text{ d}} = 9.5\%$$

第十天衰变的核数为

$$N_0 e^{-9 \text{ d}/100 \text{ d}} - N_0 e^{-10 \text{ d}/100 \text{ d}} = N_0(e^{-9 \text{ d}/100 \text{ d}} - e^{-10 \text{ d}/100 \text{ d}})$$

故

$$\frac{N_0 e^{-9 \text{ d}/T} - N_0 e^{-10 \text{ d}/T}}{N_0} = e^{-9 \text{ d}/100 \text{ d}} - e^{-10 \text{ d}/100 \text{ d}} = 0.9\%$$

(7) 利用 ^{131}I 作为核素成像的显像剂,刚出厂的试剂满足显像要求的注射量为 0.5 mL. 问:①如试剂存放了 11 d,满足显像要求的注射量应为多少?②如果显像剂进入人体的最大注射量不得超过 8 mL,则该显像剂的最长存放时间是多少?设 ^{131}I 的半衰期为 8.04 d.

分析与解答:① 设出厂时 1 mL 试剂的放射性活度为 A_0,实际存放 11 d 后满足显像要求的剂量为 x. 依题意,若想满足显像要求,放置前后需注射的试剂的放射性活度应相等,即

$$0.5 \text{ mL} \cdot A_0 = x A_0 \left(\frac{1}{2}\right)^{11 \text{ d}/8.04 \text{ d}}$$

解得 $x = 1.3$ mL.

② 设时间 t 后 8 mL 试剂的放射性活度与出厂时 0.5 mL 试剂的放射性活度相等,即

$$0.5 \text{mL} \cdot A_0 = 8 A_0 \left(\frac{1}{2}\right)^{t/8.04 \text{ d}}$$

解得 $t = 32$ d,即显像剂的最长存放时间为 32 d.

(8) 河北省磁山遗址中发现有古时的栗. 一些这种栗的样品中含有 ^{14}C 的质量为 1.51×10^{-12} g,它的放射性活度经测定为 2.8×10^{-12} Ci. 求这些栗的年龄.(^{14}C 的半衰期为 5 730 a.)

分析与解答:^{14}C 的原子核个数为

$$N_0 = \frac{1.51 \times 10^{-12}}{14} \times 6.02 \times 10^{23} \text{ 个} = 6.5 \times 10^{10} \text{ 个}$$

与此对应,这些样品在活着时的放射性活度为

$$A_0 = \lambda N_0 = \frac{\ln 2}{T} N_0 = \frac{0.693}{5\ 730 \times 365 \times 24 \times 3\ 600} \times 6.5 \times 10^{10} \text{ Bq}$$
$$= 0.25 \text{ Bq} = 6.8 \times 10^{-12} \text{ Ci}$$

由 $A = A_0 e^{-\lambda t}$,可得

$$t = \frac{T}{0.693} \ln \frac{A_0}{A} = \frac{5\ 730}{0.693} \ln \frac{6.8 \times 10^{-12}}{2.8 \times 10^{-12}} \text{ a} = 7\ 337 \text{ a}$$

（9）核磁共振成像系统中主磁场的磁感应强度为 1.5 T，成像对象是氢核，求能够发生核磁共振的射频电磁波频率．如果在主磁场中叠加一个线性梯度磁场，其相应的氢核的共振频率变化率为 500 Hz·cm^{-1}．试求线性梯度磁场的梯度 B/L．

*分析与解答：*已知氢核的旋磁比 $\gamma = 42.58$ MHz·T^{-1}，根据拉莫尔公式 $\omega_0 = \gamma B_0$，得到核磁共振的射频电磁波频率为

$$\omega_0 = \gamma B_0 = 42.58 \times 1.5 \text{ MHz} = 63.87 \text{ MHz}$$

由于共振频率变化率要求梯度磁场的磁感应强度相对应，故磁场梯度

$$\frac{B}{L} = \frac{500 \text{ Hz} \cdot \text{cm}^{-1}}{42.58 \times 10^6 \text{ Hz} \cdot \text{T}^{-1}} = 1.174 \times 10^{-5} \text{ T} \cdot \text{cm}^{-1}$$

（10）某患者体重 60 kg，接受 8 g ^{60}Co 源照射 30 s 时间．若放射源发出的 γ 射线有 1% 到达患者，试计算患者所接受的剂量有多大？设 ^{60}Co 每次衰变产生两个平均能量为 1.0 MeV 的 γ 光子，其在人体组织中强度减弱一半的厚度为 10.0 cm．（^{60}Co 的半衰期 $T = 5.27$ a．）

*分析与解答：*已知 ^{60}Co 的半衰期 $T = 5.27$ a $= 1.66 \times 10^8$ s，8 g ^{60}Co 源的放射性活度为

$$A_0 = \lambda N_0 = \frac{\ln 2}{T} N_0$$

$$= \frac{0.693}{1.66 \times 10^8} \times \left(\frac{8}{60} \times 6.02 \times 10^{23} \right) \text{ Bq}$$

$$= 3.35 \times 10^{14} \text{ Bq}$$

因为每次 ^{60}Co 衰变产生两个 γ 光子，所以每秒产生 6.70×10^{14} 个 γ 光子．

根据题意，这些 γ 射线沿所有方向发射，仅有 1% 的射线照射到患者身上．为简化起见，设人体前胸后背的平均厚度为 10 cm，这意味着入射到患者的 γ 射线约有 1/2 穿过人体而没有发生相互作用，另一半射线能量则被人体吸收．因此，每秒约有 3.35×10^{14} 个 γ 光子被人体吸收，故患者每千克体重每秒所吸收的能量是

$$\Delta E = \frac{3.35 \times 10^{14} \text{ s}^{-1} \times 1.0 \text{ MeV}}{60 \text{ kg}}$$

$$= 5.58 \times 10^{12} \text{ MeV} \cdot \text{kg}^{-1} \cdot \text{s}^{-1}$$

利用 1 MeV $= 1.602 \times 10^{-13}$ J，将上式单位换算

$$\Delta E = 5.58 \times 10^{12} \times 1.602 \times 10^{-13} \text{ J} \cdot \text{kg}^{-1} \cdot \text{s}^{-1}$$

$$= 8.94 \times 10^{-1} \text{ J} \cdot \text{kg}^{-1} \cdot \text{s}^{-1}$$

$$= 8.94 \times 10^{-1} \text{ Gy} \cdot \text{s}^{-1}$$

患者接受 ^{60}Co 源照射 30 s 所获得的吸收剂量

$$D = 8.94 \times 10^{-1} \text{ Gy} \cdot \text{s}^{-1} \times 30 \text{ s} = 26.82 \text{ Gy}$$

六、习题

1. 选择题

（1）原子核的稳定性可以从（   ）等方面进行考察．

A. 比结合能大小

B. 稳定原子核中的质子数与中子数之比

C. 原子核最后一个核子的结合能大小

D. 内转换．

（2）一种放射性核素，经 24 h 后它是开始时的 1/8，该放射性核素的半衰期为（   ）．

A. 12 h   B. 6 h

C. 3 h   D. 8 h

（3）不稳定核素，单位时间内衰变的核子数目（   ）．

A. 与原子的核子数成正比

B. 与衰变时间成正比

C. 与现存的核子数成正比

D. 与核子数无关

（4）胶体状态的核素金可以用来作肝扫描，它的半衰期为 2.7 d，样品存放 10 d 后，核素金的数量为 10 d 前的（   ）倍．

A. 0.077   B. 0.393

C. 1.317   D. 0.277

（5）α 衰变过程中，α 粒子的能量应是（   ）．

A. 连续能谱   B. 10^3 eV 数量级

C. 1 eV 数量级   D. 10^6 eV 数量级

（6）放射性同位素衰变的快慢与下列因素有关的

是(　　).

 A. 温度   B. 放射性物质本身

 C. 压强   D. 化学反应

(7) 放射性核素显像主要采用(　　).

 A. ECT 技术

 B. 放射性核素的示踪技术

 C. PET 技术

 D. γ 照相技术

(8) 放射诊断中常用的核素锝-99 的生物半衰期为 1 d,半衰期为 0.25 d,患者服用锝-99 后,经过(　　)时间,放射性活度为原来的一半.

 A. 1 d   B. 0.5 d

 C. 0.25 d   D. 0.2 d

2. 填空题

(1) 在肾图检查中可静脉注射核素 ^{18}F. 它的半衰期为 110 min,有效半衰期为 108.8 min,那么它的生物半衰期近似为_____.

(2) 照射量为 1 R 的射线,在空气中的吸收剂量为 D_1,在软组织中的吸收剂量为 D_2. D_1、D_2 的量值应满足关系_____.

(3) 在铍核内,每个核子的平均结合能等于 6.45 MeV,而在氦核内等于 7.06 MeV. 要将铍核分裂成两个 α 粒子和一个中子需要耗费的能量为_____.

(4) 正电子发射 CT(PET)的成像主要反映的是_____.

(5) ^{60}Co 的半衰期为 5.3 a,1 mCi 的放射性所需的 ^{60}Co 的质量为_____.

(6) 在恒定磁场中的核受到一个垂直与磁场的射频磁场的作用,当频率满足一定条件时,该核就从射频磁场中吸收能量,从低能级跃迁到高能级上去,这个现象称为_____.

(7) 如果主磁场是 0.5 T 的核磁共振成像系统,氢核成像的射频电磁波频率大约是_____.

(8) 正负电子对撞后,转化为两个光子的总能量是_____eV.(正负电子质量 $m = 0.91 \times 10^{-30}$ kg,光子的静质量为零.)

3. 计算题

(1) 测得地壳中铀元素 $^{235}_{92}$U 只有 0.72%,其余为 $^{238}_{92}$U,已知 $^{238}_{92}$U 的半衰期为 4.468×10^9 a,$^{235}_{92}$U 的半衰期为 7.038×10^8 a,设地球形成时地壳中 $^{238}_{92}$U 和 $^{235}_{92}$U 同样多,试估计地球的年龄.

(2) 已知放射性核素 $^{60}_{27}$Co 的半衰期为 5.27 a,现有 1 μCi 的 $^{60}_{27}$Co 放射源,问:①每秒有多少个 $^{60}_{27}$Co 原子核衰变? ②该放射源含有多少个 $^{60}_{27}$Co 原子核? ③该放射源的质量为多少?

(3) ^{235}U 的半衰期为 7.04×10^8 a,试计算 100 亿年前恒星首次形成时产生的铀到现在所剩下的百分比.

(4) 测量到一棵树的化石样品中 ^{14}C 的放射性活度为 2.2×10^{-2} Bq·g^{-1},计算这化石树的年龄.(^{14}C 的半衰期为 5 730 a.)

(5) ^{226}Ra 和 ^{222}Rn 原子质量分别为 226.025 36 u 和 222.017 53 u,^{4}He 原子质量为 4.002 603 u,试问 ^{226}Ra 衰变为 ^{222}Rn 时衰变能 Q 为多大?

(6) 某核磁共振成像系统中,主磁场与梯度磁场之和的磁感应强度为 1.500 ~ 1.501 T. 试估算对氢核成像应施加的射频电磁波的频率范围.

七、 习题答案

1. 选择题

(1) ABC. (2) D. (3) C. (4) A. (5) D.

(6) B. (7) B. (8) D.

2. 填空题

(1) 6.9 d.

(2) $D_2 > D_1$.

(3) 1.57 MeV.

(4) 在注入人体内的正电子发射型核素在衰变过程中释放出正电子产生的湮灭光子辐射的强度.

(5) 8.89×10^{-5} g.

(6) 核磁共振.

(7) 21.49 MHz.

（8）1.02×10⁶.

3. 计算题

（1）5.94×10⁹ a.

（2）① 3.7 × 10⁴ 个；② 8.89 × 10¹² 个；③ 8.86 × 10⁻¹⁰ g.

（3）5.3×10⁻³ %.

（4）2.0×10⁴ a.

（5）4.869 MeV.

（6）63.900～63.943 MHz.

综合测试题

一、选择题（每题 2 分，共 20 分）

（　　）1. 一运动质点 t 时刻的位矢为 $\boldsymbol{r}(x,y)$，t 时刻质点速度的大小为

A. $\dfrac{\mathrm{d}\boldsymbol{r}}{\mathrm{d}t}$

B. $\dfrac{\mathrm{d}x}{\mathrm{d}t}\boldsymbol{i}+\dfrac{\mathrm{d}y}{\mathrm{d}t}\boldsymbol{j}$

C. $\dfrac{\mathrm{d}|\boldsymbol{r}|}{\mathrm{d}t}$

D. $\sqrt{\left(\dfrac{\mathrm{d}x}{\mathrm{d}t}\right)^2+\left(\dfrac{\mathrm{d}y}{\mathrm{d}t}\right)^2}$

（　　）2. 原长为 l_0 的金属丝受拉力作用，长度变为 l，则金属丝的线应变为

A. l_0-l

B. $\dfrac{l-l_0}{l_0}$

C. $\dfrac{l-l_0}{l}$

D. $l-l_0$

（　　）3. 理想流体的密度和黏度不同于实际流体，它们

A. 密度不变又无黏性

B. 密度可变又有黏性

C. 密度可变又无黏性

D. 密度不变又有黏性

（　　）4. 一物体做简谐运动，振动方程为 $x=A\cos\left(\omega t+\dfrac{\pi}{4}\right)$，在 $t=\dfrac{T}{4}$（T 为周期）时刻，物体的加速度为

A. $-\dfrac{\sqrt{2}A\omega^2}{2}$

B. $\dfrac{\sqrt{2}A\omega^2}{2}$

C. $-\dfrac{\sqrt{3}A\omega^2}{2}$

D. $\dfrac{\sqrt{3}A\omega^2}{2}$

（　　）5. 同一介质中，声波 A 比声波 B 的声强级大 30 dB，则声波 A 与声波 B 的声强之比为

A. 30∶1

B. 1 000∶1

C. 1∶1 000

D. 1∶30

（　　）6. 速度分布函数 $f(v)$ 的物理意义为

A. 具有速率 v 的分子数占总分子数的百分比

B. 具有速率 v 的分子数

C. 速率分布在 v 附近的单位速率间隔中的分子数占总分子数的百分比

D. 速率分布在 v 附近的单位速率间隔中的分子数

（　　）7. 根据热力学第二定律,下列说法中正确的是

A. 自然界中的一切自发过程都是不可逆的

B. 不可逆过程就是不能向相反方向进行的过程

C. 热量可以从高温物体传到低温物体,但不能从低温物体传到高温物体

D. 任何过程总是沿着熵增加的方向进行的

（　　）8. 两个电荷量都是+q 的点电荷,相距为 $2a$,以左边的点电荷所在处为球心,以 a 为半径作一球形高斯面. 在球面上取两块相等的小面积 S_1 和 S_2,其位置如测试题图 1 所示. 设通过 S_1 和 S_2 的电场强度通量分别为 Φ_1 和 Φ_2,通过整个球面的电场强度通量为 Φ,则

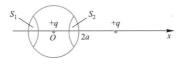

测试题图 1

A. $\Phi_1 > \Phi_2$, $\Phi = q/\varepsilon_0$　　　　B. $\Phi_1 < \Phi_2$, $\Phi = 2q/\varepsilon_0$

C. $\Phi_1 = \Phi_2$, $\Phi = q/\varepsilon_0$　　　　D. $\Phi_1 < \Phi_2$, $\Phi = q/\varepsilon_0$

（　　）9. 特征 X 射线的波长与下列哪个因素有关?

A. 管电压的高低　　　　B. 管电流的大小

C. 阳极靶的面积　　　　D. 阳极靶的材料

（　　）10. 如测试题图 2 所示,有两根无限长直载流导线平行放置,通过电流分别为 I_1 和 I_2,L 是空间一闭合曲线(逆时针绕行),I_1 在 L 内,I_2 在 L 外,P 是 L 上的一点,现将 I_2 向 I_1 移近但仍在 L 外,则

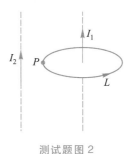

测试题图 2

A. $\oint_L \boldsymbol{B} \cdot \mathrm{d}\boldsymbol{l}$ 与 $\boldsymbol{B}_P$ 同时改变

B. $\oint_L \boldsymbol{B} \cdot \mathrm{d}\boldsymbol{l}$ 与 $\boldsymbol{B}_P$ 都不改变

C. $\oint_L \boldsymbol{B} \cdot \mathrm{d}\boldsymbol{l}$ 不变,$\boldsymbol{B}_P$ 改变

D. $\oint_L \boldsymbol{B} \cdot \mathrm{d}\boldsymbol{l}$ 改变,$\boldsymbol{B}_P$ 不变

二、填空题（每题 **2** 分,共 **20** 分）

1. 一个大管与四个直径相同的小管相连接,大管与小管的直径之比为 2∶1,若水在大管的流动速率为 5 m·s^{-1},则水在小管的流动速率为 _____.

2. 设某人的心脏血液输出量为 9×10^{-5} m^3·s^{-1},体循环的总压强差为 12.5 kPa,则体循环的总流阻为 _____ Pa·s·m^{-3}.

3. 把点电荷 Q 分为 q 和 Q-q 两部分,并且相隔一定的距离 l.若使两部分电荷间有最大的排斥力,则 Q/q 的比值为_____,最大排斥力为_____.

4. 某气体的总分子个数为 N,气体的分子速率分布函数为 $f(v)$,则 (v_1,v_2) 区间的分子个数的数学表达式为 _____.

5. 感生电场与静电场的区别在于:感生电场不是由 _____ 激发的,而是由 _____ 激发的.

6. 对应角量子数 $l=3$ 的电子,角动量在外磁场中有 _____ 种可能的取向.

7. 紫外线照射可用于杀菌是因为紫外线可以穿透细胞核,破坏它们的 DNA 分子. 如果破坏一个 DNA 分子需要一个能量为 4.6 eV 的光子,在紫外线消毒中可以使用的最长波长是 _____ ($h=6.63\times10^{-34}$ J·s).

8. 对某 CT 图像"开窗",窗宽 300 Hu,窗口下限为 150 Hu,该 CT 图像开窗的范围为 _____ _____.

9. 将一玻璃毛细管插入水中,测得管内液面上升 2 cm,若水对玻璃完全润湿,则毛细管内弯曲液面的附加压强为 _____ ($g=10$ m·s^{-2}).

10. 将 ^{131}I 的溶液用于甲状腺扫描,在溶液出厂时只需注射 0.4 mL 就够了(^{131}I 的半衰期为 8 d),若在溶液出厂后已储存了 16 d,进行同样扫描需注射的量为_____.

三、实验题（每题 **2** 分,共 **10** 分）

1. 某游标卡尺的主尺最小分格宽 1 mm,游标的分度数为 20,当读数为 20.55 mm 时,则游标的第_____条刻线与主尺的某一条刻线对齐.

2. 若要固定均匀弦振动中出现三段驻波,两劈尖间的弦长应为波长的_____倍.

3. 用示波器观察频率为 100 Hz 的正弦波电压信号,要使荧光屏上出现 2 个稳定的正弦波形,则水平扫描锯齿波电压的周期应为_____.

4. 人耳听阈测量,将各频率对应的最低声强点连成的曲线称为_____.

5. 核磁共振实验,固定 B_0 改变 ν_0 的方法称为扫频法,固定 ν_0 改变 B_0 的方法称为_____.

四、计算题（每题 **10** 分,共 **50** 分）

1. 某质点沿 x 轴做简谐运动,振幅 $A=0.06$ m,周期 $T=2$ s,初始时刻质点位于 $x_0=0.03$ m 处且向 x 轴正方向运动. 求:(1)初相位;(2)在 $x=-0.03$ m 处且向 x 轴负方向运动时,物体回到平衡位置所需的最短时间.

2. 一列火车以 40 m·s^{-1}的速度在静止的空气中行驶,火车汽笛声的频率是 1 000 Hz,声波在空气中传播速度为 340 m·s^{-1}.问:(1)一静止的观察者站在铁路旁,当火车驶近他时和远离他时,所听到汽笛声的频率各为多少？(2)对于以 15 m·s^{-1}的速度与火车迎面行驶的观察者,当火车驶近他时和远离他时,所听到汽笛声的频率各为多少？

3. 有一个均匀带电球壳,其内、外半径分别是 a 与 b,电荷密度为 ρ.试求从中心到球壳外各区域的电场强度.

4. 如测试题图 3 所示,两根平行无限长直导线相距为 r,载有大小相等、方向相反的电流 I,电流变化率$\dfrac{\mathrm{d}I}{\mathrm{d}t}=\alpha>0$.一个边长为 r 的正方形线圈位于导线平面内,与一根导线相距 $2r$.试求线圈中的感应电动势 $\mathscr{E}$,并说明线圈中感应电流的方向.

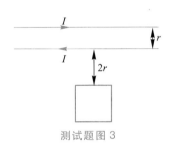

测试题图 3

5. 将放射性活度为 300 kBq 的放射性钠溶液注入患者血管,10 h 后测得他每立方厘米血液的放射性活度为 30 Bq,已知钠的半衰期为 15 h,不考虑人体代谢的影响.试求患者全身血液的体积.

综合测试题参考解答及评分标准

一、选择题（每题 2 分,共 20 分）

1. D; 2. B; 3. A; 4. B; 5. B; 6. C; 7. A;

8. D; 9. D; 10. C.

二、填空题（每题 2 分,共 20 分）

1. $5\ \mathrm{m \cdot s^{-1}}$;

2. 1.39×10^8;

3. $2:1, F = \dfrac{Q^2}{16\pi\varepsilon_0 l^2}$;

4. $\displaystyle\int_{v_1}^{v_2} Nf(v)\,\mathrm{d}v$;

5. 电荷,变化的磁场;

6. 7;

7. $2.7 \times 10^{-7}\mathrm{m}$;

8. $150 \sim 450\ \mathrm{Hu}$;

9. $200\ \mathrm{Pa}$;

10. $1.6\ \mathrm{mL}$.

三、实验题（每题 2 分,共 10 分）

1. 11;

2. $\dfrac{3}{2}$;

3. $0.02\ \mathrm{s}$;

4. 听阈曲线;

5. 扫场法.

四、计算题（每题 10 分,共 50 分）

1. 解:(1) 设质点运动方程为

$$x = 0.06\cos(\pi t + \varphi_0) \quad (\text{SI 单位})$$

（2 分）

由初始条件,$t=0$ 时,$x=0.03\ \mathrm{m}$,有 $0.03 = 0.06\cos\varphi_0$,即 $\cos\varphi_0 = 1/2$. 得

$$\varphi_0 = \pm\pi/3 \quad 或 \quad \varphi_0 = \pm 5\pi/3$$

（2 分）

由于 $t=0$ 时 $v>0$,有 $\sin\varphi_0 < 0$,所以

$$\varphi_0 = -\pi/3 \quad 或 \quad \varphi_0 = 5\pi/3$$

（2 分）

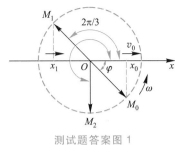

测试题答案图 1

（2）如测试题答案图 1 所示，从 $x = 0.03$ m 处向 x 轴负方向运动到平衡位置，意味着矢量从点 M_1 转到点 M_2，因而所需要的最短时间满足

$$\omega \Delta t = \frac{3}{2}\pi - \frac{2}{3}\pi = \frac{5}{6}\pi \qquad (2 \text{分})$$

$$\Delta t = \frac{5}{6}\pi \cdot \frac{1}{\pi} \text{ s} = \frac{5}{6} \text{ s} \qquad (2 \text{分})$$

2. 解：（1）当火车驶近观察者时，观察者接收到的频率为

$$\nu_1' = \frac{u}{u - v_S} = \frac{340}{340 - 40} \times 1\,000 \text{ Hz} = 1\,133.3 \text{ Hz} \qquad (2 \text{分})$$

当火车远离观察者时，观察者接收到的频率为

$$\nu_2' = \frac{u}{u + v_S} = \frac{340}{340 + 40} \times 1\,000 \text{ Hz} = 894.7 \text{ Hz} \qquad (2 \text{分})$$

（2）当火车驶近运动的观察者时，乘客接收到的频率为

$$\nu_3' = \frac{u + v_O}{u - v_S} = \frac{340 + 15}{340 - 40} \times 1\,000 \text{ Hz} = 1\,183.3 \text{ Hz} \qquad (3 \text{分})$$

当火车远离运动的观察者时，乘客接收到的频率为

$$\nu_4' = \frac{u - v_O}{u + v_S} = \frac{340 - 15}{340 + 40} \times 1\,000 \text{ Hz} = 855.3 \text{ Hz} \qquad (3 \text{分})$$

3. 解：将以 r 为半径、与带电球壳同心的球面为高斯面，在各区域写出高斯定理，

$$\oint_S E \cos \theta \mathrm{d}S = E \cdot 4\pi r^2 = \frac{q}{\varepsilon_0} \qquad (4 \text{分})$$

① $r < a$ 时，$q = 0$，$E = 0$ \qquad (2 分)

② $a < r < b$ 时，$q = \frac{4\pi\rho}{3}(r^3 - a^3)$，$E = \frac{\rho}{3\varepsilon_0 r^2}(r^3 - a^3)$ \qquad (2 分)

③ $r > b$ 时，$q = \frac{4\pi\rho}{3}(b^3 - a^3)$，$E = \frac{\rho}{3\varepsilon_0 r^2}(b^3 - a^3)$ \qquad (2 分)

4. 解：在正方形线圈上取一与下面导线距离为 x，宽度为 $\mathrm{d}x$ 的面元（如测试题答案图 2 所示），设垂直纸面向外的方向为正方向，线圈回路方向为逆时针方向，则通过面元的磁感应强度为

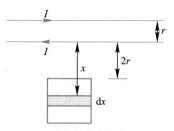

测试题答案图 2

$$B = \frac{\mu_0 I}{2\pi x} - \frac{\mu_0 I}{2\pi(x+r)} \qquad (2分)$$

通过面元的磁通量为

$$\mathrm{d}\Phi_\mathrm{m} = \int \boldsymbol{B} \cdot \mathrm{d}\boldsymbol{S} = \int_{2r}^{3r} \left[\frac{\mu_0 I}{2\pi x} - \frac{\mu_0 I}{2\pi(x+r)} \right] r\mathrm{d}x \qquad (2分)$$

$$= \frac{\mu_0 I r}{2\pi} \int_{2r}^{3r} \left(\frac{1}{x} - \frac{1}{x+r} \right) \mathrm{d}x = \frac{\ln\left(\frac{9}{8}\right)\mu_0 I r}{2\pi} \qquad (2分)$$

线圈中的感应电动势

$$\mathscr{E} = -\frac{\mathrm{d}\Phi_\mathrm{m}}{\mathrm{d}t} = -\frac{\ln\left(\frac{9}{8}\right)\mu_0 r}{2\pi}\frac{\mathrm{d}I}{\mathrm{d}t} = -\frac{\ln\left(\frac{9}{8}\right)\mu_0 r\alpha}{2\pi} < 0 \qquad (3分)$$

感应电动势小于零,因此线圈中的感应电流方向为顺时针方向. $\qquad (1分)$

5. 解:

$$A = A_0 \exp(-0.693t/T) \qquad (3分)$$

$$= 300\times10^3\,\mathrm{Bq}\times\exp(-0.693\times10\ \mathrm{h}/15\ \mathrm{h}) \qquad (2分)$$

$$= 1.89\times10^5\,\mathrm{Bq} \qquad (1分)$$

全身血液的总体积为

$$V = \frac{1.89\times10^5\ \mathrm{Bq}}{30\ \mathrm{Bq} \cdot \mathrm{cm}^{-3}} \qquad (2分)$$

$$= 6\,300\ \mathrm{mL} \qquad (2分)$$

郑重声明

高等教育出版社依法对本书享有专有出版权。任何未经许可的复制、销售行为均违反《中华人民共和国著作权法》，其行为人将承担相应的民事责任和行政责任；构成犯罪的，将被依法追究刑事责任。为了维护市场秩序，保护读者的合法权益，避免读者误用盗版书造成不良后果，我社将配合行政执法部门和司法机关对违法犯罪的单位和个人进行严厉打击。社会各界人士如发现上述侵权行为，希望及时举报，本社将奖励举报有功人员。

反盗版举报电话　（010）58581999　58582371　58582488

反盗版举报传真　（010）82086060

反盗版举报邮箱　dd@hep.com.cn

通信地址　北京市西城区德外大街4号
　　　　　高等教育出版社法律事务与版权管理部

邮政编码　100120

防伪查询说明

用户购书后刮开封底防伪涂层，利用手机微信等软件扫描二维码，会跳转至防伪查询网页，获得所购图书详细信息。也可将防伪二维码下的20位密码按从左到右、从上到下的顺序发送短信至106695881280，免费查询所购图书真伪。

反盗版短信举报

编辑短信"JB，图书名称，出版社，购买地点"发送至10669588128

防伪客服电话

（010）58582300